U0694233

第11版

护理诊断手册

HANDBOOK OF NURSING DIAGNOSIS

原著：[美] Lynda Juall Carpenito-Moyet

世界图书出版公司

西安　北京　广州　上海

图书在版编目(CIP)数据

护理诊断手册/(美)卡本尼托－莫耶特(Carpenito-Moyet, L. J.)著；
景曜译. —西安:世界图书出版西安有限公司, 2008.6(2012.4 重印)
书名原文:Handbook of Nursing Diagnosis
ISBN 978 - 7 - 5062 - 9019 - 7

Ⅰ. 护…　Ⅱ.①卡…②景…　Ⅲ. 护理学:诊断学—手册
Ⅳ. R472.9 - 62

中国版本图书馆 CIP 数据核字(2008)第 059541 号

Copyright © 2006 by Lynda Juall Carpenito-Moyet.
All rights reserved.

护理诊断手册

原　　著	〔美〕Lynda Juall Carpenito-Moyet
主　　译	景　曜
责任编辑	李　楠
封面设计	飞扬设计机构

出版发行	**世界图书出版西安有限公司**
地　　址	西安市北大街 85 号
邮　　编	710003
电　　话	029 - 87233647(市场营销部)
	029 - 87234767(总编室)
传　　真	029 - 87279675
经　　销	全国各地新华书店
印　　刷	万裕文化产业有限公司
开　　本	787 × 1092　1/32
印　　张	21.75
字　　数	450 千字

版　　次	2008 年 6 月第 1 版　2012 年 4 月第 2 次印刷
书　　号	ISBN 978 - 7 - 5062 - 9019 - 7
定　　价	88.00 元

☆如有印装错误,请寄回本公司更换☆

护理诊断手册

HANDBOOK OF NURSING DIAGNOSIS

原　　著：[美] Lynda Juall Carpenito-Moyet

主　　译：景　曜

副 主 译：王　艳

译　　者：(按姓氏笔画排序)

左彭湘　刘新萍　李　萍

何　英　汪凤兰　曹祝萍

赫继梅　程静辉　张文谦

审　　校：王桂生

前　言

本书系 *Handbook of NURSING DIAGNOSIS* 第 11 版的中译本。

为查阅方便，该书既未采用"人类反应型态"方式分类，也未以"功能性健康型态"分类，而是以开头字母次序排列编目。为了与有关诊断名称相比较，作者在论述某些诊断名称时，又将相关的诊断编撰成一组进行分析。例如：在讲述以字母"B"开头的"有体温改变的危险"时，将以字母"H"开头的"体温过高"和以字母"T"开头的"体温调节无效"编成一组。对此，译者予以尊重和保留。但在具体译文中，我们则将有关的编组目录删去，以便于阅读。

在翻译过程中，我们基本上采用直译的方法。但个别用直译难以表达其真实含义的内容，我们则采用意译的方法，特此说明。

关于护理诊断方面的专著，国内已有多个译本。同一名词，可能有几种不同的译法，以 Characteristic 为例，有的译为"依据"，有的译为"特征"。为不致在译名上引起混乱，只要译名没问题，我们均采用首译者的译法，如将 Characteristic 译为"依据"。

为了阅读方便，我们在部分条目上增加了序号。这是原作中没有的，特此说明。

在版面设计上，我们采用国内常用的方式进行了编排，以符合国人的阅读习惯。

参加本书翻译的，有从事临床护理工作多年的护理人员，也有从事多年教学的教师，均为硕士或在读博士、硕士。但由于水平有限，错误在所难免，敬请读者指正。

在本书翻译过程中，我们参考了国内有关"护理诊断"的多本译著,在此谨向原译者致以深切的谢意。

　　本书的翻译得到世界图书出版西安公司的关爱和支持,对此深表谢忱。

2008. 3. 18

序

长期以来，护理人员一直作为医生的助手处于临床的附属地位。形成这一现象的历史原因很复杂，但护理人员缺少和医生相似的诊断决策系统是其重要因素之一。近半个世纪以来，在护理界同仁的不断努力下，护理诊断作为护理程序评估阶段的产物，已为护理界广泛接受。三十多年来，在北美护理诊断协会（NANDA）的推动下，护理诊断的研究取得了令人鼓舞的成就，对提高广大护理人员的主动性和积极性，促进护理科学的发展，提高临床护理服务质量起到了十分积极的作用。但护理诊断是护理学领域的一个新生事物，还很年轻，目前还存在这样或那样的问题。随着对护理诊断研究的不断深化，其理论和实践必将逐步完善，从而使护理人员在护理诊断决策的基础上，其护理行为具有更为明确的服务目标，帮助服务对象得到最优质的护理服务。

Lynda Juall Carpenito - Moyet 教授是美国著名的护理诊断专家，NANDA 的护理顾问。由其撰写的《护理诊断手册》，自 1985 年问世至今，已多次再版，并被译成十几国文字。该书对 NANDA 的护理诊断不仅有深入的理解，而且还对 NANDA 所提出的护理诊断中有疑义之处，进行了有益的探索；特别是对一些易混淆的护理诊断名称，对其鉴别诊断进行了较系统的分析；作者还提出了一些自创的新护理诊断名称。其严谨的学术作风和创新精神值得我们借鉴。

在编写方法上，该书以深入浅出的方式，对每一护理诊断的定义、诊断依据、相关因素或危险因素等均进行了简洁明确的表述。尤为可贵的是，对每一护理诊断的具体护理目标和护理措施均有较详细的说明，为实际应用提供了极大的方便，具有较强的应用性和可操作性。

此书在新版时不仅增加了一些新的诊断名称和内容，而且还在护理目标中增加了 NOC 分类，在护理措施中增加了 NIC 分类，有助于和国际上最新的相应分类方法接轨。

本书的出版，预期对整体护理的深入发展有所裨益，因而是临床护理人员的良师益友，也是护理专业师生不可缺少的参考书。但在学习过程中必须坚持洋为中用的原则，既要积极引进国外先进的研究成果，又要根据我国国情，结合实际灵活运用，以充分发挥其积极作用。

王桂生

2008. 3. 22

如何使用本手册

1. 从个体、家庭、其他健康专业人士处以及从病历中收集主观及客观资料。

2. 确定可能的型态或问题。

3. 参考本书第二部分的医疗诊断目录，回顾可能相关的护理诊断或合作性问题，选择可能的护理诊断。

4. 如果已选择了生理并发症或合作性问题，并需要由护士监护其发生或状态改变，将其标记为潜在并发症：(特定的)。

5. 如果已确定某功能型态发生改变，或有发生改变的危险，参考该功能型态项下的护理诊断目录，选择合适的诊断(参阅表 I–1)。

6. 如果选择现存的诊断：

    体征和症状支持该诊断的存在吗？(参阅本手册第一部分，《护理诊断》中所选择的诊断)

    三步陈述完成现存的诊断的书写：诊断名称、相关因素和相应的症状和体征。

7. 如果选择潜在的诊断：

    有危险因素存在吗？在相同或相似环境中，与其他个体和群体相比，该个体或群体是否更易感？

    两步陈述完成潜在诊断的书写：诊断名称和相关危险因素。

8. 如果怀疑某个问题，但资料不足，收集更多的资料以证实或排除该诊断。如果这些资料的收集需延后进行或由其他护士完成，则在护理计划或诊断目录中将其标记为可能的诊断。

感谢 olen，我的儿子
为你的聪慧与正直，
为我们惬意的一起生活，
为你的出现，
使我常想起什么是生命中
最重要的……
爱、健康以及相互信任。

目　录

第一部分　护理诊断

（按诊断概念的英文字母排序）

第二部分　临床各科常见疾病的护理诊断 与合作性问题

导　言

一、如何作出准确的护理诊断

要作出准确的护理诊断,护士必须:①熟悉护理诊断;②收集有效和相关的资料;③整理资料;④区别护理诊断和合作性问题;⑤正确地列出护理诊断;⑥选择优先诊断。

二、熟悉护理诊断

(一)关键概念

1. 护理诊断的组成。

2. 区别不同的护理诊断。

(二)护理诊断的组成

护士必须首先理解特定的护理诊断才能作出有效的护理诊断。如,要正确诊断"疲乏",必须熟悉疲乏的症状与体征(诊断依据)。定义有助于区分不同的诊断。根据定义作出有效诊断后,护士需要对有可能引起问题发生的因素作出评估。

三、收集有效的相关资料

(一)关键概念

1. 以护理为主的评估。

2. 筛查性评估与焦点性评估。

3. 资料的意义。

4. 资料的评价。

(二)以护理为主的评估

护理被定义为：诊断和处理人类对现有的或潜在的健康问题以及生活状态的反应(ANA,1985;NANDA,1998)。护士使用的评估框架必须能被用来指导收集从皮肤状况、泌尿功能到精神健康状况以及自我照顾能力的人类的各种反应的所有信息。换言之,护士要运用以下知识来收集资料：现存诊断的症状和体征知识、潜在诊断的危险因素知识或有可能发生的生理并发症的知识,这些知识还被用来验证诊断的准确性。

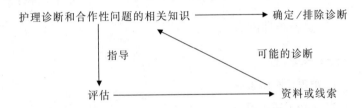

(三)筛查性评估与焦点性评估

有两种类型的评估：

1. 筛查性评估：收集预先确定获取的资料,通常用于与评估对象初次接触时。

2. 焦点性评估：收集由个体、家庭或情境决定的特定的资料。

与个体首次见面时,护士最常用的方法是通过宽泛的筛查性评估的问题来确定其在不同方面的功能状况。这类问题大致如下：

(1)您睡眠有问题吗？

(2)您吃饭有问题吗？

(3)您多长时间排一次大便？

(4)在您的生活中是否出现过您难以应对的情况？

如果个体自述某个具体问题或有某种特定的担忧,护士应该限定该评估为焦点性评估。一个限定的焦点性评估有可能包括以下问题：

(1)现在请告诉我您的疼痛情况(如何发作？哪个部位？严重程度？持续时间？什么药或治疗有用？什么情况下会加剧？)

(2)您还有什么其他症状？

(3)疼痛对您的睡眠、吃饭、工作、休闲活动有何影响？

就另一种情况而言，如一位刚接受过手术的妇女，护士有可能关注去完成一个有关其生命体征、伤口情况、摄入及排泄状况、舒适水平等方面的焦点性评估。对于多数情况，护士可能不是评估问题性护理诊断，而是去评估其健康状况及健康的生活方式。如，对于一位42岁的健康妇女，有可能评估其膳食中的纤维素含量。

(四)资料的意义

初学者必须学会决定资料对基本功能型态或对于营养、安全、排泄、活动及自我照顾等方面的需求是否有意义。例如，需要确定个体是否存在营养问题，护士必须首先熟悉五种食物类别组成的食物金字塔、相对身高的正常体重以及食物的制备。此外，护士应该知道那些会干扰食物的获取、食物制备、进餐及代谢的特定因素，如恶心、牙齿疾患、口腔溃疡或经济拮据等。

简言之，为了作出有目的的评估，护士必须掌握以下几点：

(1)正常值范围是多少？

(2)非正常值范围是多少？

(3)危险因素是什么？

(五)评价资料

评价资料涉及：

(1)从推论中寻找线索。

(2)确定线索的有效性。

(3)决定所需资料的量。

线索指护士通过访谈、观察、检查以及回顾个体病案获取的有关个体的事实依据(如:生命体征、感觉、检验结果)。推论是指护士根据线索所作的判断,如图所示:

皮肤潮湿
皮肤苍白 } 血容量下降
脉搏急促

有效性是指资料的可信度(Alfaro – LeFevre, 2002)。对于有量化标准的资料,例如:血压降低,即可根据标准来确定其有效性。对标准尚不明确的某些资料,如生理反应,护士可通过增加更多支持推断的证据以增强资料或诊断的有效性。一个依据可能不足以确认有效性。

护士作出的判断的有效性取决于其使用资料的有效性。通过信息验证,护士可增强资料的有效性及精确性。

Alfaro – LeFevre(2002)建议采取以下几个过程以有助于资料的有效性:

(1)复查您收集的资料。

(2)请求他人检查。

(3)比较主观资料和客观资料。

(4)询问护理对象来验证。

四、整理资料

(一)关键概念

1. 诊断分类的知识。

2. 充分的线索。

3. 区分不同的诊断。

4. 假设性诊断。

(二)诊断分类的知识

只有了解用于描述某个诊断的线索组群,才有可能对资料进行分析。换言之,在描述"无能为力"之前,应知道哪个线索组群用于描述"无能为力",然后识别该线索组群。有些诊断是非常容易确认的,如"便秘"或"皮肤整体性受损"。通常一个简单的线索,如"我腿疼"就可形成"疼痛"的诊断。

其他诊断,特别是复杂的社会心理的诊断,如"自我形象紊乱",往往需要多次护患互动过程后才可以作出该诊断。该导言结尾处的表 1,列出了功能性健康型态分类系统下的护理诊断。

(三)充分的线索

作出准确诊断的关键在于能否确定充分的现存的线索以支持一个现存的护理诊断。对尚存疑虑的,护士应查询诊断依据目录。存在多少主要依据?存在多少次要依据?护理对象是否确认了您尚存疑虑的诊断?如仍不自信,将其作为可能的诊断并收集更多的资料或咨询更有经验的护士。

(四)区分不同的诊断

有些诊断使用同样的诊断依据,如"活动无耐力"、"疲乏"、"睡眠型态紊乱"。可参考定义及作者注释以寻求帮助。确定解决该问题的措施的重点,也有助于使诊断明晰化。例如保存能量的技术为"疲乏"诊断的措施重点,相应的改善睡眠、增加耐力分别为"睡眠型态紊乱"和"活动无耐力"的措施重点。

(五)假设性诊断

资料分析过程中最后的认知活动,是对已分类的资料的一个或更多的可能的诊断进行解释。有时,由于已分类的资料清楚地表示某诊断的存在,则仅一项诊断即可解释。如有可能存在一个以上的诊断,护士应查阅这些假设性诊断的诊断依据(用于现存的诊断),或危险因素(用于潜在的诊断)。护士应系统地比较与该被评估的诊断相关的症状、体征或危险因素。如需进一步地收集资料,护士可运用焦点性评估。如当时补充收集资料不现实或不可行,护士可做的另一个选择是:将这个假设性诊断注明为可能的诊断。如有些应对诊断需要反复的与护理对象的互动过程以确认诊断。

五、区别护理诊断与合作性问题

(一)关键概念

1. 护理诊断与合作性问题。

2. 合作性问题的选择。

(二)护理诊断与合作性问题

1983 年,Carpenito 出版了 *Bifocal Clinical Practice Model* 一书,在该书提及的临床模式中,护士对处理两种类型的临床判断或诊断负有责任:护理诊断及合作性问题。

护理诊断是关于个体、家庭或社区对现存的或潜在的健康问题/生命过程的反应作出的临床判断。护理诊断为选择护理措施提供了基础,以达到由护士负责的预期目标(NANDA,1998)。合作性问题是那些由护士负责监测其发生及变化的某些生理并发症。护士使用医嘱和护嘱使该并发症的影响降至最小(Carpenito – Moyet,2004)。

护理措施可分为医嘱性措施和护嘱性措施两类。护嘱性措施是指可由护士合法做出,护理人员合法完成的措施。根据护嘱,护士采取处理、预防及监控措施。护嘱性措施管理并监测合作性问题。医嘱性措施体现在对那些由护士提出并处理的合作性问题的治疗上。合作性问题需要医嘱性措施和护嘱性措施共同处理。框表1表述了两者的关系。

以下列举与合作性问题:"潜在并发症:低氧血症"有关的两种措施类型。

NP	1、监测酸碱失衡的征兆。
NP/PP	2、如需要,低流量给氧。
NP	3、保证足够的水分。
NP	4、评价体位对给氧影响。
NP/PP	5、如需要,给药。

（NP:护嘱性;PP:医嘱性）

框表 1　医嘱性措施和护嘱性措施的关系

护嘱性措施	护理诊断	医嘱性措施
变换体位 q2h	有皮肤受损的危险：与因疲乏导致不能活动有关	通常不需要
轻轻按摩易受损部位		
教给个体坐姿时如何减轻压力的方法		

护嘱性措施	合作性问题	医嘱性措施
保持 NPO 状态	潜在并发症:水电解质失衡	IV（类型,剂量）
监测:水化情况 　　　生命体征 　　　出入量 　　　比重		实验室检查
监测电解质		
遵护嘱保持 IV 滴速		
提供/鼓励口腔护理		

注:NPO:禁食、禁水　　IV:静脉输液

（三）合作性问题的选择

如前所述,合作性问题与护理诊断不同。护士需独立地判断合作性问题和护理诊断。二者的区别在于,就护理诊断,护士对于个体的某种状况做出明确处理并对其预期结果负责；对于合作性问

题，护士监测个体状况以了解有关某个生理并发症的发生及其状况，并使用医嘱及护嘱性措施处理。合作性问题被标识为"潜在的并发症"（特定的），如：

潜在并发症：出血

潜在并发症：肾功能衰竭

护士对该类并发症的监测通常与疾病、损伤、治疗和诊断检查有关。以下例子表明一些合作性问题：

情境	合作性问题
抗凝治疗	潜在并发症：出血
肺炎	潜在并发症：低氧血症

护理效果可用疗效标准或患者的目标来衡量。如果没有达到预期疗效或病情加重，护士应该再次评估病情。框表 2 列出了可以考虑的问题。如果这些选择没有一个是合适的，该病情可能不适用于护理诊断。例如：

有体液不足的危险：与因抗凝血治疗导致延长的 PTT 有关

护理目标：患者血红蛋白 > 120 g/L。

检查框表 2 中的问题。哪一个选项是合适的？答案是没有。如果患者出现出血征兆，护士应开始使用医嘱处理。该状态是合作性问题，而非护理诊断。例如：

潜在并发症：出血。

护理目标：护士应处理并减少出血的发生。

框表 2　评估问题

诊断正确吗？

目标是双方制定的吗？

该计划是否还需要进行一些时间？

目标是否需要重新审定？

干预措施是否需要重新审定？

合作性问题的护理目标表明，护士的责任是及早发现病情变化并协助医生共同处理。护理诊断的护理目标表明，护士的责任是经过护理后，护理对象达到目标或保持良好的状态。表1包含了常见的合作性问题。

有些生理并发症是护士可以预防的问题，如压疮和侵入性输液感染。预防不同于发现，护士不能预防麻痹性肠梗阻，但能在早期发现以防止病情恶化甚至死亡。没有护理的了解、警觉和判断，医生不可能处理合作性问题。

六、正确地列出护理诊断

（一）关键概念

1. 护理诊断的类型。

2. 诊断的陈述。

3. 护理对象的确认。

4. 临床举例。

5. 现存的护理诊断。

6. 临床举例。

（二）护理诊断的类型

护理诊断分为现存的、潜在的、健康的或综合的几种类型。

1. 现存的护理诊断：指护士根据主要诊断依据的存在，作出的临床判断。

2. 潜在的护理诊断：指护士根据危险因素的存在，作出的在相同或相似的环境中，某个体或群体与其他个体或群体相比，更易于发生问题的临床判断。

3. 健康的护理诊断：指护士作出的某个个体、群体或社区处于由一种特定的健康水平向更高的健康水平提升的过程中的临床判断。

4. 综合的诊断：指由于某特定情境或事件的存在，由一组可预见的现存的或潜在的护理诊断组成。

5. 可能的护理诊断：可能的护理诊断不同于现存的护理诊断、潜在的护理诊断和综合的护理诊断类型。指诊断者用来描述那些因一些资料的存在可支持，但目前还不充分确定的某个诊断。

(三)诊断的陈述

诊断的陈述用于描述个体或群体的健康状况及与此有关的因素。

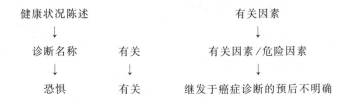

1. 一步护理诊断陈述　健康的护理诊断可用一步陈述来表示：有……增强的潜力。如"有父母亲角色功能增强的潜力"。由于健康的护理诊断的相关因素是相同的，即：有动机的去达到更高的健康水平，所以健康的护理诊断不需要写相关因素。综合的护理诊断，如："强暴创伤综合征"，没有"相关"的因素。

2. 两步护理诊断陈述　潜在的护理诊断及可能的护理诊断可用两步陈述。对于潜在的护理诊断的确认依据是危险因素的存在。危险因素即为第二部分。如：

(1)潜在的护理诊断：相关的危险因素

(2)两步护理诊断陈述的临床举例：

①有皮肤完整性受损的危险：与盆骨骨折导致不能活动有关。

②自理缺陷：与静脉输液导致使用左手能力受损有关。

可能的护理诊断为诊断者提供了与其他护士进行交流的机

会,进一步收集资料可排除或证实假设性诊断。

　　3. 三步护理诊断陈述　　一个现存的护理诊断由三部分组成:诊断名称 + 相关因素 + 症状和体征。

　　主要症状和体征的存在可确认一个现存护理诊断, 这是第三部分。由于潜在的护理诊断和可能的护理诊断没有症状和体征存在,所以不可能有第三部分。

　　三步护理诊断陈述的临床举例:

　　①焦虑:与由不明原因的哮喘引起的发作有关:自述"我担心我喘不过来气"。②急迫性尿失禁:与习惯性频繁排尿所致膀胱容积减少有关:在有尿意时不能控制排尿、在排尿习惯以外时或在无尿意时频发的排尿行为。

　　护理诊断的完成取决于对于个体健康状况及完成功能的能力的评估。本书后面附录中有筛查评估工具,它指导护士根据个体功能健康型态收集这些资料。表 1 中列出了功能健康型态及相应护理诊断,如果针对某个功能健康型态的资料已收集就绪,那么下一步就是查找是否有诊断被已收集的资料所证实。

　　(四)护理对象的确认

　　护理诊断的确认过程应有个体或家庭的参与。个体是有关自身问题的专家。在评估过程中,护士应关注个体,有关资料的诊断或推论应与个体探讨以期获取其意见。个体应有机会去选择其需要的协助以及确定哪些问题对他重要哪些问题不重要。

　　(五)临床举例

　　在筛查评估完成后,护士可以就以下每个功能或需求方面,提出以下问题:

　　(1)是否在某个特定方面可能存在问题?

　　(2)是否该个体在该问题上处于危险或高度危险状态?

　　(3)该个体是否愿意改善其健康状况?

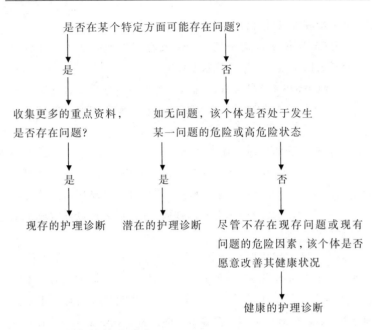

是否在某个特定方面可能存在问题?

是   否

收集更多的重点资料,   如无问题,该个体是否处于发生
是否存在问题?   某一问题的危险或高危险状态

是   是   否

现存的护理诊断   潜在的护理诊断   尽管不存在现存问题或现有
                           问题的危险因素,该个体是否
                           愿意改善其健康状况

健康的护理诊断

(六)现存的护理诊断

现存的护理诊断以两步或三步陈述方式书写。

第一部分	第二部分	第三部分
护理诊断名称	导致或影响 问题的相关因素	提示存在该诊断 的症状及体征

某一个体已有已经证实的诊断依据表述如下:

名称   便秘

原因/影响因素   纤维及液体摄入不足

症状/体征(诊断依据)   个体自述干硬便,每 3～4 d 排便一次

(七)临床举例

作为营养筛选评估的内容,可得出:通常食物摄入,通常液体摄入,体重/身高比,目前的体重、皮肤、指甲、毛发特征等状况。

然后分析资料以决定那些属于正常范围,那些不属于正常范围:

(1)是否五种类型食品的供应充足？

(2)是否有足够的钙、蛋白质及维生素的摄入？

(3)脂肪摄入小于总热量摄入的 30% 吗？

(4)除咖啡及软饮料以外,该个体是否每天饮用 6～8 杯水？

(5)皮肤、毛发及指甲是否反映该个体属于健康营养型态？

(6)相对于该个体的身高,体重在正常范围吗？

就特定个体 Mr. Jewel 而言,其情况如下：

相对于其身高而言，体重合适；液体摄入不足 1363.68 mL（48 oz）液体或果汁；蔬菜摄入不足（两份）；面包、麦片、米饭及面食摄入不足（4 份）；皮肤及毛发干燥。

以上评估证实了特定护理诊断的存在，因为该个体所表现的或自述的那些症状和体征体现了该诊断的某些通常以患者自述形式出现的诊断依据。

因此,该诊断陈述由第一和第三两部分组成,而没有第二部分。

营养失调：低于机体需要量：与……有关：可从干燥的皮肤及毛发,进食得知（低纤维、蔬菜、复合 CHO 及饮水不足）。

现在可决定什么原因导致或影响 Mr. Jewel 出现营养不良。见营养不良项下相关因素及风险因素。哪些与 Mr. Jewel 有关?本人是否认识到饮食有问题? 如果本人否认,"缺乏知识"有可能是护理诊断陈述的第三部分。如果本人同意,但自以为在其年龄段,改变饮食已不重要,就需与其谈话。或许此人有便秘或能量问题,而饮食改变有助于解决此问题。如果明确知道其理解平衡饮食的益处,但决定继续其现在的饮食,记录其决定,尽量去影响该决定。

七、选择优先诊断

(一)关键概念

1. 优先标准。

2. 咨询/介绍转诊。

（二）优先标准

护士不可能处理某个体、家庭或社区的所有的护理诊断和合作性问题。试图这样做会导致该个体及护士双方的不快。找出需要优先解决的问题，即与其他护理诊断和合作性问题相比更为重要的护理诊断和合作性问题，护士可最好地利用资源来实现目标。把优先的诊断从虽然重要但并非优先的诊断中区别出来是有益的。

优先的诊断是指那些如果不立即处理，就会妨碍实现预期目标或对个体功能状态产生负面影响的护理诊断和合作性问题。

非优先的诊断是指那些可延期处理而不至于影响个体目前功能状态的护理诊断和合作性问题。护士如何确定一组优先的护理诊断和合作性问题？在急救护理部门，来就诊的是因某个特定原因，如急性病需外科手术或其他治疗。

1. 哪些是与原发病或治疗（如手术）相关的护理诊断和合作性问题？

2. 是否有与疾病同时存在的合作性问题需要监测（如低血糖症）？

3. 是否有若现在不给以处理，就可能妨碍个体的康复或影响其功能状态的护理诊断？（例如有便秘的高度危险）

4. 个体认为哪些问题属于优先的？

（三）咨询／介绍转诊

如果不将有些诊断列入护理对象的诊断项目表中怎么办？有限的护理资源以及个体住院天数的不断缩短，使护士需要把那些重要，但可考虑以后使用的护理诊断和合作性问题不列入该个体的护理诊断和合作性问题。如对一位体重超重 26.76 Kg(50 磅)，因心肌梗死住院的患者，护士应该对其解释肥胖对心脏功能的影响，并建议其出院后使用社区资源以减轻体重。在该个体的出院记录中将会有关于减重的教育内容及转诊介绍，但这些不会列入该个体的护理诊断和合作性问题。

八、总　结

作出准确的护理诊断需要知识和实践功底。如果一名护士使用系统的方法来确认护理诊断,准确性可以提高。由于护士是试图对人类的反应作诊断,因此,作出护理诊断的过程是困难的。人类是独特的、复杂的,并总是处于变化之中,因此,试图对人的反应加以分类历来都不是容易的事情。

参考文献

Alfaro-LeFevre, R. (2002). *Applying nursing diagnosis and nursing process: A step-by-step guide*(5th ed.) Philadelphia: Lippincott Williams & Wilkins.

American Nurses Association. (1985). *A nursing social policy statement*. Washington, DC: ANA.

Carpenito, L. J. (1983). *Nursing diagnosis: Application to clinical practice*. Philadelphia: J. B. Lippincott.

Carpenito-Moyet, L. J. (2004). *Nursing diagnosis: Application to clinical practice*(10th ed.) Philadelphia: Lippincott Williams & Wilkins.

North American Nursing Diagnosis Association. (1998—1999). *Taxonomy I* (rev. ed.) Philadelphia: NANDA.

表 1　需要护理照护的情况

护理诊断*

1. 健康感知——健康管理型态

能量场紊乱

生长发育迟缓

　　成人缺乏生命活力

　　有生长迟缓的危险

　　有发育延迟的危险

健康维护能力改变

手术后恢复延迟

寻求健康行为

有外伤的危险

　　有受伤的危险

　　有窒息的危险

　　有中毒的危险

有围手术期体位性损伤的危险

个人处理治疗方案有效

处理治疗方案不当或无效

家庭处理治疗方案不当或无效

社区处理治疗方案不当或无效

不合作

2. 营养——代谢型态

颅内适应能力下降

有体温改变的危险

　　体温过低

　　体温过高

　　体温调节无效

母乳喂养有效

母乳喂养不当或无效

母乳喂养中断

体液不足

体液过多

有体液失衡的危险

续表

护理诊断*

有感染的危险
　+有感染传播的危险
乳胶过敏
　　　　有乳胶过敏的危险
营养失调:低于机体需要量
营养失调:高于机体需要量
营养失调:潜在的高于机体需要量
　　　　牙齿受损
　　　　婴儿喂养不当或无效
　　　　吞咽能力受损
保护能力改变
组织完整性受损
　　　　口腔黏膜改变
　　　　皮肤完整性受损

3. 排泄型态

排便失禁
便秘
　　　　有便秘的危险
　　　　感知性便秘
腹泻
排尿型态异常
　　　　尿潴留
　　　　完全性尿失禁
　　　　功能性尿失禁
　　　　反射性尿失禁
　　　　急迫性尿失禁
　　　　有急迫性尿失禁的危险
　　　　压力性尿失禁
　+成熟性遗尿

4. 活动——运动型态

活动无耐力

续表

续表

护理诊断*

　　疼痛

　　恶心

＋意识障碍

　　急性意识障碍

　　慢性意识障碍

决策冲突

反射失调

　　有反射失调的危险

环境解析障碍综合征

　　知识缺乏:(特定的)

有误吸的危险

感知改变:特定的(视、听、昧、嗅、触、动觉)

思维过程异常

忽略单侧身体

7. 自我感知型态

焦虑

死亡焦虑

疲乏

恐惧

绝望

无能为力

自我概念紊乱

　　身体形象紊乱

　　自我认同紊乱

　　自尊紊乱

　　慢性低自尊

　　情境性低自尊

8. 角色——关系型态

＋沟通障碍

　　语言沟通障碍

家庭运作改变

续表

护理诊断*

家庭运作改变:酗酒

悲痛

　　期待性悲痛

　　功能障碍性悲痛

　　慢性悲伤

有孤独的危险

有亲子依附关系改变的危险

养育障碍

父母角色冲突

角色紊乱

社交障碍

社交隔离

9. 性——生殖型态

性功能障碍

性生活型态改变

10. 应对——应激耐受型态

调节障碍

照顾者角色紧张

个人应对能力失调

　　防御性应对

　　无效性否认

家庭应对障碍

家庭妥协性应对

家庭有应对能力增强的潜力

社区应对能力失调

社区有应对能力增强的潜力

创伤后反应

　　有创伤后反应的危险

　　强暴创伤综合征

迁移应激综合征

　+有自我伤害的危险

续表

护理诊断*

　　＋有自虐的危险
　　　有自残的危险
有自杀的危险
有暴力行为的危险
11. 价值——信念型态
虔信受损
　　　有虔信受损的危险
精神困扰
　　　有精神困扰的危险
有精神健康增强的潜力

† 合作性问题
潜在并发症:心脏/血管
　　PC:心脏输出减少
　　PC:心律失常
　　PC:肺水肿
　　PC:心源性休克
　　PC:血栓栓塞/深静脉血栓形成
　　PC:低血容量
　　PC:周围血管供血不足
　　PC:高血压
　　PC:先天性心脏病
　　PC:心绞痛
　　PC:心内膜炎
　　PC:肺栓塞
　　PC:脊髓休克
　　PC:缺血性溃疡

潜在并发症:呼吸系统
　　PC:低氧血症

续表

护理诊断＊

　　PC:肺不张／肺炎
　　PC:支气管阻塞
　　PC:胸腔积液
　　PC:气管坏死
　　PC:呼吸机依赖
　　PC:气胸
　　PC:喉头水肿

潜在并发症:肾／泌尿系统
　PC:急性尿潴留
　PC:肾衰
　PC:膀胱穿孔
　PC:肾结石

潜在并发症:胃肠／肝／胆
　　PC:麻痹性肠梗阻／小肠梗阻
　　PC:肝功能衰竭
　　PC:高胆红素血症
　　PC:内脏切除术
　　PC:肝脾大
　　PC:应激性溃疡
　　PC:腹水
　　PC:胃肠出血

潜在并发症:代谢／免疫／血液系统
　　PC:低血糖／高血糖
　　PC:负氮平衡
　　PC:电解质失衡
　　PC:体温过低(严重)
　　PC:体温过高(严重)
　　PC:脓毒症

续表

护理诊断*

    PC:酸中毒(代谢性、呼吸性)

    PC:碱中毒(代谢性、呼吸性)

    PC:甲状腺功能亢进/低下

    PC:过敏反应

    PC:排斥反应

    PC:肾上腺皮质功能不全

    PC:贫血

    PC:血小板减少

    PC:机会性感染

    PC:红细胞增多症

    PC:镰形细胞危象

    PC:弥散性血管内凝血

潜在并发症:神经/感觉系统

    PC:颅内压增高

    PC:卒中

    PC:癫痫

    PC:脊髓受压

    PC:脑膜炎

    PC:颅神经障碍(特定的)

    PC:瘫痪

    PC:周围神经障碍

    PC:眼压增高

    PC:角膜溃疡

    PC:神经病变

潜在并发症:肌肉/骨骼系统

    PC:骨质疏松症

    PC:关节脱位

    PC:腔隙综合征

    PC:病理性骨折

续表

护理诊断*

潜在并发症:生殖系统

    PC:胎儿窘迫

    PC:产后出血

    PC:妊高症

    PC:月经过多

    PC:月经过频

    PC:梅毒

    PC:产前出血

    PC:未足月产

潜在并发症:多系统

    PC:药物治疗不良反应

    PC:肾上腺皮质类固醇治疗不良反应

    PC:抗焦虑治疗不良反应

    PC:抗心律失常治疗不良反应

    PC:抗凝治疗不良反应

    PC:抗惊厥治疗不良反应

    PC:抗抑郁治疗不良反应

    PC:抗高血压治疗不良反应

    PC:β - 肾上腺素能阻断剂治疗不良反应

    PC:钙通道阻断剂治疗不良反应

    PC:血管紧张素转换酶治疗不良反应

    PC:抗肿瘤治疗不良反应

    PC:抗精神治疗不良反应

---

   *功能性健康型态是戈登(Gorden,M. 1982)提出的,护理诊断:程序和应用。纽约:McGraw - Hill。本书作者做了少许改动。

   +这些诊断尚未被 NANDA 收录,但因为清晰和有用而被列于此。

   †在此目录里列出的是常用合作性问题,其他没有列入目录的情境也可作为合作性问题。

第一部分

护理诊断

(Section I: Nursing Diagnosis)

1. 活动无耐力
Activity Intolerance

一、定义

个体耐受日常需要的或希望进行的活动的生理能力的降低（Magnan,1987）。

> 注:"活动无耐力"是描述身体状况下降的个体的诊断性判断。这类个体可以进行增加体力和耐力的治疗。"活动无耐力"与"疲乏"不同,因为活动无耐力可以通过休息而解除,并且其预期目标是增强对活动的耐受力。如果护理诊断为"疲乏",其预期目标是帮助个体适应疲劳,而不是增强耐力。

二、诊断依据

(一)主要依据(一定存在,一项或多项)(Magnan,1987)

活动中:虚弱;头晕;呼吸困难;

活动 3 min 后:头晕;呼吸困难;精疲力竭;呼吸频率> 24 次/min;脉率> 95 次/min。

(二)次要依据(可能存在)

面色苍白或发绀;意识模糊;眩晕。

三、相关因素

任何因素,当影响供氧导致身体状况下降或产生超出个体的生理和心理承受能力的能量需求时,都会引起活动无耐力。常见因素列举如下。

（一）病理生理因素

1. 与供氧系统受损有关。见于：①心脏方面：先天性心脏病；瓣膜疾病；心肌病；心律失常；心肌梗死；心绞痛；充血性心力衰竭。②呼吸方面：慢性梗阻性肺病；支气管肺发育不良；肺不张。③循环方面：贫血；低血容量；周围动脉疾病。

2. 与代谢需求增加有关。见于：①急性或慢性感染：病毒感染；肝炎；单核细胞增多症。②内分泌及代谢紊乱。③慢性疾病，见于：肾脏疾病；炎症性疾病；肝脏疾病；骨骼肌疾病；神经性疾病；癌症。

3. 与能量来源不足有关。见于：肥胖；饮食不足；营养不良。

4. 与氧气运输障碍有关。见于：低血容量。

（二）治疗因素

与代谢需求增加有关。见于：外科手术；治疗计划；诊断性检查。

（三）情境因素（个体的，环境的）

1. 与卧床造成身体状况下降有关。

2. 与抑郁、缺乏动力和静止生活方式造成的不愿进行活动有关。

3. 与代谢需求增加有关。见于：辅助设备（助行器、手杖、支架）；极度应激；疼痛；环境障碍（如楼梯）；气候异常（特别是炎热、潮湿气候）。

4. 与气压改变造成可利用氧减少有关。（例如：新近迁居到高海拔地区）

（四）成熟因素

老年人可能会经历肌力和灵活性的降低及感觉缺失。所有这些都可能会挫伤个体的自信心，直接或间接地引起活动无耐力。

四、护理目标

活动无耐力。

(一)预期目标

个体能够改善自身的活动状况,使之达到特定的活动水平。

(二)指标

①确定加重活动无耐力的因素;②确定减轻活动无耐力的方法;③活动至 3min 时,血压保持在正常范围内。

五、护理措施

锻炼治疗;关节运动训练;进行活动或练习。

(一)一般护理措施

1. 监测个体活动后的反应。

①测量静息时的脉率、血压和呼吸频率。②考虑心率、心律和质量(如果体征异常,例如:脉率> 100 次/min,在需要增加活动量时,应先征求医生的意见)。③活动后马上监测生命体征;测 15 s 脉率,然后 ×4,而不是测 1 min 脉率。④让个体休息 3 min,再次测定生命体征,并进行前后比较。⑤如果个体出现下列反应则应停止活动:主诉胸痛、呼吸困难、眩晕或意识模糊;脉率减慢;心率不增加;收缩压下降;舒张压增加 15 mmHg;呼吸频率减慢。⑥如果出现下列情况,应降低活动强度、减少活动频率和缩短活动时间:脉率需3~4 min 以上的时间才能恢复到静息状态时脉率 +6 次范围内;活动后呼吸频率增加过快;出现其他缺氧症状(如意识模糊、眩晕)。

2. 循序渐进地增加活动。

①对于长期卧床的个体,开始时每天至少进行 2 次关节活动。②根据个体的日常时间表安排休息时间(休息时间可以安排在活动之间)。③促成"我能行"的真诚态度,为个体营造积极的氛围,鼓励其增加活动量,使之拥有能改善自身活动状况的信念;认可自身的进步。④允许个体制定活动计划表和功能活动目标(如果目标太低,可以做一项双方约定,如:"如果能够走到大厅的中间,我就与你玩游戏牌")。⑤通过缓慢地进行活动,短时间内增加休息次数或给个体更多的帮助来增加个体的活动耐力。⑥通过

渐进的,每日 3 次,每次 15 min 的下床活动开始,使个体逐步增强练习耐力。⑦让个体测步行速度。⑧鼓励个体穿舒适的鞋(不要穿拖鞋,因为拖鞋不能给予足部适当的支持)。

3. 讲授活动时保存体能的方法。①活动中间要休息,每天休息数次,饭后休息 1h。②如可能,活动时尽量采取坐姿,而不是站姿。③活动时,每隔 3 min 休息 5 min,使心脏功能有所恢复。④如果出现疲乏或心肌缺血症状应立即停止活动(脉率加快、呼吸困难、胸痛)。

4. 指导个体咨询内科医师及物理治疗师制定一个长期的锻炼计划,或与美国心脏学会联系获取心脏恢复方案。

5. 对于患有慢性肺功能不全的个体。

①鼓励个体在活动增加、情绪波动及身体处于应激时,使用控制呼吸的技巧 (这些技巧包括唇式呼吸法和腹式呼吸法)。②使用唇式呼吸法时,应该用鼻子吸气,然后经半闭的双唇缓慢呼出,同时数到 7 并发出“噗”的声音(患有进行性肺部疾病的个体适于使用这种方法)。③讲授腹式呼吸法。护士应把双手放在个体的腹部肋缘以下,在个体呼吸时一直保持不动。嘱个体用鼻吸气,吸气时放松双肩,把腹部向外推,抵住护士的双手,然后屏息 1~2 s 使肺泡张开;嘱个体呼气时通过口腔缓慢呼气,护士则在肋骨底处稍施压力;反复练习几次,然后让个体把自己的双手放在肋骨下方练习独立操作;指导个体每小时进行几次这样的练习;鼓励个体每日逐渐增加活动以防止“肺功能下降”;鼓励个体使用适应性呼吸技巧以减少呼吸肌做功。④与个体一起讨论家庭和工作环境中存在的障碍物(例如:楼梯的级数)以及改变能量消耗的休息方式(在洗手间的洗脸池边放一把椅子,以供日常打扫卫生过程中休息)。⑤解释支撑手臂重量以减少呼吸肌做功的重要性(Breslin,1992)。⑥讲授如何在呼气时用下肢锻炼法来增加无支撑手臂的耐力 (Breslin,1992)。

6. 如有必要,可向社区随访护士咨询。

(二)对儿童的护理措施

提供安全并具有挑战性的适合儿童年龄段的游戏和活动。

①感官刺激(医院的气味怎么样?声音是什么样的?看起来像什么?)。②讲故事或写故事、制作拼图、进行木偶游戏、演戏。

(三)对孕妇的护理措施

1. 解释在妊娠中期至妊娠后期出现疲乏和呼吸困难的原因:

①身体重心的改变;②体重增加;③子宫增大对膈肌的压迫。

2. 教会保存体能的方法(参阅一般措施)。

2. 适应能力下降(颅内)
Adaptive Capacity, Decreased Intracranial

一、定义

在正常情况下,对颅内容积增加起代偿作用的颅内液的动力调节机制受损的临床状态。这一状态导致在各种有害或无害的刺激下出现反复的不相称的颅内压增高。

> **注**:这种诊断表明颅内压增高。这是一个合作性问题,因为需要护理和医疗共同处理。另外,该诊断需要进行介入性监测。"潜在并发症:颅内压增高"这个合作性问题表明了这种临床状况。

二、诊断依据

(一)主要依据(一定存在)

受任何外来刺激后,颅内压(ICP)反复增高(> 10 mmHg,超过 5 min)。

(二)次要依据(可能存在)

任何一种来自环境或护理措施的刺激都会使 ICP 不成比例地增高。ICP P_2 波型升高;容积压力反应测试发生改变(容积–压力比 > 2;压力–容积指数 <10);基线 ICP ≥ 10 mmHg;ICP 波型呈宽振幅(波型变宽)。

3. 调节障碍
Adjustment, Impaired

一、定义

在健康状况发生变化时，个体不能调节其生活方式或行为的一种状态。

> **注**：因为缺乏特异性，这一诊断在临床使用中存在问题。一般来说，大多数诊断都有调节问题，这样的一般性诊断在临床上用途不大。对疾病和伤残的反应有各种各样，护士必须明确经治疗能给予最大帮助的那种反应。这些反应可能是悲伤、焦虑、恐惧及应对能力失调。个体在尝试处理因疾病或残疾造成的改变时，如果感觉有困难，那么，"个人处理治疗计划低效"的诊断会更有用。

二、诊断依据

(一)主要依据(一定存在)

用语言表达出不接受健康状况的变化或无法参与解决问题或制定目标。

(二)次要依据(可能存在)

缺乏独立的倾向；对健康状况改变的震惊期、否认期或愤怒期延长；缺乏对未来定向的思考。

4. 焦虑
Anxiety

一、定义

个体或群体面临模糊的、非特异性威胁时所经历的心神不安(恐惧、担心)的状态和自主神经系统的一类反应。

> 注:"焦虑"是一种因个体价值体系或安全保护模式受到威胁而出现的模糊的忧虑和不安全感(May, 1987)。个体也许能够确定原因所在(如外科手术,癌症),但实际上,对自身的威胁与交织在情境之中的恐惧、担心和心神不安有关,情境是威胁的来源,但其本身不是威胁。
>
> 相反,"恐惧"是对特定的威胁(如飞行、高度、蛇)或警觉到个人安全有危险时的不安全感。当威胁解除时,恐惧感也随之消失(May,1987)。
>
> 恐惧可以不伴有焦虑而存在,焦虑也可以不伴有恐惧而出现。在临床上,二者可同时存在于某个个体对情境的反应之中。即将行手术的个体可能会对手术引起的疼痛而恐惧,同时又对可能的癌症诊断产生焦虑。

二、诊断依据

(一)主要依据(一定存在)

表现出三个方面的症状:生理的、情绪的和认知的;症状根据焦虑程度不同而不同。

1. 生理方面。心率加快;失眠;血压增高;疲乏和虚弱;呼吸频率加快;皮肤黏膜变红或苍白;盗汗;口干;瞳孔扩大;身体隐痛或疼痛(特别是胸部、背部、颈部);声音颤抖或声调改变;坐卧不安;颤抖,面部抽搐;心悸;头晕目眩;恶心或呕吐;感觉异常;尿频;寒战;腹泻;厌食。

2. 情绪方面。主诉有下列感觉:恐惧担心;情绪失控;绝望;心理紧张或激动;神经紧张;无法放松;缺乏自信;预感性悲哀。个体表现:易怒或没有耐心;自责或责备他人;发火;畏缩;哭泣;缺乏主动性;易埋怨他人;自我否定;受惊反应;怕与他人目光接触。

3. 认知方面。无法集中注意力;思维障碍;定向力障碍;高度注意;专注过度;听力减弱;健忘;意识模糊;沉默;沉湎于过去而不是思考现在或未来。

三、相关因素

(一)病理生理因素

干扰个体对食物、空气、舒适、安全等基本需要的任何因素。

(二)情境因素(个体的,环境的)

1. 与自我概念中实际的或认知到的威胁有关。见于:社会地位与声誉的改变;伦理道德困境;失败(或成功);得不到他人的承认;占有价值丧失。

2. 与实际的或认知到的相关人士的失去有关。见于:死亡;迁移;离婚;暂时或永久的分离;文化压力。

3. 与实际的或认知到的生物完整性威胁有关。见于:临终;侵入性检查;人身攻击;疾病。

4. 与实际的或认知到的环境改变有关。见于:住院;安全受到威胁;迁移;环境污染;退休。

5. 与实际的或潜在的社会经济状况改变有关(如失业、新工作岗位、晋升)。

6. 与自身不切实际的期望和目标有关。

(三)成熟因素

1. 婴幼儿:与分离有关;与同伴关系改变有关;与陌生的环境

和人有关。

2. 青少年：与由性发育、同伴关系改变造成的自我概念受到威胁有关。

3. 成年：与自我概念和角色地位受到威胁有关；见于妊娠；职业改变；初为父母；年龄增大的影响。

4. 老年：与自我概念和角色地位受到威胁有关；见于感觉缺失；经济问题；运动缺失；退休改变。

四、护理目标

焦虑减轻；应对；冲动控制。

(一)预期目标

个体表述生理和心理舒适感增加。

(二)指标

①描述自己的焦虑和应对模式；②采用有效的应对机制处理焦虑。

五、护理措施

减轻焦虑；冲动控制训练；预防性指导。

(一)一般护理措施

1. 评估焦虑程度：轻度、中度、重度、惊恐发作。

2. 让个体感到放心和舒适。

①陪伴守护个体。②不要向个体提出什么要求或让个体做出什么决定。坐在个体面前。③强调所有人都会有感到焦虑的时候。④使用浅显易懂的语句,心平气和地与个体交谈。⑤意识到作为护理者的关注之处, 避免焦虑相互影响。⑥表达赞同和理解的情感(如:默默不语、触摸安抚、任其哭泣或诉说)。

3. 消除过多的刺激,如：将个体带到比较安静的房间、限制与其他焦虑的个体或家属接触。

4. 当焦虑减轻到可以学习的程度时,帮助个体认识焦虑,开始学习或解决问题。

①鼓励个体写日记(如:什么时候感到焦虑?他们在做什么?想什么?与谁在一起?)。②帮助分析日记,找出症结所在。③探讨如果应对机制不适用,研究选择什么样的行为加以应对 (如:自我肯定训练)。

5. 当应激情况不可避免时,指导如何去控制焦虑。

①向上看,控制呼吸,放低双肩,放慢思维,改变声音。②给予自我指令(如可能,则大声说出),锻炼,放松面部:改变面部表情。③改变看法:想象从远距离来看这个情况。

6. 帮助生气的人(Thomas,1989)。

①确定生气的表现(如:挫折、焦虑、绝望、急躁、大吵大闹)。②了解护士自身对个体行为的反应;给任何生气的个体做工作时,护士要意识到自己的感觉如何。③不要轻易打断个体讲话,能够聆听个体的不满和委屈。④如果以上的方法不现实或不可能,鼓励寻找其他解决问题的办法(如:"你还可以怎么做呢?")。⑤如可能,提供积极的解释。⑥重点放在能做什么,而不是什么还没有做。⑦探讨怒气暴发的后果。⑧探索用其他行为来替代暴力行为的途径 (如:"你能想到其他做法,来替代用拳击墙吗?")。⑨需要时使用"暂停"(如:"我看我们没什么进展,等我们都不这么激动时再试试吧。")。⑩明确说明限制,确切告知个体该怎样做(如:"我不允许你尖叫、扔东西"等)。⑪当出现一个不可接受的行为时,给出一个替代行为(如:建议换一间安静的房间、体力活动、一对一沟通)。⑫制定行为修改策略,与所有有关人员讨论。⑬当个体不苛刻或不固执时与其交流。

7. 探讨减轻焦虑的措施 (如:听音乐、芳香疗法、放松训练、有引导地想象、思维阻断、按摩)(Keegan,2000)。

8. 在适当情况下提供能减轻压力的活动 (如:体育活动、游戏)。

9. 对于那些被确定为长期焦虑和应对机制不良的人,建议转诊进行精神科评估。

(二)对儿童的护理措施

1. 运用简单易懂的适合于儿童年龄段的语言、绘画、木偶、娃娃及模型来解释事情。

2. 允许儿童穿着内衣及拥有熟悉的玩具或其他物品。

3. 帮助父母或照顾者控制其与儿童在一起时产生的焦虑情绪。

4. 运用下列护理措施来帮助儿童应对焦虑。

①与其建立相互信任的关系。②减少其与父母分开的情况。③鼓励其表达其情感。④让其参与适合的娱乐活动。⑤让其为新的经历做好准备(如:治疗过程、外科手术)。⑥给予其安慰措施。⑦允许其后悔。⑧鼓励父母参与其治疗护理过程。⑨减轻父母的不安,为其提供必要的信息(Wong,2002)。

5. 帮助生气的儿童。

①鼓励其说出生气时的感觉(如:"打针的时候你感觉怎么样?""玛丽不跟你玩你感觉怎么样?")。②告知其生气没有关系,不必总是去想生气的事(如:"我有时得不到想要的东西也会生气")。③鼓励并允许其以可接受的方式表达愤怒(如:大声说话或到外面围着房子跑步)。

(三)对孕妇的护理措施

1. 每 3 个月与孕妇探讨一次她所担心和关心的问题(Reeder,1997;Lugina 等,2001)。

①前 3 个月。矛盾心理;对新角色的期待;对于准备是否充足的疑虑。②中间 3 个月。如何做一个成功的妈妈。③后 3 个月。感到失去魅力;对自身健康状况、分娩时的表现及胎儿的健康状况感到担忧。

2. 帮助孕妇及其伴侣认识不切实际的期望。

3. 承认并将其焦虑情绪作为一种正常现象接受。

与孕妇单独讨论这些关心的问题,再与其伴侣单独交谈,如果需要,再一起沟通讨论。

(四)对老年人的护理措施

与之探讨所担忧的问题(如:经济、安全、健康、生活安排、犯罪、暴力)。

5. 死亡焦虑
Death Anxiety

一、定义

个体处于因与死亡或临终有关而感到不安、忧虑或害怕的一种状态。

> **注**:NADNA护理诊断分类中对"死亡焦虑"的概括,提供了一个说明病因学的范围, 使NADNA能列出上千个病因学护理诊断名称,如"分离性焦虑"、"离异性焦虑"、"吐露秘密焦虑"、"失败性焦虑"、"旅行性焦虑"。许多诊断名称可以用同样的方式表示,可直接称"幽闭恐惧"、"旅行者腹泻"、"临终决策性冲突"。
>
> 作者建议, 除了综合性诊断外, 可以在诊断名称中删去病因。综合性诊断需要在名称中加上病因,综合性诊断没有相关因素。

二、诊断依据

①担心自己的死亡会对其他相关人员有影响。②对与临终有关的问题无能为力。③恐惧临终前丧失活动和思维能力。④预感临终带来的疼痛。⑤极度沮丧。⑥恐惧临终的过程。⑦担心在自己病入膏肓时,照顾者会负担过重。⑧关切和造物主相见或对上帝的存在感到怀疑。⑨对自己死亡的任何方面都失去控制。⑩否认死亡形象, 对于任何与死亡或临终有关的事情, 有不良想象或不愉快的想法。⑪对于死亡延迟到来感到恐惧。⑫害怕过早死亡会使重要的生

活目标不能完成。

三、相关因素

作出这一护理诊断是由于即将来临的死亡。其他情况也可能会引起对死亡的焦虑。

情境因素(个体的,环境的)

1. 与情境因素(焦虑)有关。

2. 与害怕成为负担有关。

3. 与害怕无法控制的疼痛有关。

4. 与害怕遭到遗弃有关。

5. 与无法解决的冲突有关(家庭、朋友)。

6. 与害怕生命缺乏意义有关。

7. 与脱离社会联系有关。

8. 与无能为力和脆弱有关。

四、护理目标

有尊严地死亡;恐惧控制。

(一)预期目标

个体焦虑及恐惧感减小。

(二)指标

①与他人交流自己对临终问题的感受;②确定两种减轻焦虑或恐惧的方法或活动。

五、护理措施

增强应对;情感支持;精神支持。

一般护理措施

①让个体交流对死亡情境的理解（如："跟我谈谈你现在感受到的一切"）。②鼓励个体说出自己心理上的矛盾和担忧(如："死亡之前最想解决什么事情?你最关心的是什么?")。③探知个体对于信仰和将要来临的死亡之间的关系的想法:对来世的信仰;探寻生

命的意义；对于主的信仰。④探讨个体对痛苦的理解(如：惩罚、不幸、自然过程、上帝的意志、否定、赎罪)。⑤鼓励讲述生活的故事或回忆。⑥讨论遗产处理事宜(如：捐赠、个人物品、录音嘱托)。⑦鼓励进行一些自我反省的活动(如：个人祈祷、沉思、写日记)。⑧鼓励个体把礼物和爱心赠与他人(如：倾听、为他人祈祷、与他人分享患病的经验、确定遗产作为礼物)(Taylor, 2000)。⑨鼓励自己的朋友和家人在感情和思想上要做到坦诚。⑩如果个体要求，进一步对这个过程做解释指导及给予协助。⑪积极控制未缓解的症状(如：恶心、呕吐、疼痛)。⑫鼓励个体重建自身的世界观(Taylor, 2000)：鼓励个体用语言表达出对死亡意义的情感；告知个体世界上不存在正确或错误的情感；告知个体其反应都是选择；确信要去努力争取生命。

6. 有体温平衡失调的危险

Body Temperature, Risk for Imbalanced

(1)体温过高(Hyperthermia)

(2)体温过低(Hypothermia)

(3)体温调节无效(Thermoregulation, Ineffective)

　　注:"有体温平衡失调的危险"包括有"体温过高"、"体温过低"及"体温调节无效"的危险。如果个体仅有上述一种诊断的可能(如体温过低而没有体温过高),那么更具体的诊断("有体温过高的危险")就更有用了。如果个体有两种或两种以上诊断的可能,那么"有体温平衡失调的危险"这个诊断就更适合。对于这类诊断的护理,首先要确定那些体温正常但表现有危险因素,又可以通过护理措施得到控制的个体,把重点放在预防其出现异常体温上(如:取下或加盖毛毯及控制环境温度)。如果体温的改变与病理生理并发症有关,则需要护理及医疗干预,这就被标记为合作性问题(如"潜在并发症:发热,与肺不张有关";"潜在并发症:严重体温过低,与下丘脑损伤有关")。那么,护理的重点就是监控并及时报告重大的体温波动,实施合作护理措施(如用毛毯升温或冷却)(参阅"体温过高"和"体温过低"的诊断)。

6. 有体温平衡失调的危险
Body Temperature, Risk for Imbalanced

一、定义

个体存在不能将体温维持在正常范围 (36℃ ~ 37.5℃〔98℉ ~ 99.5℉〕)的危险。

二、危险因素

主要因素(一定存在,一项或多项)

存在危险因素(参阅相关因素)。

三、相关因素

(一)治疗因素

与冷却作用有关。见于:非肠道液体输注;输血;透析;降温毛毯;手术室温度低。

(二)情境因素(个体的,环境的)

与下列因素有关。见于受冻、淋雨及遭受风雪天气;接触热、强烈阳光或处于极度潮湿的环境中;与气候不适宜的着衣;无经济能力支付栖身之所、暖气或空调所需费用;体重过重或过轻;饮酒;脱水或营养不良。

(三)成熟因素

与年龄过小或过老而产生的体温调节无效有关 (如:新生儿、老年人)。

(1)体温过高
Hyperthermia

一、定义

个体体温因外界因素的影响处于持续增高或有可能持续增高的状态,口温高于 37.8℃(100℉)或肛温高于 38.8℃(101℉)。

二、诊断依据

(一)主要依据(一定存在)

口温高于 37.8℃(100℉)或肛温高于 38.8℃(101℉);皮肤摸起来发热;心动过速。

(二)次要依据(可能存在)

皮肤发红;特异性或非特异性疼痛(如:头痛);呼吸加深;不适、疲乏、虚弱;寒战、鸡皮疙瘩;食欲不振;感到发热或发冷;出汗。

三、相关因素

(一)治疗因素

与特殊用药引起的排汗能力降低有关。

(二)情境因素(个体的,环境的)

1. 与下列因素有关。接触热、阳光;没有空调;与气候不适宜的着装。

2. 与循环功能降低有关。见于:体重过重或过轻;脱水。

3. 与剧烈活动时摄入水量不足有关。

(三)成熟因素

与因年龄引起的体温调节无效有关。

四、护理目标

体温调节。

(一)预期目标

个体能将体温维持在正常范围内。

(二)指标

①确定体温过高的危险因素;②减少体温过高的危险因素。

五、护理措施

高热治疗;体温调节;环境管理;液体管理。

(一)一般护理措施(对有体温过高的危险的患者)

①告知个体维持足够的液体摄入以预防脱水的重要性（至少2000 mL/d,患心脏病或肾脏疾病的除外)。②监测出入液量。另参阅"体液不足"。③评估衣着或床褥与环境温度或计划进行的活动是否适宜。④告知在天气炎热或运动时增加液体摄入量的重要性。⑤建议补液以替代在炎热天气下的适度运动(DeFabio,2000): 25.56℃～29.39℃ （78℉～84.9℉）: 454.56 mL/h(16 oz/h); 29.40℃～32.17℃ （85℉～89.9℉): 681.84 mL/h(24 oz/h); > 32.20℃ (> 90℉): 909.12 mL/h(32 oz/h)。⑥告知天热时避免饮酒、咖啡及避免吃得过饱的必要性。⑦告知穿着宽松舒适的衣服,必要时戴上帽子或使用遮阳伞。⑧在上午11点至下午2点之间避免进行户外活动。⑨在天气炎热时每天多洗几次冷水浴,勿使用肥皂。⑩告知体温过高或中暑的早期表现:皮肤发红、头痛、疲倦、食欲不振。

(二)对儿童的护理措施

①确定发热是否与药物有关(如:抗胆碱能药、安非他命、肾上腺素、大剂量扑热息痛、大剂量抗组胺药、酚噻嗪类)。②向儿童的父母解释除了高热(> 41.1℃〔100℉〕)以外,发热是机体的保护性反应对身体没有什么危害。③注意不要使用海绵擦浴,以防引起过冷。

(三)对老年人的护理措施

建议参阅"体温调节无效或低效"。

(2)体温过低
Hypothermia

一、定义

个体体温因受外界因素的影响而处于肛温持续低于或有可能持续低于 35.5℃(96℉)的状态。

二、诊断依据

(一)主要依据(80%～100%)

肛温低于 35.5℃(96℉);皮肤冰凉,苍白(中度);寒战(轻度)。

(二)次要依据(50%～79%)

意识模糊、昏昏欲睡、烦躁不安;脉率和呼吸频率减慢;恶病质、营养不良。

三、相关因素

(一)情境因素(个体的,环境的)

1. 与下列因素有关。受冻、淋雨及遭受风雪天气;与气候不适宜的衣着;无经济能力支付栖身之所或暖气的费用。

2. 与循环功能降低有关。见于:体重过重或过轻;饮酒;脱水;不活动。

(二)成熟因素

与年龄引起的体温调节无效有关。

四、护理目标

体温调节。

(一)预期目标

个体的体温控制在正常范围内。

(二)指标

①确定体温过低的危险因素;②减少体温过低的危险因素。

五、护理措施

体温过低的治疗;体温调节;术中体温调节;环境管理。

(一)一般护理措施(对有体温过低危险的个体)

1. 指导个体缩短暴露于寒冷环境的时间。

①解释戴帽子、手套及穿温暖鞋袜防止散热的重要性。②告知个体在天气特别寒冷时减少外出。③建议使用电热毯、暖被或鹅毛床褥。④指导个体穿着贴身针织内衣御寒。

2. 咨询社会服务机构寻求经济帮助、暖和的衣物及毛毯。

3. 讲授体温过低的早期表现:皮肤发凉、无血色、苍白或发红。

4. 解释每天饮 8~10 杯水的必要性。

5. 解释寒冷的天气时避免饮酒的必要性。

6. 指导个体在早晨新陈代谢处于最低点时要适当增加衣物。

(二)对儿童及老年人的护理措施

1. 向家庭成员解释新生儿、婴儿和老年人容易散失热量(另见"体温调节无效")。

2. 对于正在接受手术的儿童和老年人,除非需要使体温降低来减少失血,否则要考虑以下措施(Puterbough,1991):

①在手术前调高手术室的温度。②在手术中使用手提式散热灯以提供额外的热。③进手术室后为个体盖上温暖的毛毯。④如果可能,使用暖垫。⑤在术前准备及手术过程中,避免不必要的暴露。⑥将术前准备用品、血液、液体、麻醉药及冲洗液预热。⑦用干净的手术衣、布帘替换已经弄湿的。⑧盖好头部。⑨手术后继续实施保暖措施。

(3)体温调节无效
Thermoregulation, Ineffective

一、定义

个体在面临有害因素或变化的外界因素时，处于或有可能处于不能有效地维持正常体温的一种状态。

> **注:** 这一诊断适合于当护士通过改变外界因素(如:穿衣)和环境,可以帮助个体使体温维持在正常范围内的情况。处于这一诊断的高度危险的个体是老年人和新生儿。对于因疾病创伤引起的体温波动见"不舒适"这一护理诊断。

二、诊断依据

主要依据(一定存在)

体温波动与有限的代谢代偿性调节有关,这种调节是对环境因素作出的反应。

三、相关因素

(一)情境因素(个体的,环境的)

与下列因素有关。见于:周围环境温度波动;体表潮湿;居住条件差;冷或湿的物品;衣服与气候变化不相适宜(过多或不足)。

(二)成熟因素

与因年龄引起的有限的代谢代偿性调节有关(如:新生儿、老年人)。

四、护理目标

体温调节。

(一)预期目标

①婴儿能将体温维持在 36.4℃~37℃（97.5℉~98.6℉）之间；②父母能解释在家里避免热量丧失的方法。

(二)指标

①了解使热量散失的各种情况；②能表述淋浴过程中如何保暖；③表述如何为婴儿测量体温。

五、护理措施

体温调节；环境监测；新生儿监护；生命体征监测。

(一)对儿童的护理措施

1. 减少或消除导致婴儿热量丧失的因素。

①蒸发作用：洗浴时要提供一个温暖的环境；分段洗并擦干以减少水汽蒸发；减少接触潮湿衣服或毛毯的时间。②空气对流：避免吹风(如：空调、风扇、门窗、打开的婴儿保育箱气孔)。③传导作用：预热所有护理物品(听诊器、体温表、照顾者的双手、衣服、床单)。④辐射作用：限制室内存放能吸热的物品(金属)；婴儿床或病床放在尽量远离靠外的墙壁和窗的地方。

2. 监测婴儿的体温。

①如果体温低于正常：用两条毛毯包裹；戴上帽子；评估失热的环境因素；如果体温持续过低时间超过 1h,应通知医生；评估寒冷造成的并发症：缺氧、呼吸性酸中毒、低血糖、体液和电解质失衡、体重减轻。②如果体温高于正常：松开毛毯；如果戴着帽子则应取下；评估环境中的热源；如果体温过高持续时间超过 1h,通知医生。

3. 评估脓毒症体征（呼吸功能，皮肤情况，进食困难，过敏反应,局部感染迹象：皮肤、肚脐、会阴部、眼睛)。

4. 告知照顾者为什么婴儿容易出现体温波动(冷或热)。

①叙述在洗澡过程中怎样保暖。②告知在家中不必要按常规监测体温。③告知当婴儿发热、生病或易躁时要测量体温。

(二)对老年人的护理措施

①解释年龄变化会带来体温调节的变化 (Miller, 2004)：寒冷 (血管收缩不良、心输出量减少、皮下组织减少、寒战时间延迟和颤抖消失)；发热(出汗反应延迟、出汗反应消失)。②解释上述这些改变将会影响个体对环境温度的感知能力。③即使体温有少许升高也要查清原因。应测量其肛温,而不是测量口温或腋温。④指导如何预防出现体温过低或体温过高 (参阅 "体温过低"、"体温过高")。

7. 排便失禁
Bowel Incontinence

一、定义

个体处于一种正常排便习惯改变的状态,其特征是排便不能自主。

> **注:** 此诊断体现了护士在此有多方面责任的情况。排便失禁的个体常因自身机体功能的异常存在多种心理反应,例如:尴尬及因粪便对皮肤的刺激出现的皮肤问题。对于那些脊髓受伤的个体,排便失禁与肛门括约肌缺乏随意控制有关。

二、诊断依据

主要依据(一定存在)

排便不能自主。

三、相关因素

(一)病理生理因素

1. 与肛门括约肌受损有关。见于:糖尿病;肛门或直肠手术;肛门或直肠损伤。

2. 与认知障碍有关。

3. 与因慢性便秘或粪便嵌塞引起的直肠过度扩张有关。

4. 与对括约肌缺乏随意控制有关。见于:进行性神经血管疾病;脊髓损伤;脊髓受压;脑血管意外;多发性硬化症。

5. 与粪便蓄积能力受损有关。见于:炎性肠病;慢性直肠局部缺血。

（二）治疗因素

与粪便蓄积功能障碍有关。见于：结肠切除术；放射性直肠炎。

（三）情境因素（个体的，环境的）

与不能感觉和意识排便反射并作出反应有关。见于：抑郁；认知障碍。

四、护理目标

排便自主控制力；肛周皮肤完好；排便。

（一）预期目标

个体能每隔一天或每隔两天排出柔软成形的大便。

（二）指标

①表述排便的有效方法；②陈述日常饮水、进食的要求。

五、护理措施

排便失禁护理；排便训练；排便管理；注意观察肛周皮肤。

（一）一般护理措施

1. 评估以前排便的形态、饮食及生活方式。

2. 确定目前神经状态、生理状况及功能水平。

3. 为消除疾病制定适当的计划。

①计划 5 d 连续训练的方案，训练每日排便，以养成排便习惯。②然后计划每隔 1 d 早晨或晚上训练的方案。

4. 对于骶髓反射中枢无损的人。

①如果功能允许，采取床上直坐位或坐位。②如果功能不允许（四肢瘫痪），取左侧卧位。用手指进行刺激：手套、润滑剂、食指（用于成人）。③如果功能允许，使用辅助器具，如：肛门刺激器、升高便桶高度、使用手套或润滑剂等。

5. 对于上肢能动的及腹肌神经支配正常的个体，指导个体掌握促进排便的技巧：

① Valsalva 法。②向前弯腰。③坐着用手压椅提高身体。④腹部按摩。

6. 对于无骶髓反射中枢的人。

①制定每日排便计划，早上或晚上用手操作取出直肠内的粪便。②如果功能允许，采取床上直坐或坐姿。③适当地使用辅助器具、升高便桶座高度、手套及润滑剂。④指导个体掌握排便的技巧：Valsalva法；向前弯腰；腹部按摩；如果功能允许，坐着用手压椅提高身体。

7. 做好排便情况的记录：包括时间、大便性状、所使用的方法、不自主排便的次数。

8. 使个体了解摄入高纤维饮食和适量液体的重要性。

9. 每次排便后要清洁肛周皮肤，涂药膏以保护皮肤的完整性(如：铝膏)。如果皮肤有损伤，向临床护理专家及肛肠治疗师咨询。

10. 提供适合于个体功能情况的身体活动和锻炼(如：腹部运动、散步)。

11. 指导适当地使用粪便软化剂和进行肛门给药，并使个体了解灌肠的危险。

12. 告知大便秘结及便秘的体征和症状。

13. 对于能够正常独立排便的人，提供家庭护理训练。

8. 母乳喂养有效
Breastfeeding, Effective

一、定义

母亲和婴儿双方对母乳喂养过程都呈现足够熟练和满意的一种状态。

> **注**:据报道,这是一个代表一种健康状态的诊断。"北美护理诊断协会"最新提出关于健康(Wellness)的诊断的定义是"关于个人、家庭或社区从某种健康水平向更高层次的健康水平发展的临床判断"(NADNA, 2001)。此定义不是描述母婴双方都寻求更高水平的喂养,而是描述"母乳喂养过程足够熟练和满意"。
>
> 在处理母乳喂养过程中,护士会发现有三种情况:"母乳喂养不当或无效"、"有母乳喂养不当或无效的危险"、"母乳喂养有效"或"有母乳喂养能力增强的潜力"。
>
> "母乳喂养有效"可用来描述早期母亲给儿童进行正确的令人满意的哺乳。护理措施重点放在指导基本哺乳方面。
>
> 无论是在社区还是在私人诊所,如果婴儿的母亲对母乳喂养感到有效和满意,并希望得到更多的指导以取得更加满意的效果时,"有母乳喂养能力增强的潜力"这一护理诊断就很合适。这种指导的重点和持续的支持不是防止母乳喂养无效或维持足够的有效性和满意度,而是促进和增强更高水平的母乳喂养。

二、诊断依据

(一)主要依据(一定存在,一项或多项)

母亲能够把婴儿放在乳房前成功地产生吸吮反应;哺乳后婴儿感到满足;有节律持续地吮乳及吞咽;婴儿体重型态与年龄相符;有效的母婴交流形式(婴儿的表现、母亲的理解和反应)。

(二)次要依据(可能存在)

释放催乳素的体征和症状(溢奶或喷奶反射);婴儿排泄型态与年龄相符;婴儿对喂养时的迫不及待;母亲用语言表达出对哺乳过程的满意。

9. 母乳喂养不当或无效
Breastfeeding,Ineffective

一、定义

母亲、婴儿或儿童处于对母乳喂养过程感到或可能感到不满意或困难的一种状态。

二、诊断依据

主要依据(一定存在,一项或多项)

现存的或潜在的乳汁不足;婴儿不能正确地吸吮到乳头;没有催产素释放的征象;婴儿摄入不足的征象;不能持续地吸吮;喂养后一侧乳房不能排空;第一周母乳喂养以后出现持续的乳头疼痛反应;婴儿在哺乳的第一个小时里表现出惊慌并哭泣,用其他方法安抚无效;婴儿在母亲怀里哭闹,不肯吸吮乳头。

三、相关因素

(一)生理因素

与新生儿吸吮乳头和吸吮困难有关。见于:唇裂或腭裂;乳头凹陷;早产;溢奶反射不足;曾经做过乳房手术。

(二)情境因素(个体的,环境的)

1. 与母亲疲劳有关。

2. 与母亲焦虑有关。

3. 与母亲的矛盾心理有关。

4. 与多次生育有关。

5. 与营养摄入不足有关。

6. 与液体摄入不足有关。

7. 与以往不成功的母乳喂养史有关。

8. 与伴侣或家庭不能提供足够的支持有关。

9. 与知识缺乏有关。

10. 与母乳喂养中断有关。见于：母亲生病；婴儿生病。

11. 与工作环境中的障碍和工作时间表有关。

四、护理目标

母乳喂养的建立：婴儿接受母乳喂养；母乳喂养的建立：母亲可实行母乳喂养；母乳喂养管理。

(一)预期目标

①母亲有信心建立令人满意的有效的母乳喂养方式；②母亲能独立进行有效的母乳喂养。

(二)指标

①了解妨碍母乳喂养的因素；②了解促进母乳喂养的因素；③演示有效的放置姿势；④母亲感到婴儿易于喂养。

五、护理措施

母乳喂养帮助；喂养咨询。

对母亲的护理措施

1. 评估造成母乳喂养困难或不满意的因素(参阅相关因素)。

2. 如果不满意，探求其中的原因；鼓励母亲坦率地说出她所担忧的问题；评价她的疲劳程度、知识、焦虑、支持体系和母乳喂养史。

3. 评价：

①母亲的状态(舒适、焦虑、姿势)。②婴儿的状态(安静、清醒、哭泣、极度饥饿)。③泌乳反射。④吃奶的婴儿。⑤姿势调整。⑥衔住乳头。⑦压迫乳晕。⑧能够听得见的吞咽声。⑨婴儿的摄入量及哺乳次数。⑩婴儿的排泄(每天 6~8 块尿片，每天均有大便排出)。

4. 讲授乳头疼痛的处理方法。

①每侧乳房哺乳时间缩短到 5~10 min。开始哺乳时用不痛的一侧，可以增加次数，缩短时间。建议变换姿势使婴儿吮吸不同的地方，每次哺乳后排空乳房。②保持乳垫干燥。③乳房干了之后才

可使用乳霜。④乳汁排出后立即取下乳垫。⑤确保婴儿的唇部正确地放置在乳房上。

5. 如果出现乳腺炎或乳房脓肿(发热、疼痛、发红),建议母亲与专科执业护士或医生联系。

6. 如果出现涨奶:

①哺乳前用双手托起乳房进行按摩,并把手向下移至乳头。如果需要可以使用洗液擦洗。②哺乳前热敷(热水淋浴、热水袋)。③如果需要,在哺乳快要结束婴儿吸吮时间较短的时候再次按摩乳房。④在哺乳间隔使用冰袋。⑤戴支撑性良好的胸罩。⑥如果需要可服用药性温和的止痛药。

7. 对缺乏自信和担心乳汁不足的焦虑作出反应。

8. 为保持母乳喂养的连续性,使用带哺乳袋或输乳管的装置进行补充喂养,避免因使用奶嘴而对母亲乳头产生排斥。

9. 支持母亲继续或中断母乳喂养的决定。

10. 如果母乳喂养中断(如:生病、母亲参加工作):

①让母亲说出自己的感受。②确定如果愿意是否可以重新恢复母乳喂养。

11. 指导如何安全地抽出、处理、储存及运送乳汁。

12. 提供吸吮器或必要时让母亲知道有此用具。

13. 鼓励母亲用语言表达其感受。

14. 探讨预期可能产生的情感反应和问题。大一点的儿童可能对接触婴儿感到嫉妒,母亲可利用这段时间给大的儿童读点东西。

15. 强调休息的必要性:

①鼓励母亲使自己和儿童优先休息。②讨论雇佣临时保姆。③在前 4 周内,建议母亲限制相关人员的探访。

16. 对其他相关人员给予提问的机会。

17. 引入并遵循专家意见(哺乳专家,La Leche League)。

10. 母乳喂养中断
Breastfeeding, Interrupted

一、定义

因没有能力或不能改变的原因，使婴儿无法吃到母乳，而造成母乳喂养过程发生中断。

> **注**：这一诊断代表了一种情况，而不是一种反应。如果仔细看一下"母乳喂养不当或无效"的护理诊断，就会发现"母乳喂养中断"列在相关因素中。护理干预不是要处理母乳中断而是要处理母乳中断的影响。这种情况就是母乳喂养中断，反应有各种各样。例如：如果需要中止继续母乳喂养或禁止使用吸吮器，护士将重点放在失去这种母乳喂养的感受上，使用"悲伤"这一护理诊断。如果抽出乳汁并储存、指导和帮助母乳喂养得以继续，那么诊断将是"母乳喂养不当或无效的危险：与因母亲上班等原因有关"，如果出现困难，就用"母乳喂养不当或无效：与因知识缺乏造成的中断有关"，护理措施参见"母乳喂养不当或无效"。

二、诊断依据

(一)主要依据(一定存在)

婴儿在部分或全部喂养过程中没有从母乳接受到营养。

(二)次要依据(可能存在)

母亲愿意维持哺乳和提供（或最终提供）母乳来满足婴儿的营养需要；母婴分离；对抽出和储存母乳缺乏知识。

三、相关因素

母亲或婴儿患病;早产;母亲开始上班;禁忌母乳喂养(如:药物、确实有母乳性黄疸);需要突然给婴儿断奶。

11. 心输出量减少
Cardiac Output,Decreased

一、定义

个体处于心脏泵血量减少、导致心功能下降的一种状态。

> **注**：这一诊断体现了护士在此有多方面的责任的情况。个体存在心输出量减少可能会带来功能紊乱的多种反应，如"活动无耐力"，"睡眠型态紊乱"。
>
> 另外，其可能有出现机体并发症的危险，如心律失常、心源性休克、充血性心力衰竭。
>
> 建议护士不要使用"心输出量减少"而应选择另外能更好地描述这种情况的其他诊断(见"活动无耐力")。如果不用"心输出量减少"这一护理诊断，护士能更具体的描述某种情况，此时护士既可以以一个护理诊断进行处理，也可以以一个合作性问题进行合作处理。

二、诊断依据

低血压；眩晕；脉率加快；水肿(外周、骶尾部)；呼吸困难；烦躁不安；心绞痛；紫绀；心律失常；尿少；乏力。

12. 照顾者角色紧张
Caregiver Role Strain

有照顾者角色紧张的危险

(Risk for Caregiver Role Strain)

---

12. 照顾者角色紧张
Caregiver Role Strain

一、定义

个体在为另一个人提供照顾的过程中，所经受的躯体、情感、社会和经济上的沉重负担的一种状态。

> **注**: 在美国有220万不付报酬的家庭照顾者。他们为各个年龄段的人提供护理服务。有的人甚至整个生命过程都需要照顾(如终身残疾的儿童)。这些被照顾者常存在身体或精神上的残疾，这些残疾可以是暂时的，也可以是终身的永久残疾。一部分残疾是终身的但病情却很稳定(如盲童)，然而其他的却有进行性加重的征象(如阿尔茨海默病)。
>
> "照顾者角色紧张"是指在照顾过程中照顾者自身躯体和情感健康方面出现负担，这对家庭和社会系统中的照顾者和被照顾者均产生一定影响。"有照顾者角色紧张的危险"可能是一个有重要意义的诊断，因为护士可以发现存在危险的照顾者，进而帮助其防止问题严重化。

二、诊断依据

表达出来的或观察到的

照顾者自感时间不足或体力不支；对所要进行的照顾活动感到困难；照顾职责与其承担的其他社会角色发生冲突（如：工作、配偶、朋友、父母）；担心被照顾者今后的健康状态及自己提供照顾的能力；担心当照顾者生病或死亡时被照顾者的照顾活动能否正常进行；情感压抑、发怒。

三、相关因素

（一）病理生理因素

与持续的或复杂的护理需要有关。见于：身体衰弱（急性的、进行性的）；慢性精神疾病；进行性加重的痴呆；吸毒成瘾；不可预知的疾病病程；残疾。

（二）治疗因素

1. 与全天 24 h 都需要照顾有关。

2. 与时间有关（活动，如：透析、运送）。

（三）情境因素（个体的，环境的）

1. 与被照顾者对照顾者有不现实的期望有关。

2. 与无效的应对能力型态有关。

3. 与身体健康下降有关。

4. 与不现实的自我期望有关。

5. 与过去关系不良有关。

6. 与过去的家庭功能不全有关。

7. 与其他人对照顾者有不现实的期望有关（社会、其他家庭成员）。

8. 与要求照顾的时间长短有关。

9. 与隔离有关。

10. 与休息时间不够有关。

11. 与消遣活动不足有关。

12. 与经济支持不足有关。

13. 与缺乏有效的支持有关。

(四)成熟因素(婴儿、儿童、青少年)

与婴儿、儿童、青少年需要持续不断的照顾要求有关。见于:精神残疾(特定的);身体残疾(特定的)。

四、护理目标

照顾者健康;角色表现;照顾者的承受潜力;家庭应对;家庭完整性。

(一)预期目标

照顾者制定了减轻自身负担的计划。

(二)指标

①与他人交流对于照顾职责的失望感;②寻找一个支持系统;③确定两项能够改进日常生活质量的改变;④家庭将建立每周支持帮助计划;⑤有目的地去聆听而不发表任何意见;⑥关于日常照顾的责任问题,给予照顾者充分的理解和同情。

五、护理措施

对照顾者的支持;暂缓提供照顾;增强应对能力;家庭动员;共同制定目标;支持系统的增强;预期指导。

(一)一般护理措施

1. 评估造成问题的因素。

①对情况了解甚少。②不现实的期望(照顾者、家庭)。③不愿或不能够得到帮助。④照顾者与被照顾者之间关系紧张。⑤支持资源不足(如:帮助、经济能力)。⑥与社会隔绝。⑦休闲时间不足。⑧角色冲突(配偶、双亲、工作)。

2. 评估照顾者和其他人对情况的理解程度,进行周期性评估(Winslow,1999):

①他们得到了什么样的信息?②他们希望情况继续发展吗,会好转还是会变坏? ③他们现实吗?

3. 给予理解和同情,增进责任感。

4. 讨论目前的时间安排和职责对下列状况的影响:

①身体健康;②情感状态;③关系。

5. 帮助确定哪些活动需要帮助。

①受照顾者的需求(卫生、食物、治疗、活动);②洗衣;③清扫房间;④吃饭;⑤购物;⑥需要跑腿的杂事;⑦约会(医生、理发师);⑧庭院工作;⑨搬送;⑩房屋修缮;⑪休息时间(每周小时数);⑫财务管理。

6. 与家庭成员讨论(Shield,1992;Winslow,1999)。

①正确认识照顾者负担情况的重要性。②倾听而不发表任何意见的益处。③情感支持的重要性(经常电话联系、写明信片、写信、探望)。④允许照顾者"自娱"的必要性(如:放假、一日游)。⑤有必要给照顾者提供回答"我能帮你做什么?"的机会。

7. 找出所有能给予志愿帮助的资源:家庭(双亲同胞、表亲)、朋友、邻居、教会、社区团体。

8. 角色扮演如何寻求帮助。

9. 确定社区可利用资源:

①支持团体,咨询。②社会服务,搬送。③家庭送餐,日托。

(二)对老年人的护理措施

如果适当,讨论是否或何时可以使用不同的照顾来源(如:敬老院、老人之家)。如果怀疑有虐待老人情况,参阅"家庭应对失调"。

有照顾者角色紧张的危险
Risk for Caregiver Role Strain

一、定义

个体处于照顾他人的过程中有很可能在身体、情感、社会和(或)财力上感到有负担的一种状态。

> 注:参阅"照顾者角色紧张"。

二、危险因素

存在危险因素(参阅相关因素)。

三、相关因素

1. 与照顾者对因躯体或精神残疾、在自理和监护方面需要经常帮助的受照顾者所需要承担的基本职责有关。

2. 与下列一项或多项因素有关。

3. 与持续不断或复杂的护理要求有关。 见于:(受照顾者的特点)不能进行自理活动;没有进行自理活动的动机;认知问题;心理问题;对照顾者的期望不现实;(照顾者或配偶的特点)出现应对能力失调的型态;身体健康下降;不现实的自我期望。

4. 与关系不良史有关。

5. 与以往家庭功能不全有关。

6. 与其他人对照顾者有不现实的期望有关(社会的、家庭其他成员的)。

7. 与要求照顾的持续时间有关。

8. 与隔离有关。

9. 与休息时间不够有关。

10. 与消遣不足有关。

11. 与经济能力不足有关。

12. 与缺乏支持或未提供支持有关。

四、护理目标

参阅"照顾者角色紧张"。

(一)预期目标

照顾者能够作出一个计划，在不影响照顾责任的情况下如何继续自己的社会活动。

(二)指标

①认识到对自身来说重要的活动；②列出至少两个人可以给予的帮助。

五、护理措施

参阅"照顾者角色紧张"。

(一)一般护理措施

1. 解释造成照顾者角色紧张的原因。参阅"照顾者角色紧张"。帮助预先估计照顾者角色的影响。

2. 强调日常健康促进活动的重要性。

①劳逸结合。②有效的应激处理。③低脂肪、高碳水化合物膳食。④能提供支持的社会网络。⑤选择与年龄相符的筛查。⑥参阅"寻求健康行为"方面的特定护理措施。

3. 讨论工休和短期放松的必要性。

4. 保持幽默感。与爱笑的人一起交流。

5. 注意不要抱怨太多，抱怨会让所有相关的人都心情不好并可能会避而远之。

6. 建议用电话与人接触或拜访亲戚朋友而不是坐等其来访。

7. 强调工休的重要性，防止孤僻行为引起抑郁。

8. 与所有家庭成员讨论照顾个体的实质问题，包括：

①能用的资源(经济上,环境的)。② 24 h 职责。③对其他家庭成员的影响。④病情进行性恶化的可能性。⑤职责的分担(与其他家庭成员、同胞、邻居)。⑥长期冲突加剧的可能性。⑦对生活方式的影响。⑧供选择或帮助的途径(如:基于社区的卫生保健提供者、生活护理中心、群体居住、疗养院)。

9. 帮助确定哪些活动需要帮助:

①了解被照顾者的需要(卫生、食物、治疗、活动)。②洗衣服、房间清扫。③吃饭、购物、需要跑腿的杂事。④交通、约会(医生,美发师)。⑤庭院工作、房屋修缮．⑥工休(每周数小时)、财务管理。

10. 确定可利用的社区资源。

①支持团体,咨询。②社会服务,交通。③家庭送餐,日托。

13. 不适
Comfort, Impaired

一、定义

个体处于对有害刺激感觉到不舒适的状态。

> **注**："不适"这一护理诊断可以代表各种不适的感觉,如:搔痒、不能活动或禁食(NPO)状态。如果个体感到恶心、呕吐,护士应该评估是否适于"恶心"或"有营养失调的危险"的范畴。短时间发生恶心呕吐(如手术后),建议最好用"恶心:与使用麻醉剂或镇痛药继发的恶心、呕吐有关"。如果恶心呕吐有可能造成营养摄入减少,则应使用"有营养失调的危险:低于机体需要:与(特定的)恶心呕吐有关"。

二、诊断依据

(一)主要依据(一定存在)

个体自述或表现出某种不舒适(如:疼痛、恶心、呕吐、瘙痒)。

---

*此诊断目前未列入 NADNA 中,但因其有用,所以一并被包括在内。

46

（二）次要依据（可能存在）

对急性疼痛的自主神经反应：血压升高、脉率加快、呼吸频率加快、出汗、瞳孔扩大；防御姿势；面部表情痛苦；哭泣、呻吟。

三、相关因素

促使舒适感改变的任何因素，最常见的如下。

（一）病理生理因素

1. 与分娩时子宫收缩有关。

2. 与分娩过程会阴裂伤有关。

3. 与子宫收缩和乳房胀痛有关。

4. 与组织损伤和肌肉痉挛有关。

①骨骼肌疾病。见于：骨折；关节炎；挛缩；脊髓疾病；痉挛。②内脏疾病。见于：心脏病；肠道疾病；肾脏疾病；肺部疾病；肝脏疾病。③血管疾病。见于：血管痉挛；静脉炎；血管阻塞性疾病；血管扩张（头痛）；癌症。

5. 与下列炎症有关。见于：神经；关节；肌腱；肌肉；滑囊；近关节组织结构的炎症。

6. 与下列感染性疾病引起的疲劳、身体不适合（或）瘙痒有关。风疹；水痘；肝炎；单核细胞增多症；胰腺炎。

7. 与（特定的）癌症的影响有关。

8. 与继发于胃炎、流感或胃溃疡的腹痛、腹泻及呕吐有关。

9. 与继发于肾结石或胃肠道感染的炎症和平滑肌痉挛有关。

（二）治疗因素

1. 与组织损伤和肌肉痉挛有关。见于：手术；外伤；烧伤；诊断性检查：静脉穿刺、侵入性扫描、活组织检查。

2. 与化疗、麻醉或（特定的）一些副作用引起的恶心和呕吐有关。

（三）情境因素（个体的，环境的）

1. 与高热有关。

2. 与不活动或姿势不当有关。

3. 与活动过度有关。

4. 与受压点有关(过紧的石膏、弹力绷带)。

5. 与过敏反应有关。

6. 与化学物质刺激有关。

7. 与没有满足的独立需求有关。

8. 与严重焦虑抑制有关。

(四)成熟因素

与组织损伤有关。

①婴儿:见于:急腹症。②婴幼儿:见于:出牙痛;耳痛。③少年:见于:反复发作的腹痛;生长痛。④青少年:见于:头痛;胸痛;痛经。

(1)急性疼痛
Acute Pain

一、定义

个体感到或自诉出现严重的不舒适或不舒服的一种状态，持续时间为 1 s~6 个月。

> **注**:NADNA 护理诊断包括了"疼痛"和"慢性疼痛"。为了清晰和有作用起见，作者按两类排列与不舒适有关的疼痛诊断:
>
> 不舒适:
>
> 急性疼痛;慢性疼痛。

二、诊断依据

（一）主要依据（80% ~ 100% ）

个体自述疼痛。

（二）次要依据（60% ~ 79% ）

咬紧牙关或握紧拳头;继续进行先前活动的能力改变;情绪激动;焦虑;烦躁;用手按摩疼痛部位;呻吟;异常姿势（膝盖顶至腹部）;身体不愿意活动或不能移动;注意力不集中;睡眠型态改变;担心再次受伤;在被触碰时退缩;睁大或紧闭双眼;痛苦表情;恶心及呕吐。

三、相关因素

参阅"不舒适"。

四、护理目标

舒适水平;疼痛控制。

(一)预期目标

通过实施有效的令人满意的缓解措施（特定的）后，个体疼痛缓解。

(二)指标

①导致疼痛增加的相关因素；②有效的护理措施；③对他人说出并证实疼痛存在。

五、护理措施

疼痛控制；药物治疗；情感支持；教育：个体；应用冷或热作用；简单地按摩。

(一)一般护理措施

1. 减少知识缺乏。

①如果了解，向个体解释疼痛的原因。②如果知道，告知个体疼痛会持续多长时间。③向个体详细解释诊断检查过程，告诉个体有哪些不舒适的感觉及持续的大约时间（如"在静脉肾盂造影过程中，你可能会感觉到短暂的热流通过全身"）。

2. 提供准确的信息以减轻个体对成瘾性的恐惧。

3. 表达接受个体对疼痛的反应。

①承认疼痛的存在。②注意倾听个体对于疼痛的倾诉。③说明医护人员正在检查疼痛的情况，这是因为其想对该个体有更好的了解（而不是确定疼痛是否真正存在）。

4. 讨论个体感到疼痛加重或减轻的原因（如：疲劳使疼痛加重或注意力分散使疼痛减轻）。

①鼓励家庭成员在私下交流其忧虑（如：担心如果给予个体过多的关注，个体将会利用疼痛作为继发得益的手段）。②评估家庭成员是否怀疑疼痛的存在，并讨论这对个体的疼痛和他们之间关系的影响。③鼓励家庭成员在个体没有表现出疼痛的时候也要给予关注。

5. 给个体提供白天休息的机会及夜晚无干扰的睡眠时间（当

疼痛减轻时一定要休息)。

6. 与个体和家庭成员讨论分散注意力疗法和其他解除疼痛的疗法。

7. 教授在急性疼痛发作时分散注意力的简便方法 (计数图画上的东西;数房间里的任何东西如:壁纸的图案;默念数字;有节律的呼吸;听音乐并在疼痛加重时增大音量)。

8. 讲解非侵入性止痛措施。

9. 放松。

①指导降低骨骼肌紧张程度的技巧,这将会减轻疼痛的强度。②通过搓擦、按摩或热水擦洗背部来促进放松。③教授一种特殊的放松策略 (如:缓慢有节律的呼吸或深呼吸,握紧拳头或打哈欠等)。

10. 皮肤刺激。

①与个体讨论不同的刺激皮肤的方法及其对疼痛的影响。②讨论下列每一种方法及注意事项:热水瓶,温水浴盆;电热垫,湿热袋;夏日骄阳;用薄塑料绷带包裹疼痛部位以保暖(如:膝、肘);冷毛巾(拧干);冷水浸泡局部;冰袋、冷胶袋、用冰按摩。③解释使用薄荷制剂预防疼痛和进行背部按摩的疗效。

11. 提供最佳的能缓解疼痛的止痛药。

12. 使用止痛药 30 min 后评估效果。

13. 提供准确的信息来更正家庭成员的错误观念 (如:成瘾对疼痛的怀疑)。

14. 为个体提供机会谈论其恐惧、愤怒以及个人的失望感;承认现实中存在的困难。

15. 对儿童的护理措施。

16. 评估儿童的疼痛情况:

①如果可行,确定儿童对疼痛原因的看法。②让儿童指出疼痛的部位。③对 4 岁或 5 岁以下的儿童使用有五种面部表情的

"Oucher 疼痛量表",包括从快乐①至哭泣⑤。④对 4 岁以上的儿童使用一种 0 ~ 5 分（0 = 不痛，5 = 最痛）的分级来评价疼痛。⑤询问儿童什么可以减轻疼痛，什么可以使疼痛加重。⑥评估疼痛是否因害怕或孤独而引起。

17. 为孩子提供真诚的解释以及可选择的机会，使之有安全感。

①告知事实，解释：痛得程度会怎样、疼痛会持续多长时间、有助于缓解疼痛的措施是什么。②不要吓唬儿童（如：别对儿童说"如果你不能保持安静，就不让你回家。"）。③向儿童简要解释并强调疼痛不是惩罚的手段。④向儿童的父母解释其在场时儿童可能会更大声地哭闹，但父母在场对促进信任感是非常重要的。⑤向儿童解释这种处理会使之更快地好起来，告知保持镇静非常重要，这样治疗过程就能很快完成。⑥与父母一起讨论讲清事实的重要性。指导父母：告诉儿童他们什么时候离开以及什么时候回来；告诉儿童他们无法带走疼痛，但他们会与他在一起（除非情况不允许父母留下来）。⑦为父母提供机会，让其交流并体验儿童疼痛却无能为力的感受。

18. 帮助儿童对会引起疼痛的诊治过程做好准备。

①与父母讨论诊治过程；确定其将向儿童说些什么。②用适合儿童年龄和接受水平的语言解释有关诊治过程的事情。③说明将会感到的不舒适（如：儿童将感觉到什么、尝到什么味道、看到什么或闻到什么气味）。④鼓励儿童在诊治前或诊治过程中提出问题，让其告诉护士，他认为将会发生或为什么发生的事情。⑤告知儿童（三岁半以上）：你希望其保持安静，这样的行为会令你高兴；如果感到疼痛，可以哭或者握住你的手。⑥安排父母在诊治过程中陪护（特别是对 18 个月至 5 岁的儿童）。

19. 向儿童解释如果愿意的话，他可以在诊治过程中分散注意力（在儿童还不了解即将发生的不舒适时，不主张使用分散注意力的方法，因为可能会使儿童逐渐不信任他人）。

①用木偶讲故事。②让儿童说出或数出一幅图画上的物体。③让儿童看图画并找出某些物体("小狗在哪儿?")。④让儿童跟陪护者讲讲某个宠物的事情。⑤让儿童数陪护者眨眼睛的次数。⑥责备一位公共场所制造噪音的儿童。

20. 在引起疼痛的诊治过程中要保护隐私,在治疗室进行而不是在床旁。

21. 帮助儿童解决疼痛的结果。

①当引起疼痛的诊治结束时告知儿童。②抱起小孩表示诊治已经结束。③鼓励儿童讨论疼痛的感觉(画出或用布娃娃表演出来)。④对会感觉痛的诊治过程,在监护下,鼓励儿童用同样的器具在布娃娃身上表演出来。⑤对儿童的忍耐给予表扬;不管儿童的行为如何,均表示其做得很好(除非儿童对他人有暴力行为)。⑥给儿童一份纪念品(如勇敢奖章等)。⑦教儿童记下每次疼痛的经历,每次坚持下来的就在旁边放一颗星(如:对于每次接受注射或静脉穿刺术,都在纸上放上金星)。

(二)对孕妇的护理措施(Reeder 等,1997)

1. 评估宫缩及不适(开始发作、频率、持续时间、强度、对不适的描述)。

2. 确定是否存在其他与分娩无关的不适(如:慢性疾病或近期疾患)。

3. 评估目标与预期情况:

①关于分娩。②缓解疼痛的方法。③在场的人。④用药。

4. 解释可用的缓解疼痛方法。

①放松技巧。②呼吸方式。③定位按压。④按摩。⑤冷敷或热敷。⑥姿势。⑦身体活动。⑧分散注意力。⑨用药。

5. 确定哪些方法可以应用,鼓励个体多尝试几种方法。

6. 指导孕妇(包括协助分娩的人)怎样使用选中的方法。

7. 在第一阶段尽量多站立或走动。至少每小时改变一次姿势。

8. 背痛,可尝试蹲、跪或手膝俯卧的姿势。

9. 建议使用热敷(热水浴、淋浴、热水袋)减轻下腹部、腹股沟、背部、会阴或大腿部疼痛。背痛时可以冷敷背部或颈部(20~30 min)。

10. 如果孕妇在分娩过程中感到惊慌恐惧,一定要果断和直截了当进行干预。

①"我在这儿,我是负责的。"②"我在这儿帮你。"③让她看着你。④抓住其手腕。⑤你的声音要大一些。

11. 帮助分娩后的产妇。

对她的努力给予称赞;可以让她重温困难的时刻;解释为什么疼痛会增加;感谢协助人员所给予的帮助。

(2)慢性疼痛
Chronic Pain

一、定义

个体处于感到持续的或间歇性的疼痛超过 6 个月的一种状态。

二、诊断依据

(一)主要依据(一定存在)

个体自述疼痛已超过 6 个月(可能是唯一存在的评估依据)。

(二)次要依据(60% ~ 79%)

社会或家庭关系破裂;易怒;身体不活动或不能动;抑郁;搓擦疼痛部位;焦虑;沮丧外观;自我为中心;骨骼肌紧张;心事重重;情绪激动;疲乏;性欲降低;坐立不安。

三、相关因素

参阅"不舒适"。

四、护理目标

舒适水平;疼痛控制;疼痛:不良作用;抑郁控制。

(一)预期目标

通过实施证明有效的方法(特定的),个体疼痛有所改善,每日活动量增加。

(二)指标

①向他人说出并被证实疼痛的存在;②练习用所选择的、非侵入性止痛方法处理疼痛;③儿童能够描述疼痛应对机制及控制疼痛的方法,通过平常活动及玩耍的增加来证明;④通过疼痛评估分级或行为量表(特定的),用语言交流疼痛改善;⑤在疼痛的过程

中,维持正常的家庭关系、扮演好家庭角色。

五、护理措施

疼痛管理;药物处理;促进练习;情绪控制;应对增强。

(一)一般护理措施(参阅"急性疼痛")

1. 评估慢性疼痛对个体的生活的影响。

①表现(工作、角色的职责)。②社会交往。③经济情况。④活动与日常起居(睡眠、饮食、活动、性生活);认知或情绪(注意力、抑郁)。⑤家庭成员的反应。

2. 探讨对疼痛和及其处理过程及副作用的看法,探讨不现实的情况。

3. 讨论联合应用物理疗法、心理疗法和药物疗法的有效性。

4. 与个体和家庭成员讨论各种可用的处理方法(家庭疗法、集体疗法、行为矫正、生物反馈、催眠、针灸、锻炼计划、认知策略)。

5. 讨论疼痛造成的痛苦:耐力下降、食欲不振、睡眠中断、失去兴趣、焦虑、恐惧、难以集中注意力及社会关系和性关系减退。

(二)对儿童的护理措施

1. 使用符合发育水平的评估量表以及通过评估其行为来对疼痛进行评估。

2. 与儿童和家人一起制定控制疼痛的目标(短期的和长期的)并定期进行评价。

3. 鼓励儿童生活中的"正常"方面:玩耍、上学、与家人的关系、身体活动。

4. 为儿童和家庭创造一个可信赖的环境。

①相信儿童疼痛的存在。②鼓励儿童认识到这些措施会有助于止痛。③让儿童、家人和护士共同参与控制疼痛。

5. 必要时利用多学科团队进行疼痛的处理(如:护士、医生、儿童生活治疗师、心理健康治疗师、职业治疗师、理疗师、营养师)。

14. 恶心
Nausea

一、定义

个体处于感到喉咙后部、腹上部或整个腹部有一种起伏的、不舒服感觉的状态。这种感觉可能会或不会导致呕吐。

二、诊断依据

通常发生在呕吐之前，但也可能呕吐后有此感觉或只感到恶心却不发生呕吐；伴有面色苍白、皮肤发凉湿冷，唾液分泌增多，心动过速，胃内容物潴留及腹泻；受骨骼肌影响伴有吞咽运动；自述"恶心"或"胃部不适"。

三、相关因素

(一)病理生理因素

与胃肠不适有关。见于：急性胃肠炎；消化性溃疡；肠易激综合征；胰腺炎；妊娠；周期性偏头痛；感染（如：食物中毒）；肾结石；药物过量；运动病。

(二)治疗因素

1. 与使用化疗药物、茶碱制剂、洋地黄制剂或抗生素有关。
2. 与使用麻醉剂有关。

四、护理目标

舒适水平；补液；营养状态。

(一)预期目标

个体恶心有所减轻。

(二)指标

①列举不会加重恶心的食物和饮料；②陈述加重恶心的一些因素。

五、护理措施

药物治疗;控制恶心;水电解质管理;营养治疗。

一般护理措施

1. 如果知道,解释引起恶心的原因及持续时间。

2. 鼓励个体少食多餐,细嚼慢咽,通常可以食用清凉味淡的食物和饮料。

3. 清除进餐环境中令人不愉快的东西和气味。

4. 指导个体避免食用下列食物:

①过热或过冷的饮料。②富含脂肪及纤维的食物。③辛辣食物。④咖啡因。

5. 鼓励个体进餐后采取半斜卧位休息, 改变姿势时动作要缓慢。

6. 教给个体减轻恶心的技巧:

①限制进餐时的液体摄入量。②避免接触准备食物时的气味和其他气味的刺激。③进餐前要把衣服放宽松。④在空气新鲜的环境里就餐。⑤进餐后 2 h 内避免平卧。

7. 确定恶心的病因, 咨询开业护士及医师, 以寻求治疗方法(Ladd,1999):

①咳嗽。②便秘。③尿路感染。④反流性疾病。⑤电解质失衡。⑥念珠菌病。⑦颅内压增高。⑧药物原因。⑨焦虑。

8. 指导在化疗前后如何使用止吐药物。

15. 沟通障碍*

Communication, Impaired

语言沟通障碍(Communication, Impaired Verbal)

---

15. 沟通障碍
Communication, Impaired

一、定义

在与他人交往过程中，个体处于或有很大危险处于想法、意见、需要沟通困难的一种状态。

> **注：**"沟通障碍"和"语言沟通障碍"是对那些有沟通的愿望、但遇到问题的人所作出的诊断。"沟通障碍"不适用于那些因精神疾病或应对问题而表现出的沟通问题。如果护理措施重点放在减轻幻想、恐惧和焦虑上，那么用"恐惧"、"焦虑"这样的护理诊断更合适。

二、诊断依据

(一)主要依据(一定存在,一项或多项)

听说障碍;答非所问或不言不语。

(二)次要依据(可能存在)

语言和非语言信息之间不协调一致;口吃;失语症;说话含糊

---

*此诊断由 Rosalinda Alfaro – LeFevre 提出,目前未列入 NADNA 中,但因其有用,所以一并被包括在内。

不清;措辞不当;声音过于低弱;叙述不能被他人理解或被误解。

三、相关因素

(一)病理生理因素

1. 与混乱的不现实的思维有关。见于:精神分裂症;妄想性精神病;偏执性精神病。

2. 与继发的语言肌肉的运动功能障碍有关。

3. 与大脑颞叶或前叶局部缺血有关。见于:表达性或接受性失语症;脑血管意外;口面部创伤;阿尔茨海默病;大脑损伤(如:出生时损伤或头部创伤);中枢神经系统受到抑制或颅内压增高;肿瘤(头、颈或脊髓);慢性缺氧或脑血流量降低;四肢瘫痪;神经系统疾病(如:重症肌无力,多发性硬化症,肌肉营养不良);声带麻痹。

4. 与说话能力出现障碍有关。见于:呼吸障碍(如:呼吸短促);咽喉水肿或感染;口腔畸形;唇裂或腭裂;牙齿咬合不正或下颌骨折;牙齿脱落;发音困难。

5. 与听力受损有关。

(二)治疗因素

与说话能力障碍有关。见于:气管内插管;气管造口术或气管切开术或喉管切开术;头部、面部、颈部或口腔手术;疼痛(特别是口腔和喉部)。

(三)情境因素(个体的,环境的)

1. 与因疲乏、生气、焦虑或疼痛引起的注意力下降有关。

2. 与不能使用助听器或助听器功能不良有关。

3. 与心理障碍有关(如:恐惧、怕羞)。

4. 与缺乏隐私保护有关。

5. 与近期记忆丧失有关。

6. 与没有翻译人员有关。

(四)成熟因素

1. 婴儿或儿童:与感官刺激不足有关。

2. 老年人(丧失听力):与听力障碍有关。

3. 与继发的认知障碍有关。

四、护理目标

沟通能力。

(一)预期目标

个体对沟通能力的满意程度提高。

(二)指标

①表明理解能力得到了改善;②自我表达能力得到了提高;③如果需要,运用其他的沟通方法。

五、护理措施

提高沟通能力;主动倾听;社交能力提高。

(一)一般护理措施

1. 利用能增进听力和理解能力的因素。

①面对对方,表达要清晰直接。②消除房间里的噪音;③仅让一个人说话;注意背景噪音(如:关闭门窗、关掉电视或收音机)。④当听者不太理解整个意思时,重复或改用别的措辞表述。⑤利用触摸或手势等肢体语言提高沟通效果。⑥如果对方只能理解手语时,尽可能请手语人员进行现场翻译。⑦如果个体是在一个群体中 (如:糖尿病班),使之坐在前面,离教师近的地方。⑧靠近个体听力好的一侧谈话(如:如果个体左耳听力较好,就从左侧接近个体)。⑨如果个体可根据口型了解说话者的意思,说话者应直接面对个体,说话时语速应缓慢且清晰。⑩评估助听器的功能(如:电池)。

2. 提供不同的交流方法。

①利用纸、笔、字母、手势、眨眼、点头、铃声。②使用带图或文字的小卡片表达常用短语 (如:"润湿我的嘴唇","动一下我的脚",要一杯水,要便盆)。③鼓励个体利用肢体和手势指出想要的东西。

3. 提供一个舒缓的环境。

①使用正常的音量,讲话时不紧不慢,语言简洁。②鼓励个体

花费大量的时间进行交谈,通过嘴唇的正确移动来发音。③减少外界干扰;当个体疲劳时,将交谈延后。

4. 运用一些技巧来提高理解能力。

①使用简单的一步一步指导的做法。②鼓励运用肢体语言和形体动作。③使语言和行为协调一致,并使用适当的图片。④以成功方式结束谈话 (如将话题转向较容易的问题)。⑤相同的话题使用相同的词汇。

5. 当个体讲话时,应尽力去理解。

①如果个体讲话很慢,要给予充足的时间。②改用别的措辞大声地重复个体所说话的意思,使之确认。③即使个体词不达意,也要对之作出回答 (如:"我不太清楚你说的话, 可不可以再说一次?")④忽略个体所犯的错误,不讲亵渎的语言。⑤如果没有理解不要假装已经理解了。给予个体足够的时间来回答, 不要打断个体,只是偶尔提示不知道的词语就可。

6. 讲授提高语言能力的技巧。

①让个体放慢语速,每个词都要说清楚,并给予示范。②鼓励个体讲话时使用短小词组。③建议个体以较慢的语速讲话,在开始讲话前深呼吸一次。④建议个体花时间把精力放在遣词造句上。⑤在语言交流有困难时,让个体写下要说的话或画出来。⑥提问一些能用"是"或"否"回答的问题。⑦重点放在眼前,避免引起争论的、引起情绪波动的、抽象或冗长的话题。

7. 用语言表达出对方不能沟通的挫折感,并说明护士和个体双方都需要有耐心。

8. 给个体提供机会,让其为自己需要的照顾作决定(如:"你想喝饮料吗?""你要橙汁还是梅汁?")。

9. 把一些沟通的技巧和方法教给其亲友,以改善交流和沟通。

10. 如果需要手语译员,参阅"语言沟通障碍"。

11. 如果个体存在听力障碍,参阅"对老年人的护理措施"。

(二)对老年人的护理措施

1. 如果个体使用助听器可以听到,使之戴上助听器,并调至功能状态。如果个体仅一只耳朵能听到,讲话时面向健康的耳朵,语速放慢,说得清楚一些(讲话清楚比声音大更重要)。

2. 如果个体可以读写,为其提供纸和笔 (即使外出到另一个科室)。

3. 如果个体只能理解手语,尽可能为其寻找一位手语译员。

4. 写下或说出重要的话。

5. 通过询问个体一些不仅仅需要回答"是"或"否"的问题来弄清个体是否真正理解。避免提出"你理解吗?"这样的问题。

6. 评估听力障碍是否因耳垢阻塞而引起。

语言沟通障碍
Communication, Impaired Verbal

一、定义

个体处于或有很大危险处于能够理解他人讲话，但自身语言能力下降的一种状态。

二、诊断依据

（一）主要依据（一定存在）

不能讲话，但能听懂别人说话；发音缺陷或运动协调缺陷。

（二）次要依据（可能存在）

气短。

三、相关因素

参阅"沟通障碍"。

四、护理目标

沟通：表达能力。

（一）预期目标

个体自我表达能力提高。

（二）指标

①沟通时挫折感减轻；②如果需要，运用其他沟通方法。

五、护理措施

积极倾听；提高沟通能力：改善语言表达缺陷。

一般护理措施

①确定满足个体基本沟通需要的方法。②提供可选择的沟通方法：③利用纸笔、字母、手势、眨眼、点头、铃声。④使用带图或文

字的小卡片表达常用的短语("润湿我的唇","动一下我的脚",要一杯水,要便盆)。⑤鼓励个体使用肢体语言和形体动作。⑥向语言病理学家咨询,帮助选择必需沟通用的小卡片。⑦对于患失语症的个体:⑧减少环境中的噪音。⑨鼓励个体有意识地努力减慢语速,提高音量(如"两句话之间深吸一口气")。⑩让个体重复不清楚的词。⑪如果个体感到疲乏,提一些只需简短回答的问题。⑫如果讲的话不好听懂,指导个体使用体态语言,将要表达的信息写下来,也可使用沟通卡片。⑬不要改变你的语言、声调或表达形式,因为个体的理解能力没有受到影响,以成年人的口吻说话。⑭用语言表达个体对不能沟通的挫折感,并说明护士和个体双方都需要有耐心。⑮写出在个体的护理计划中使用的沟通方法。⑯把一些沟通技巧和方法教给其亲友,以改善交流和沟通。⑰鼓励家庭成员分担关于沟通障碍的感受。⑱在制定治疗计划的早期,向语言病理学家咨询。⑲对有语言障碍的人(Giger & Davidhizar, 1999):⑳沟通时不慌不忙,谨慎细心,注意要正式并有礼节。㉑说话时语调平缓,认真倾听;确认互相理解。㉒使用肢体语言和图片。㉓使意思简单明了,不要使用医学术语或专业术语。㉔如果需要手译员:了解在家使用什么语言、尽量聘请与个体性别相同而且年龄相仿的译员、避免聘请来自对立的部落或国家的译员、要求直译。㉕必要时使用电话翻译系统。

16. 意识障碍*
Confusion
　(1)急性意识障碍(Acute Confusion)
　(2)慢性意识障碍(Chronic Confusion)

16. 意识障碍
Confusion

一、定义

个体处于或有危险处于感到在认知、注意力、记忆力、定向力方面有不明原因的紊乱的状态。

> **注**：作者将"意识障碍"加入诊断目录，是为了当意识障碍的起因、发作、持续状态尚不清楚时，提供给护士选择的途径。通过提供这一诊断选择，护士可以避免匆忙做出"急性或慢性意识障碍"的护理诊断。要仔细进行评估直到资料收集完成。这期间可以将护理诊断这样表述："意识障碍：与某不明的病因有关"。

二、诊断依据
(一)主要依据(可能存在，一项或多项)

可出现下列紊乱：意识；记忆力；注意力；定向力；感知能力；思维能力。

---

*此诊断目前未列入 NADNA 中，但因其有用，所以一并被包括在内。

(二)次要依据(可能存在)

感知能力错乱;过度警觉;情绪激动。

(1)急性意识障碍
Acute Confusion

一、定义

个体处于一组大脑的一过性变化，在意识状态、注意力、感知能力、记忆力、定向能力、思维能力、睡眠清醒周期、心理行为上紊乱的急性发作的状态(美国精神协会,2000)。

二、诊断依据

(一)主要依据(一定存在,一项或多项)

急性发作,可表现为:注意力集中程度下降;意识模糊;定向力障碍;坐立不安;语无伦次;恐惧;焦虑;激动;过度警觉;晚上或疲乏时症状加重。

(二)次要依据(可能存在)

错觉;幻觉;妄想;对刺激无法感知。

三、危险因素

存在危险因素(见相关因素)。

四、相关因素

(一)病理生理因素

与大脑缺氧和大脑代谢紊乱有关。①体液和电解质紊乱,见于:脱水;血容量减少;低钠血症或高钠血症;酸中毒或碱中毒;高钙血症;低钾血症;低血糖症或高血糖症。②营养缺乏,见于:叶酸或维生素 B_{12} 缺乏;烟酸缺乏;贫血;镁缺乏。③心血管疾病,见于:心肌梗死;心脏传导阻滞;充血性心衰;颞动脉炎;心律失常。④呼吸系统疾病,见于:慢性阻塞性肺病;肺结核;肺栓塞;肺炎。⑤感染,见于:脓毒血症;尿路感染;脑膜炎、脑炎。⑥代谢或内分泌紊乱:甲状腺功能减退;体位性低血压;脑垂体功能减退;体温过低或体温过高;甲状旁腺紊乱;肝脏或肾脏功能衰竭;肾上腺皮质功能减退。⑦中枢神经系统疾病,见于:多发性脑梗塞;肿瘤;帕金森综合征;癫痫发作及抽搐后状态;神经性梅毒;阿尔茨海默病;正常压力性脑积水;头部创伤。

(二)治疗因素

与脑代谢紊乱有关。见于:手术;治疗药物中毒(如:镇静安定药、麻醉药);全身麻醉;药物的副作用,包括利尿剂、洋地黄、普萘洛尔、阿托品、口服降糖药、抗炎药物、抗胆碱能药、酚噻嗪类、鸦片制剂、巴比妥类药、甲基多巴、双硫仑、锂制剂、苯妥英钠、抗焦虑药、抗感冒、咳嗽及安眠类非处方药。

(三)情境因素(个体的,环境的)

1. 与脑代谢紊乱有关。见于:戒酒;镇静剂和安眠药戒断;重金属或 CO 中毒。

2. 与疼痛、肠梗阻、不能活动或抑郁有关。

3. 与化学物质过量、药物中毒(特定的)有关。见于:酒精;可卡因;安非他命;致幻剂;海洛因。

五、护理目标

认知定向;安全行为:个体的;控制扭曲的思维;信息处理。

(一)预期目标

个体谵妄发作减少。

(二)指标

①减少激动;②日常生活中要参加活动;③不要太好斗。

六、护理措施

谵妄管理;认知刺激;镇静技巧;现实定向;环境管理:安全。

(一)一般护理措施

1. 评估致病因素。

①确保做一次彻底的诊断性检查。②实验室检查包括：全血细胞计数、电解质、生化检查；维生素 B_{12}、叶酸、维生素 B_1 测定；快速血浆反应素试验（检测梅毒）（RPR）；促甲状腺激素（TSH），甲状腺素（T_4）水平测定；药物水平——乙醇，巴比妥酸盐；血清甲状腺素和血清游离甲状腺素；血清葡萄糖及空腹血糖测定；尿液分析。③诊断性检查包括：脑电图；CT；心电图；胸部 X 线片、颅 X 线片；腰椎穿刺；精神科评估。

2. 促进有益于个体整体感的沟通。

①检查对意识模糊的态度（自我的、照顾者的及其他亲友的态度），根据情况和适应方法，对家庭成员、其他亲友和照顾者提供教育。②维持善解人意、令人尊重的照顾标准。③获取对交谈有用及有意义的题目信息（如喜欢什么、讨厌什么、兴趣、爱好、工作经历），尽早开始交谈。④鼓励其他相关人员和照顾者在与被照顾者说话时，讲话要缓慢，语调应放低，音量适中（除非听力有缺陷），就像成人间的谈话一样，目光对视，好像期待对方理解。⑤表示尊重，促进交流：⑥注意听对方在说什么。⑦选择有意义的评论并继续谈话。⑧直呼对方名字，每次接触时都介绍。⑨如果允许，可以用手碰触对方。⑩用对方喜欢的名字。⑪避免用"Pops"或"Mom"。⑫向对方表示你的关心和友善（通过微笑、得体的举止）。⑬如果合适，使用助记法。

3. 提供充足的、有意义的感觉输入。

①使个体保持对时间和地点的定向。②鼓励家庭成员从家里拿来个体熟悉的物品（如：镶有不反光玻璃的照片、毯子）。③与个体讨论目前发生的事件、季节性事件（雪上、水上活动）；与其分享兴趣（旅游、工艺美术）。④评估个体是否可以进行手工活动（如：织毯、木雕）。⑤当教个体一项工作或活动时（如：吃饭），把它分成几个细小的、简要的步骤，每次只教一个步骤。

4. 促进一个健康型态的角色。

①白天不要穿睡衣。②鼓励自我照顾和修饰。③用餐时积极参与社会活动。④每天计划一项活动。⑤鼓励个体参与制定决策。⑥不认可意识障碍：⑦不要与个体争论。⑧永远不要对含糊不清的话表示赞同。⑨指导个体回到现实，不要让个体闲聊。⑩坚持执行计划好的活动；如果有必要变动，征求个体对变动的意见。⑪避免在个体面前与同事谈论其他与安排好的活动无关的话题。⑫给出简单的、不会被误解的解释。⑬在进门时要先打招呼，离开时用结束语（如："我 10 min 后回来。"）。⑭避免提开放性问题。⑮用 2～3 个步骤的任务代替包含 5～6 个步骤的任务。

5. 促进安全。

①确定个体带有识别卡。②选择适应环境，如果个体愿意，可以踱步或散步。③保持环境整洁。④把药品、清洁剂及其他有毒的化学物品放在个体不容易接近的地方。⑤如果个体不能使用呼叫按钮，使用其他方法（如：铃、床头呼叫系统的分机）。

6. 不鼓励使用限制性方法，探索其他方法（Quinn，1994；Rateau，2000）。

①如果个体的行为中断了治疗（如：鼻胃管、导尿管，静脉输液），重新评价治疗是否恰当。②评价个体烦躁不安是否与疼痛有关。如果使用了镇痛剂，调整剂量以减轻副作用。③将个体安置在有其他人可以帮助照顾的房间里。④列出在个体意识障碍的时候能够帮助照顾的家人和朋友。⑤给个体一些能抓握的东西（如：布制的、体内填充松软织物的动物玩具）。

(2)慢性意识障碍
Chronic Confusion

一、定义

个体处于一种智力和人格出现不可逆的、长期的和(或)进行性恶化的状态。

二、诊断依据

主要依据(一定存在,一项或多项)

1. 认知或智力丧失:记忆丧失;时间感丧失;无法做出选择和决定。

2. 不能分析问题和解决问题:理解力发生改变;语言能力丧失;判断能力差。

3. 情感或人格丧失:情感丧失;约束减少;精神病特征;认知能力丧失(对他人、环境或自身);自我专注时间增加;行为有失得体、情绪失控;对抗社会的行为;精力不足。

4. 认知能力或计划能力丧失:一般计划能力丧失;制定目标、计划能力障碍。

5. 应激阈值进行性降低:有意离题;暴力、激动或焦虑行为;无目的行为;退缩或回避行为;强迫性重复行为。

三、相关因素

(一)病理生理因素(Hall,1991)

1. 与大脑皮质的进行性变性有关。见于:阿尔茨海默病;多发性脑梗死病(MID);阿尔茨海默型老年痴呆合并 MID。

2. 与大脑代谢、结构或完整性有关。见于: Pick 病;

Greutzfeldt – Jakob病；注射有毒物质；退行性神经性疾病；脑肿瘤；亨廷顿舞蹈病；以下疾病晚期：艾滋病、癌症、心衰、肝硬化、肾衰、慢性阻塞性肺病；精神病。

四、护理目标

认知能力；认知定向；控制扭曲的思维。

（一）预期目标

个体能在治疗环境中以最大的独立程度参加活动。

（二）指标

①挫折感降低；②好斗次数减少；③使用约束减少；④晚上睡眠时间延长；⑤体重稳定或增加。

五、护理措施

监护：安全；情感支持；环境管理；预防坠床；镇静技术。

一般护理措施

1. 参阅"急性意识障碍"中的护理措施。

2. 观察个体以确定其基本行为方式（Hall，1994）。

①个体一天最佳的时间。②对简单问题的反应时间。③对干扰能耐受的程度。④个体的判断能力。⑤了解个体的残疾程度。⑥抑郁的症状或体征。⑦日常活动。

3. 促进感知的完整性（Miller，2004）。

①适应个体交流的能力水平。可能有必要使用简单句，一次表达一个意思。②避免使用"儿语"及带有优越感的语调。③如果对方不懂，重复原句。④使用肯定的评论，避免使用"不要……"。⑤若非涉及安全的话题，不要与其争论。⑥不要问广义性的问题，如"你想做什么？"。可换问"你想去散步还是继续在室内活动？"。⑦对个体试图表达的情感保持敏感。⑧不要问个体回答不了的问题。⑨如果可能，示范以加强口语交流。⑩如无负面效应可使用触摸或表达关注，以引起个体的注意。⑪维持良好的目光接触和愉悦的面部表情。⑫判断哪种感官支配个体对世界的感知能力（听觉、运动、嗅

觉、味觉)。⑬用个体喜欢的方式交流。

4. 促进个体安全的措施。

①确保个体带有识别卡。②适应环境,如果个体愿意,可以踱步或散步。③保持环境整洁。④把药品、清洁剂及其他有毒的化学物品放在个体不容易接近的地方。⑤如果个体不能使用呼叫按钮,使用其他方法(例如:铃、床头呼叫系统的分机)。

5. 不鼓励使用限制性方法,探索其他方法(Quinn,1994)。

①如果个体的行为中断了治疗(例如:鼻胃管、导尿管,静脉输液),重新评价治疗是否恰当。②静脉输液治疗:输液管上蒙上纱布;如果个体出现脱水,制定一个进度计划为其提供饮水;使用对个体做最小限制的地点。③导尿管:评估尿失禁的原因,根据不同类型制定特殊的治疗计划,参见"排尿异常";④集尿袋放置在床的一侧,尿管放置在两腿之间而不是从大腿上穿过,使用尼龙绷带固定。⑤胃管:定期检查对鼻孔的压迫;用松的医用腹带遮挡胃造瘘口;如果个体正在拔胃管,使用约束手套代替腕部约束带。⑥评价个体烦躁不安是否与疼痛有关,如果使用了镇痛剂,调整剂量以减少副作用。⑦把个体安置在有其他人可以帮助照看的房间里。⑧列出在个体意识障碍的时候能够为其提供帮助照看的家人和朋友。⑨给个体一些能抓握的东西(如:布制的、体内填充松软织物的动物玩具)。

6. 确保身体舒适,维持基本健康需要(如:排泄、营养、洗浴、梳洗、卫生、清洁、安全)。

7. 可参阅个别护理诊断来帮助有认知障碍且不能自理的个体。

8. 使用各种疗法,促进对个体的刺激。

9. 音乐疗法:

①在用餐时播放轻柔、熟悉的音乐。②给个体播放其年轻时喜欢的音乐。

10. 娱乐疗法:

①鼓励进行艺术和手工艺活动（编织及雕饰）。②建议进行创作。③提供填字游戏。④组织小组游戏。

11. 重建动机疗法：

①这类题目基于小组负责人的建议和组员的兴趣，如：接触宠物、水域、罐装水果和蔬菜、旅游、度假（Janssen&Giberson, 1988）。②使用联想和类比："如果冰是凉的，那么火是……""如果白天是明亮的，那么晚上是……"

12. 感觉训练：

①刺激视觉（用亮丽多彩的不同形状的物体、图片、彩色装饰物、万花筒）。②刺激嗅觉（用鲜花、咖啡、古龙香水）。③刺激听觉（响铃、播放唱片）。④刺激触觉（砂纸、丝绒、钢丝团、丝绸、布制动物玩具）。⑤刺激味觉（用辣、咸、甜、酸的物质）。

13. 回忆疗法（Smith, 1990；Burnside & Haight, 1994）。

考虑以一对一或以小组为基础进行回忆疗法，与个体护理小组讨论目的和目标。开始前护理者自己要做好充分准备。有关一对一或小组回忆的特定方案，参阅 Burnside 和 Haight（1994）。

14. 对患有中期和晚期痴呆症的个体，使用能减轻压力感的方法（Hall&Buckwalter, 1987；Miller, 2004）。

①减少竞争或过度刺激。②计划及维持一种不变的日常生活。③重点放在个体的能力水平上。④减轻疲劳和焦虑。⑤允许其走动。⑥时刻注意个体是否表示疲劳或表现越来越焦虑，如果出现则马上减轻刺激。

15. 讨论建议食用的营养物质的益处：锌、胆碱、卵磷脂、硒、镁、β 胡萝卜素、叶酸、维生素 C 及维生素 E（Miller, 2004）。

17. 便秘
Constipation

一、定义

个体处于大肠郁滞,导致很少(≤2次/周)排大便和(或)粪便干硬的一种状态。

二、诊断依据

(一)主要依据(一定存在,一项或多项)

粪便干硬,每周排大便不到三次,排便困难和排便时间延长。

(二)次要依据(可能出现)

肠鸣音减少;自诉肛门部有胀满感;自诉感觉到肛门部有压力;排大便时费力并感到疼痛;可触得到的肠内嵌塞粪块;感到粪便没有完全排空。

三、相关因素

(一)病理生理因素

1. 与神经刺激障碍、盆底部肌肉无力和不能活动有关。见于:脊髓病变;脊髓损伤;脊柱裂;痴呆;脑血管意外、卒中;神经病变(多发性硬化、帕金森综合征)。

2. 与代谢率降低有关。见于：肥胖；嗜铬细胞瘤；糖尿病神经病变；垂体功能减退症；尿毒症；甲状腺功能低下；甲状旁腺功能亢进。

3. 与对排便刺激的反应降低有关。见于：情感障碍。

4. 与排便时疼痛有关。（如：痔、背部受伤）

5. 与因缺氧（心、肺疾病）造成的肠蠕动降低有关。

6. 与肛门括约肌不能松弛或肛门内压力过高有关。见于：多胎阴道分娩，慢性劳损。

（二）治疗因素

1. 与下列药物的副作用有关，抗酸剂（钙、铝）；铁；钡；铝；阿司匹林；吩噻嗪类；钙；抗胆碱能药；麻药；麻醉剂（可待因、吗啡）；利尿药；抗帕金森病药。

2. 与麻醉和手术操作对肠蠕动的影响有关。

3. 与习惯性使用轻泻剂有关。

4. 与放射造成的肠黏膜炎有关。

（三）情境因素（个体的，环境的）

1. 与肠蠕动减少有关。见于：不能活动、妊娠、应激、缺乏锻炼。

2. 与不规律的排便有关。

3. 与文化的或健康的信念有关。

4. 与缺乏隐私有关。

5. 与膳食中纤维不足有关。

6. 与恐惧肛门疼痛或心区疼痛有关。

7. 与错误的评估有关。

8. 与液体摄入不足有关。

9. 与不能感知便意有关。

四、护理目标

排便；补液；症状控制。

(一)预期目标

个体自述至少每隔 2～3 天能排便一次。

(二)指标

①描述有效的排便方法;②解释生活方式改变的原理。

五、护理措施

排便管理;液体管理;便秘或粪便秘结管理。

(一)一般护理措施

1. 讲解膳食平衡的重要性。

①列出有高容积性的食物,如:带皮的新鲜水果;谷糠、干豆;坚果仁和瓜子;全麦面包及麦片;烹制过的水果和蔬菜;果汁。②为了每日正常排便需要摄入大约 800g 水果和蔬菜(大约 4 块新鲜水果和一大盘生菜)。③随着胃肠适应能力的增强,逐渐增加谷糠摄入量(可以加在麦片、烤制食物中)。解释随谷糠摄入大量液体的重要性。

2. 鼓励每天至少要摄入 2L 液体(8～10 杯水)(禁忌证除外)。每天喝咖啡限制在 2～3 杯。

3. 建议早餐前 30 min 喝一杯温水,这可以刺激排便。

4. 确定一个有规律的排便时间。如果可能,尽量使用坐便桶或坐便器,而不要使用便盆。

5. 帮助个体采取正常的半蹲姿势,有效地利用腹肌和重力的作用。

6. 指导排便时轻柔按摩下腹的方法。

7. 告诉个体对便意作出反应的重要性。

8. 如果出现粪便秘结,经肛门注入温矿物油,保留 20～30 min,然后戴上润滑好的手套,捏碎硬结的粪便并取出碎块。

9. 注意观察迷走神经的刺激(头晕、脉搏缓慢)。

10. 解释使用灌肠剂和非容积性缓泻剂的危害性。参阅"感知性便秘"。

11. 解释如何使用容积性缓泻剂（如：车前子亲水胶浆、Meta-mucil、Effersyllium、Citracel、FiberCon）。

12. 强调规律锻炼的必要性：

①建议散步。②如果不能散步：教个体躺在床上或坐在椅子上，每次将一条腿屈膝抬高到胸前，每条腿（10～20 次）每天练习 3～4 次。教个体坐在椅子上或躺在床上，从一侧翻身到另一侧（10～20 次），每天 6～10 次。

13. 如果可能，指导个体使用正确方法减轻直肠疼痛。

①在肛门处轻轻擦上润滑剂，以减轻排便产生的疼痛。②冷敷局部以减轻痒感。③坐浴或在温水（43℃～46℃）浴缸内浸泡，如果感觉舒适可间隔 15 min 进行一次。④把通便剂或矿物油作为其他的辅助方法。⑤向医生咨询关于局麻药和抗菌剂的使用。

14. 保护皮肤不受污染。

①评价肛门周围皮肤的情况。②使用无刺激性的物品进行正确的清洁（如：动作轻柔、排便后使用柔软的手纸）。③建议排便后进行坐浴。④轻轻擦上护肤剂或润滑剂。

15. 如果需要，进行健康教育。

①教给如何防止产生肛门压力的方法（肛门压力造成痔）。②避免排便时坐的时间过长和过分用力。③软化粪便（如：吃粗加工的食物、摄入大量液体）。

(二)对儿童的护理措施

①讨论婴儿和儿童便秘的原因（喂养不足，高蛋白质、低碳水化合物膳食，缺少粗粮，液体不足）。②在排便较少、粪便硬结的情况下：③在婴儿的膳食中加入玉米糊或水果，避免食用苹果汁或调味汁。④在儿童的膳食中加入粗麦片粥、梅汁、水果和蔬菜。⑤对持续性便秘应进行医学评价。

(三)对孕妇的护理措施

①解释妊娠和产后便秘的可能性（Reeder, 1997）：胃肠运动减

少；在肠道内滞留时间延长；子宫增大造成的压迫；腹肌肿胀（产后）；肠松弛（产后）。②解释使痔加重的因素（用力排便、便秘、长时间站立、穿的衣服过紧）。③如果女性有便秘史，讨论如何使用容积性缓泻剂保持粪便柔软。建议个体避免使用其他类型的泻药（如：刺激剂、矿物油）。④评估产后肠鸣音、腹胀、痔、会阴部肿胀以及是否排气。⑤对产后因痔、会阴切开或会阴撕裂造成的疼痛进行止痛。⑥考虑是否需要使用通便剂、泻药或直肠栓剂，争取产后 2～3 d 就能排便。⑦参见"便秘"。

(四)对老年人的护理措施

①讨论个体排便型态的不同（如：从 3/d 到每周 3 次）。②讨论可能造成便秘的药物（抗胆碱能药、麻醉药品、硫化铁、精神科药物、铝和钙抗酸剂、三环类抗抑郁药、过量使用抗腹泻药）。

(1)感知性便秘
Perceived Constipation

一、定义

个体处于每天使用自己确定剂量的泻药、灌肠剂或肛门栓剂,以确保每日排便的一种状态。

二、诊断依据(Mclane & Mcshane,1986)

主要依据(80% ~ 100%)

1. 期望每日排便,造成过度依赖泻药、灌肠剂和(或)栓剂。

2. 期望每天在同一时间排便。

三、相关因素

(一)病理生理因素

与错误的评价有关。见于:强迫性精神疾病;中枢神经系统(CNS)退行性变;抑郁等。

(二)情境因素(个体的,环境的)

与不正确的信息有关。见于:文化信仰;家庭信仰。

四、护理目标

排便;健康信念:感到威胁。

(一)预期目标

个体自述接受每 2 ~ 3 天排一次大便。

(二)指标

①不再定期使用缓泻剂;②叙述产生便秘的原因;③描述使用缓泻剂的危害;④叙述一项计划,在指导下增加纤维素、液体和日常生活锻炼。

五、护理措施

排便的健康教育;行为矫正;营养管理。

一般护理措施

①与个体探讨其排便型态和愿望。②向个体耐心地解释排大便需 2～3 天 1 次,而不用每天 1 次。③解释经常使用泻药、灌肠剂或栓剂的害处:暂时的缓解;破坏营养代谢、核黄素、钙、镁、锌、钾;缺水;脂溶性维生素 A、D、E 和 K 吸收不良;腹泻——便秘循环;与其他药物可能发生反应 (如:利尿药、地高辛)。④讲解平衡膳食的重要性 (参阅"便秘")。⑤鼓励摄入至少 6～10 杯水 (禁忌证除外)。⑥建议早饭前 30 min 喝一杯温开水,这可以刺激排便。⑦建立规律的排便时间。⑧强调有规律地进行锻炼的必要性。⑨建议散步。⑩不能散步者:教个体躺在床上或坐在椅子上,每次将一条腿屈膝抬高到胸前,(每条腿练习 10～20 次),每天 3～4 次。教个体坐在椅子上或躺在床上,从一侧翻身到另一侧 (20～30 次),每天 6～10 次。⑪强调不用泻药、灌肠剂或栓剂,保持排便功能正常是可能的。

(2)有便秘的危险
Risk for Constipation

一、定义

个体很有可能处于使大肠郁滞、导致很少排便和（或）粪便干硬的危险状态。

二、危险因素

参阅"便秘"。

三、护理目标

(一)预期目标

个体自述能够持续满意地每1～3天排一次大便,粪便柔软成形。

(二)指标

明确液体、纤维素和活动对排便的作用。

四、护理措施

一般护理措施

参阅"便秘"。

18. 应对无效
Coping, Ineffective
(1)防御性应对(Defensive Coping)
(2)无效性否认(Ineffective Denial)

---

18. 应对无效
Coping, Ineffective

一、定义

个体处于经历或有可能经历由于(身体的、精神的、行为的或认知的)能力不足而不能充分处理内在的或来自环境应激的一种状态。

> **注**:此诊断用来表述个体不能有效地适应应激的各种情况,孤立行为、侵犯性和破坏行为都可属于这一类例子。如果这种反应是因不当的使用否认或防御机制而引起的,那么,可以使用"无效性否认"或"防御性应对"来代替"应对无效"。

二、诊断依据(Vincent,1985)

(一)主要依据(一定存在,一项或多项)

语言表述不能应对或寻求帮助;使用防御机制不当;不能满足角色期待。

(二)次要依据(可能存在)

慢性担忧、焦虑;自述难以应对生活应激;社会参与无效;对自己或他人有破坏性行为;易发生意外事故;经常生病;语言操纵;无能力满足基本需要；不果断的反应型态；日常交流方式改变；药物滥用。

三、相关因素

(一)病理生理因素

1. 与病情的长期性和自我照顾方案的复杂性有关。

2. 与身体完整性发生改变有关。见于：丧失身体某部分；因创伤造成的形象受损。

3. 与因变化引起的情感改变有关。见于：体内化学物质；肿瘤(脑)；引起情绪变化物质的摄入；智力缺陷。

(二)治疗因素

1. 与家人分离或离开家(如：住院、住疗养院)有关。

2. 与因手术造成的形体改变有关。

3. 与因药物、放射或其他治疗造成的外表改变有关。

(三)情境因素(个体的,环境的)

1. 与因响应应激所致的进食增加有关。

2. 与环境发生变化有关。见于：战争；自然灾害；搬迁；季节性工作(流动工人)；贫困；无家可归；财力不足。

3. 与情感联系中断有关。见于：死亡；分居或离婚；遗弃；搬迁；入狱；领养家庭；孤儿院；教育机构；送进专门机构(教养院,精神病院)。

4. 与感觉超负荷有关。见于：工厂环境；城市化(拥挤、噪音污染、活动过多)。

5. 与心理调节能力不足有关。见于：自尊差；反面的角色模式；缺少反应动机；过多地自我否定；无助。

6. 与文化冲突(特定的)有关。见于：婚前性行为；堕胎。

(四)成熟因素

1. 儿童或青少年：

与下列因素有关。管教方法不一致；害怕失败；幼年创伤；父母亲滥用药物;父母亲的排斥;压抑型焦虑;恐慌程度的焦虑;冲动控制能力差;社交技巧差;伙伴间的排斥。

2. 青少年:

与心理调节能力不足以适应以下情况有关。见于:身体和情感上的变化;性意识;教育的要求;从家庭独立;职业选择;相互关系。

3. 青年:

与心理调节能力不足以适应以下情况有关。见于:职业选择;教育的要求;离开家庭;结婚;亲子关系。

4. 中年:

与心理调节能力不足以适应以下情况有关。见于:衰老的生理迹象;子女抚养问题;与相关人员的关系问题;职业的压力;社会地位的需要;父母上年纪。

5. 老年:

与心理调节能力不足以适应以下情况有关。见于:身体的改变;财务状况的改变;居住的改变;退休;他人对待老年人的反应。

四、护理目标

应对;自尊;社交能力。

(一)预期目标

个体能够作出决定,并通过采取适当的行动坚持到底,以改变个人的处境。

(二)指标

①表述与情感状态相关的感受;②确定其应对的方式以及行为导致的结果;③确定个人能力以及通过护患关系接受的支持。

五、护理措施

加强应对;咨询;情感支持;积极的倾听;决断训练;行为矫正。

(一)一般护理措施

1. 评估个体目前的应对状况。

①确定情感、症状及其与事件和生活改变的关系。②评估讲述

事实的能力。③细心倾听,观察面部表情、体态、目光接触、身体姿势、语音和声调。④确定个体自我伤害的危险并进行适当干预(见"有自我伤害的危险")。

2. 在与个体谈话时给予支持。

①使个体明确认识到其所经历的感受应该是很困难的。②如果个体感到悲观失望,尽力为其提供一个更有希望、更现实的前景。

3. 如果个体生气(Thomas,1998)。

①维持一个低刺激水平的环境。②探索个体生气的缘由。③不要争吵或自我防卫。④致力于能做什么而不是还有什么没做。⑤提供几种选择来增强意识控制。⑥承认每个人都会生气,但某些行为是不可接受的。⑦如果有暴力的危险,参阅"有暴力的危险"。

4. 鼓励个体对其行为进行自我评价。

①"那对你有用吗?"②"它有什么帮助?"③"你从那个经历中学到了什么?"

5. 帮助个体以建设性的方式解决问题。

①问题是什么?②谁或什么事情应该对这个问题负责?③有什么选择?(列出清单)④每一种办法的利弊之处分别是什么?

6. 讨论可能的选择方式(即:与有关的人讨论这个问题,试图去改变局面或者什么也不做而接受结果)。

7. 帮助个体确定不能够直接控制的问题,并帮助其进行减压自控的训练(如:锻炼、瑜伽)。

8. 指导个体掌握放松技巧;强调每天留出 15～20 min 进行放松训练的重要性。

9. 动员个体逐渐增加活动量。

10. 寻找促进个人成就感和自尊的方法。

11. 提供机会学习和使用应激处理的技巧(如:慢跑、瑜伽)。

12. 与了解这种情况的人建立一个关系网。

13. 对与抑郁有关的问题,如果超越了护士的专业职责,向相应的专家咨询（婚姻咨询师、精神科护理治疗师、心理学家及精神科医生）。

14. 对出院后可能产生的问题有所准备：

①药物疗法——服用时间、费用、误用、副作用。②焦虑增加。③睡眠问题。④饮食问题——食物的获取，食欲降低。⑤组织时间能力差。⑥家庭或其他相关人士冲突。⑦随访——忘记随访，随访的进行，安排时间困难。

（二）对儿童的护理措施（Wong，2003）

①在给予指导前进行目光接触。②制定坚定的、负责任的限制。③简要说明规则，不要长篇说教。④维持常规。⑤建议父母亲避免在孩子面前表现出意见不一。⑥保持环境安静、整洁。⑦如果孩子好动，定期为其提供强度较大的活动。⑧提供及时的、不间断的反馈。⑨建议父母亲向教育专业人士咨询教育计划问题。

(1)防御性应对
Defensive Coping

一、定义

个体处于为了防御潜意识里感觉到的自尊受威胁，反复表现出自我肯定性评价的一种假象状态。

二、诊断依据(Norris & Kunes - onnell,1987)

(一)主要依据(80% ~ 100%)

对明显的问题或弱点的否认；对指责或责任的排斥；文饰失误；对轻微的批评反应过度；自以为是。

(二)次要依据(50% ~ 79%)

对待他人的态度傲慢；难以建立或维持人际关系；感到别人不怀好意或讥笑；检验对现实的感知有困难；在治疗中缺乏坚持到底的毅力或不参加治疗。

三、相关因素

见"慢性低自尊"、"无能为力"和"社交障碍"。

四、护理目标

接受：健康状况；自尊；社交能力。

(一)预期目标

个体描述或表现出较少的防御性行为。

(二)指标

①确定防御性反应；②与健康照顾者合作，建立现实目标；③为实现这些目标有效的工作。

五、护理措施

加强应对;情感支持;加强自省;环境管理;积极倾听。

一般护理措施

1. 当应激水平增加时,减少对个体的要求。

2. 建立一种能减少个体防御机制、增加有效行动的对话方式。

①用一致及肯定的看法保持一种中立的、实事求是的口径,确保所有工作人员都以共同的形式表达出一致的期望。②当面临个体的防御时,焦点集中在此时此地目标导向的简单话题。③鼓励个体表达出目标,在至少 1~2 个方面与个体达成一致。④不要抵制或反复讲述个体的负面投射或置换作用。⑤不涉及意见不一致的问题。⑥不要质问歪曲的或不现实的、自以为是的自我表达,而是试图重新把谈话引向更中立的题目或更现实的、事先已经征得同意的题目。⑦鼓励个体评价自己的进步。⑧为个体确定哪些行为会影响实现目标。⑨练习参加对困难情境表现出不太强烈的防御反应的角色履行活动。⑩与其他小组成员一起评价反应、进展和方法,以确保治疗方法的整体一致性。

3. 与个体确定一种治疗关系来减少对防御的需要,并允许更直接地提出潜在的相关因素。(参阅"慢性低自尊")

①允许个体在开始时表现出不愿意信任的态度。②使个体参加消遣性的、非目标导向的、非竞争性的活动(如:松弛疗法、游戏或郊游)。③鼓励个体对中性的主题积极地回忆并进行自我表述。④如果语言表达有困难或者个体较为擅长其他方式,鼓励个体以这些方式进行自我表述(如:写作或艺术)。⑤努力听取一些自以为是或否定的自我表述,以加强护理者的"肯定看法"。

(2)无效性否认
Ineffective Denial

一、定义

个体处于尽量最小化或不承认有损于其健康的症状或一种状态。

> **注**：这种否认类型不同于对损失的否认反应型态。对疾病或损失作出否认的反应对维持心理平衡是必要的、有益的。"无效性否认"用在个体不参加改善其健康或病情的治疗时，这是无益的（例如：否认药物滥用）。如果不知道"无效性否认"的原因，可以使用"无效性否认：与病因不明有关"。例如："无效性否认：与病因不明有关，表现为反复拒绝承认巴比妥酸盐的使用是个问题"。

二、诊断依据(Lynch & Phillips,1989)

(一)主要依据(一定存在,一项或多项)

对于健康受损的情况推迟寻求或拒绝接受保健，察觉不到与个人相关的症状或危险。

(二)次要依据(可能存在)

不承认对死亡或疾病的恐惧；对症状轻描淡写；认为症状来自身体其他部分；不承认疾病对生活方式的影响；当提起令人痛苦的事件时，作出轻蔑的手势或评论；转移对情况影响造成的恐惧；表现出不适当的情感。

三、相关因素

(一)病理生理因素

与意识上不能忍受任何慢性病或疾病晚期的结果有关。

（二）治疗因素

与长期治疗但无阳性结果有关。

（三）情境或心理因素

1. 与意识上不能忍受下列方面的结果有关。见于：药物滥用；酗酒；吸烟；肥胖；失去配偶或相关人员；财务危机；负面情感如：自我认识不良、无能、内疚、孤独、绝望、失败；失业。

2. 与增加的焦虑或应激情感、需要逃避个人问题、生气和失望有关。

3. 与感觉到无所不能有关。

4. 与在文化上对酒精或药物滥用的宽容态度有关。

（四）生物或遗传因素

与家族酗酒史有关。

四、护理目标

参阅"无效性应对"。

（一）预期目标

个体能够使用不同的应对机制代替否认。

（二）指标

①认识到应激或焦虑的来源；②使用针对问题的应对技巧。

五、护理措施

"无效性应对"。

一般护理措施

①提供与他人分担恐惧和焦虑的机会。②重点放在目前的反应上。③帮助降低焦虑水平（见"焦虑"中补充的护理措施）。④避免与个体在使用否认上进行对抗。⑤细心与个体一起探索其对情况的看法；⑥找出个体自述的、用来尽量淡化病情的线索（如："一点点"、"仅仅"）。⑦确定近来有损健康的行为并讨论这种行为对健康的影响。⑧强调能力和过去成功的应对方法。⑨对以任何方式表达的思想都要给予正面的强化。⑩不要接受自圆其说或投射；要彬彬

有礼、细心，但要坚决果断。⑪如果存在药物滥用（Smith – DiJulio，1998）：⑫与个体和家庭成员一起回顾观察的情况和发现。⑬提出受损害的证据（身体的、社会的、经济的、精神上的、家庭的）。⑭确立目标。⑮提供自助手册或其他小册子。⑯获得承诺记录每日的酒精或药物使用情况。⑰下次见面时：回顾记录、回顾进展、对那些有依赖性但愿意继续节制的人给予指导、解释女性比男性容易被酒精影响的原因。

19. 社区应对无效
Coping, Ineffective Community

一、定义

社区适应和解决问题的行为模式处于令人不满意的一种状态,不能满足社区居民的要求和需要。

> 注:此诊断对于进行群体护理工作的护士有用。群体是指一群"在个人的或环境的特性上有一个或多个共同之处的人"(Williams,1977)。因此,一个群体可能是一个小镇的全部人口、高中女生或患有高血压的西班牙男人。
>
> 这个诊断可能更常用来作为一项潜在的诊断,而不是一项现存的诊断。护士在为社区群体进行工作时,会确定出可能引起的社区应对能力失调的危险因素。重点集中在帮助社区防止此诊断的出现。

二、诊断依据

(一)主要依据(一定存在,一项或多项)

社区不能实现其自身的期望;不能解决社区的冲突;对满足改变的要求感到困难;表现出脆弱性。

(二)次要依据(可能出现)

生气;漠不关心;无助;感觉有过多问题;刻薄;冷漠;绝望。

三、危险因素

存在危险因素(参阅相关因素)。

四、相关因素

(一)情境因素(个体的,环境的)

1. 与缺乏资源的知识有关。

2. 与沟通形式不足有关。

3. 与社区凝聚力不够有关。

4. 与问题解决得不够有关。

5. 与社区资源不足有关。

6. 与法律实施服务不足有关。

7. 与社区受到过度破坏有关。见于:洪水;地震;飓风;流行病。

8. 与飞机失事、火灾、工业灾害或环境事故造成的破坏影响有关。

9. 与社区安全受到威胁有关(如:谋杀、强奸、绑架、抢劫)。

10. 与社区失业率突然增高有关。

(二)成熟因素

与儿童、青少年、有工作的双亲或老年人的资源不足有关。

五、护理目标

社区能力;社区健康状况;控制社区危险因素。

(一)预期目标

社区将致力于有效的解决问题。

(二)指标

①确定问题;②取得信息,改善应对能力;③利用沟通渠道取得帮助。

六、护理措施

社区健康发展;环境危险因素防护;项目发展;确认危险因素。

一般护理措施

①评估引发或促进因素:缺乏可用资源的知识;问题解决得不够;沟通联系不够;过重的多重应激;社区安全受到威胁。②为社区

成员提供机会(如:学校、教堂、犹太教会堂)去面对并讨论情况,并对其气愤、退缩或否认表示接受。③不要给予虚假的保证;强调其有效的应对能力。④探索能够改善应对能力的技巧,提出集体的建议。⑤讨论可以取得的资源,使集体准备好接受外界的帮助:应急住所、资金、食品、衣物;咨询;交通;卫生保健。⑥计划如何接触社区隔离人群。⑦确定一种获得信息和支持的方法 (如:当地卫生部门、医院等)。⑧需要时开始转诊:咨询;公众帮助。

20. 社区有增强应对的愿望
Coping,Readiness for Enhanced Community

一、定义

为了满足社区的要求和需要，社区所采取的适应和解决问题的形式处于令人满意的状态，但社区愿意进一步提高处理目前或将来可能出现的问题或应激的能力。

> **注：**此诊断用来描述一个社区愿意改进它现在已经有效的应对形式。对于一个能够达到更高功能水平的社区来说，首先必须提及它的基本需求，包括食品、住所、安全、清洁的环境及支持系统。当这些需求得到满足之后，社区工作的重点可以放在更高的功能上，如：健康状态和自我实现。对社区进行评估之后，并根据社区的要求，可以对社区工作进行设计，重点放在增强对健康的促进，内容包括：最佳营养、体重控制、有规律的锻炼活动、建设性的应激处理、社会支持、尽到角色职责，并为诸如退休、初为父母、怀孕这些生活周期事件做好应对准备。

二、诊断依据

(一)主要依据(一定存在)

成功地处理过先前发生的危机。

(二)次要依据(可能存在)

社区对预测的应激积极主动地进行计划；当有事件发生时，社区积极主动地进行解决；同意由社区来负责处理应激；社区成员主动地进行沟通；社区或集体与更大的社区之间主动地进行沟通；有可采用的娱乐休闲活动;有足够应对应激的资源。

三、危险因素

存在危险因素(参阅相关因素)。

四、相关因素

(一)情境因素(个体的,环境的)

与是否能扩充以下社区活动项目有关(特定的)。例如:营养状况;体重控制;应激处理;锻炼活动;自我实现;社会支持。

(二)成熟因素

与是否具有能力扩充以下的社区活动项目,以促进应付生命周期里的特殊事件有关。见于:衰老;青春期;怀孕;初当父母;退休;"空巢"期。

五、护理目标

社区能力;社区健康状况;控制社区危险因素。

(一)预期目标

社区能提供方案促进健康。

(二)指标

①确定健康促进需求;②获得需要的资源;③基于需求评估的发展计划。

六、护理措施

计划进展;确定危险因素;社区健康发展;环境危险因素防护。

一般护理措施

1. 约见目标人群中有影响的人物,以决定健康促进的需求:

①护理机构可以提供什么服务以满足需求? ②护理机构怎样能促进或宣传所提供的服务,以刺激人们利用这些服务? ③目标人群中会有足够的人们利用这些服务吗? ④在过去的活动计划基础上,将来还应做哪些改进? ⑤有另外其他机构提供同样的服务吗(医院、教会)?

2. 为特定人群制订发展计划。

3. 描绘服务的地理区域及活动的地点。

4. 制定具体的活动目标和使用的评价框架：内容、需要的时间、适合于目标人群的指导方法、教具(如：大字印刷的资料)。

5. 确定需要的资源和来源。

①空间。②交通设施。③每周最适宜的时间、每年最适宜的时间。④供应物品、视听设备。⑤财力(预算、捐赠)。

6. 宣传活动项目。

①媒体(如：报纸、电视、收音机)。②张贴宣传单(食品市场、火车站)。③散发传单(在学校分发带回家)。④讲座(宗教组织、社区俱乐部、学校)。⑤客串演讲(社区俱乐部、学校)。

7. 提供方案，无论是否达到预期效果(目标)，都要进行评价：

①参加人数。②实际开支与预算比。③参加者评价。④对未来活动计划的修订。

21. 家庭有增强应对的愿望
Family Coping, Readiness for Enhanced

一、定义

对涉及挑战个体健康的适应性工作，一个家庭成员能够有效地进行处理，并表现出有促进自己和家人健康及成长的愿望和心理准备。

> **注**：此诊断描述了一个家庭为了共同适应发生的变化并对结果有一种控制感而寻求机会。

二、诊断依据

1. 家庭成员尝试描述一个危机对自身的价值、优先权、目标或相互关系有越来越大的影响。

2. 家庭成员朝向健康促进和充实的生活方式的方向发展，以此支持及调节身体发育成熟过程，能检查并协商治疗计划，做能达到最健康的选择。

3. 个体有兴趣以一对一或互助组的方式与另一个有类似情况的人进行接触。

三、相关因素

参阅"寻求健康行为"和"家庭运作中断"。

四、护理措施

一般护理措施

参阅"家庭运作中断"。

22. 家庭妥协性应对
Compromised Family Coping

一、定义

一个通常起主要支持作用的人(家庭成员或亲密朋友)现在却处于提供不足的、无效的或减少的支持、安慰、帮助或鼓励的状态，而个体需要这些来处理或掌握涉及挑战自己健康的适应性任务。

> 注:此护理诊断描述的情况与"家庭运作"相似。在临床的探讨上,在把此类诊断与家庭区别开之前,应先使用"家庭运作改变"这一护理诊断。

二、诊断依据

(一)主观的

1. 个体表达或确认,其亲友面对他的健康问题,有担心或抱怨的反应。

2. 相关人员描述自己对个体的疾病、残疾、其他处境或发育危机有过度的反应(恐惧、预测性悲伤、内疚、焦虑)。

3. 亲友描述或证实,因缺乏了解和认识而影响有效的帮助或支持行为。

(二)客观的

1. 相关人员试图给予帮助或支持行为,但结果不太令人满意。

2. 相关人员在需要时退缩或只与个体进行有限的或暂时的个人交流。

3. 相关人员表现出的保护行为与个体的能力或需要不成比例（太少或太多）。

三、相关因素

参阅"家庭运作中断"。

23. 家庭应对能力缺陷
Disabled Family Coping

一、定义

家庭处于由于资源(躯体、心理或认知)不足,对内外应激原反应不足而产生的破坏性行为的一种危险状态。

> **注:**该诊断描述的是家庭对应激原有过破坏性外表作为或内隐行为或适应不良。这与"家庭运作改变"不同,后者是指家庭运作功能通常良好,但在遇到应激时,家庭的功能有改变或有可能改变。持续的"家庭运作改变"可能会发展成"家庭应对能力缺陷"。该诊断需要护理专业人员的长期照护。本书中的护理措施是为短时间内建立的护患关系所写。

二、诊断依据

(一)主要依据(一定存在,一项或多项)

虐待或忽视对个体的照顾;决定或行为不利于家庭成员的健康;忽视与其他家庭成员的关系。

(二)次要依据(可能存在)

对个体的健康问题歪曲事实;偏执;排斥;放纵;抛弃;激动;抑郁;好斗;充满敌意;家庭的重建存在缺陷。

三、相关因素

与因任何急性或慢性疾病引起的,完成角色职责的能力出现障碍有关。

情境因素(个体的,环境的)

1. 与不能有建设性地处理应激有关。继发于:药物滥用;反面角色模式;曾与自己的父母关系不融洽;曾与父母有虐待关系。

2. 与父母对孩子有不现实的期望有关。

3. 与孩子对父母有不现实的期望有关。

4. 与父母没有满足孩子的心理和社交需要有关。

5. 与孩子没有满足父母的心理和社交需要有关。

四、护理目标

(一)预期目标

个体为应变能建立短期和长期目标。

(二)指标

①评价家庭成员不健康的应对行为;②说出对自己和家庭的期望;③说出可用的社区资源。

五、护理措施

(一)一般护理措施

1. 帮助家庭评价过去和目前的家庭功能。

2. 给家庭所有成员提供机会,讨论其对目前情况的评价。

3. 阻止互相埋怨,但允许发泄怒气。

4. 弄清楚家庭成员的感觉。

5. 帮助家庭成员对情况进行评价:

①什么地方不对?什么原因?是谁造成的问题?有哪些选择办法?每种选择有何利弊之处?家庭还能增加什么活动?②如需要,让家庭成员从其他家庭成员的角度来考虑问题。

6. 如果家中有一个成员生病了,帮助家庭确定一个更现实的期望。

7. 如果怀疑有家庭虐待:

①了解本地区关于家庭虐待的法律(如:有义务报警)。②提供机会来证实虐待的确存在,并谈论对此的感受。③提出直接的、非

判断性的问题:④你怎样应对应激?⑤你的伴侣或照顾者怎样应对应激?⑥你和你的伴侣怎样争吵?⑦你对你的伴侣感到害怕吗?⑧你有没有被你的伴侣打过、推过或伤害过?⑨鼓励受害者对情况作出真实的评价,消除内疚感和神秘感:⑩暴力对大多数家庭来说都是不正常的,暴力可能会停止,但通常会变得越来越严重。⑪酒精和药物不会引起暴力。⑫受害者不对暴力负任何责任。⑬受害者不应遭到如此对待。⑭受害者有权受到保护。⑮提供几种选择,但允许其以自己的行为方式,作出一个决定。⑯讨论"安全计划"的重要性。对于具体细节,可拨打"家庭暴力"热线进行咨询或收听此类节目作为参考。⑰列出对受害者和虐待者有用的社区机构(紧急的和长期的):热线;法律服务;庇护所;咨询机构。⑱讨论求助时社会服务部门的可用性。⑲咨询社区内的法律资源,使受害者熟悉本州关于下列方面的法律:逐出虐待者;咨询;临时支持;保护令;刑法;警方干预的类型。⑳整理文字资料或谈话,作为以后法庭上可能需要的证据。

(二)对儿童的护理措施

1. 对有虐待儿童的可疑情况要报案。

2. 了解本地区关于虐待儿童的法律和报案方法(如福利院、社会服务部门、儿童保护服务机构)。

3. 保留客观记录:

①对伤害情况进行描述。②引述式记录父母和孩子的谈话。③对行为进行描述,不要有主观的看法(如:避免使用"生气的父亲",而应该写成"父亲对孩子大声吼叫'如果你不这么坏,这一切就不会发生了。'")。④对父母与孩子之间的互动进行描述(如:孩子躲避母亲的触碰)。⑤营养状况。⑥用同年龄相关的标准来比较孩子的生长发育状况。

4. 对孩子表示接受和喜爱。

5. 如果收养家庭条件许可的话,帮助孩子面对忧伤。

6. 让孩子有发泄情感的机会。

7. 提供能促进父母自尊心和信任感的方法：

①告诉当事人，多亏其把孩子送到医院来。②通过表现出热情的、乐于助人的态度，以及认可其有效的亲情活动，使其增强信心。③向父母提供参与照顾孩子的机会(如：喂饭、洗澡)。

8. 把虐待儿童的父母转向社区机构或专业人员给予咨询。

9. 向社区宣传关于虐待儿童的问题(如：家长学校组织、广播、电视、报纸)。

(三)对老年人的护理措施

1. 识别怀疑虐待老人的个案，观察：

①不能维持治疗方案。②营养不良、脱水的证据。③瘀伤、肿胀、裂伤、烧伤、咬伤。④压疮。⑤照顾者不允许护士单独与老人在一起。

2. 如果怀疑虐待老人(Anetzberger,1987)：

①了解本地区关于虐待老人的法律。②向机构中的督导咨询有关程序。③保留客观记录，包括：④对伤害情况的描述。⑤与老人及其照顾者的谈话。⑥对行为进行描述。⑦营养、脱水状况。⑧避免老人做出有可能使其居住在有受伤危险的处所的选择。⑨不要做出任何会增加使老人受伤的危险或引起虐待者反感的行为。⑩尊重老人的隐私权和自我决定权。

3. 向社区宣传禁止虐待老人的知识。

24. 决策冲突
Decisional Conflict

一、定义

个体或群体处于在涉及风险、损失或挑战时,对选择的过程感到不确定的一种状态。

二、诊断依据(Hiltunen,1987)

(一)主要依据(80%～100%)

个体自述对选择的不确定;个体自述对正在考虑的可以选择的行为的不如愿的后果;在不同的选择之间表现出摇摆不定;迟迟不作出决定。

(二)次要依据(50%～79%)

个体自述在试图作出决定时的忧虑;以自我为中心;每当面临作出决定时,个体表现出窘迫或紧张的体征(如:心率加快、肌紧张增强、坐立不安);在试图作决定时,对个体的价值和信仰提出质疑。

三、相关因素

许多情况都可以引起决策冲突,特别是当涉及那些有很大风险的、复杂的医疗措施时。任何决策性问题都会使个体陷入矛盾冲突之中。所以,下面列出的例子虽然不全面,但可以反映出会造成问题的情况及增加困难的因素。

(一)治疗因素

与(特定的检查、治疗)存在的利弊有关。

①手术,如肿瘤切除术、关节置换术、白内障、子宫切除术、椎

板切除术、器官移植、睾丸切除术、剖宫产术、整容。②诊断检查,如羊膜穿刺术、X线检查、超声检查。③其他,如化疗、放疗、透析、机械通气、插管进食、静脉输液、分娩时用药、抗艾滋病病毒治疗。

(二)情境因素(个体的,环境的)

1. 与下列因素引起的利弊有关。①个体方面,见于:婚姻、被送进专门机构(儿童、父母)、分离、离婚、母乳喂养与人工喂养、亲子关系、流产、生育控制、绝育、人工授精、收养、被安置在疗养院中、从当地诊所转院、包皮环切术、被安置在收养家庭中、体外受精。②工作或任务方面,见于:职业改变、生意上投资、搬迁、职业伦理道德。

2. 与缺乏相关信息有关。

3. 与令人混淆的信息有关。见于:支持体系内部出现不一致;对作决定没有经验;不清楚个体的价值或信念;与个体的价值或信念相冲突;辞职;有预后不良的家庭史;医院环境失控;陷入生活质量、生命支持体系中断、"不要抢救"的医嘱、终止妊娠、器官移植等伦理困境。

(三)成熟因素

与下列因素的利弊有关。①青少年:来自同学的压力、使用节育方法、性行为、是否继续保持某一关系、酒精或麻醉药品的使用、非法的或危险的处境、上大学、职业的选择。②成年人:职业变化、升迁、退休。③老年人:退休、被安置在老人院中。

四、护理目标

决策;信息处理;参与卫生保健决策。

(一)预期目标

个体能作出明智的选择。

(二)指标

①说出选择的利弊;②向他人说出对于所作的选择和他人反应的害怕和担忧;③确定什么对于支持决策过程最有帮助。

五、护理措施

决策支持;共同制定目标;促进学习;健康系统指导;预期的指导;个体权利的保护;价值澄清;缓解焦虑。

(一)一般护理措施

①建立一种令人信任的、有意义的关系,以促进互相了解和关心。②促进一种合乎逻辑的决策过程:③帮助个体认识到问题所在,并明确必须要作出决定;④弄清不作出决定将会有什么样的后果;⑤让个体列出所有可能的选择;⑥帮助认清各种不同选择可能的后果;⑦帮助个体面对恐惧;⑧纠正不正确的信息;⑨在对信念或价值的现实或潜在威胁的基础上,帮助评价不同的选择;⑩鼓励个体作出决定。⑪鼓励与个体相关的人员参与整个决策过程。⑫帮助个体探索个人价值观以及可能影响决策的关系。⑬支持个体作出明智的决定,即使该决定与自身价值相冲突。咨询自己的精神领袖。⑭积极地让个体明白,其有权作出自己的决定。⑮当个体作决定时,不要让其他人破坏其信心。⑯与家庭成员合作,澄清整个决策过程。

(二)对儿童的护理措施

让孩子和青少年参与决策过程。

(三)对老年人的护理措施

①保证老年人参与决策。②促进老年人、家庭和专业人员之间的交流。③如需要,使用简单的解释,并提供决策的利与弊。

25. 腹泻
Diarrhea

一、定义

个体处于或有可能处于频繁排出水样粪便或未成形粪便的一种状态。

二、诊断依据

(一)主要依据(一定存在,一项或多项)

松散的水样粪便和(或)排便次数增加(3 次/d 以上)。

(二)次要依据(可能存在)

急迫感;绞痛或腹痛;肠鸣音次数增加;粪便更加稀薄和粪便的量增加。

三、相关因素

(一)病理生理因素

1. 与吸收不好或炎症有关。继发于:胃炎、消化性溃疡、憩室炎、溃疡性结肠炎、Crohn 病、结肠癌、结肠痉挛、乳糜泻(吸收不良综合征)、肠易激综合征。

2. 与乳糖酶不足有关。

3. 与因代谢增强(甲亢)引起的肠蠕动增加有关。

4. 与倾倒综合征有关。

5. 与感染过程有关。继发于:旋毛虫病、志贺杆菌性痢疾、痢疾、伤寒、霍乱、传染性肝炎、疟疾、小芽孢菌病、隐孢子虫。

6. 与因肝功能障碍引起的粪便中脂肪排泌过多有关。

7. 与因含氮废物水平过高引起的胃肠道黏膜炎症或溃疡有关

(肾衰)。

(二)治疗因素

1. 与肠道手术造成的吸收不良或炎症有关。

2. 与下列药物的副作用有关(特定的)。甲状腺制剂、癌症化疗药、抗酸剂(氢氧化镁)、止痛药、泻药、西咪替丁、大便软化剂、硫酸铁、抗生素、抗病毒制剂。

3. 与高溶解性的管道喂养有关。

(三)情境因素(个体的,环境的)

1. 与应激或焦虑有关。

2. 与刺激性食物有关(水果、谷糠麦片)。

3. 与旅游引起的饮食改变有关。

4. 与水中细菌含量变化有关。

5. 与个体对一些细菌、病毒或寄生虫没有免疫力有关。

6. 与咖啡因摄入量增加有关。

(四)成熟因素

婴儿:与母乳有关。

四、护理目标

排便;电解质和酸碱平衡失调;液体平衡;补液;控制症状。

(一)预期目标

个体自述腹泻减轻。

(二)指标

①描述所知道的致病因素;②解释干预措施的基本原理。

五、护理措施

肠道管理;腹泻管理;电解质管理;营养管理;肠内管道喂养。

(一)一般护理措施

1. 评估致病因素:插管进食、乳制品不当或受污染的食物、食物过敏、出国旅游、粪便嵌塞。

2. 减轻腹泻:

①停止摄入固体食物。②摄入澄清的液体，如果汁、佳得乐（Gatorade，一种运动饮料）、肉汤。③避免摄入乳制品、脂肪、高纤维食物（全麦制品、新鲜水果和蔬菜）。④逐渐增加半固体及固体食物（饼干、酸乳酪、米饭、香蕉、苹果酱）。

3. 增加饮食，以维持正常的尿比重（淡黄尿）。

4. 鼓励摄入高钾低糖的液体（如水、苹果汁、淡姜汁酒）。

5. 注意防止摄入过热或过凉的液体。

6. 向个体及其他相关人员解释防止疾病复发的措施。

7. 如果与鼻饲有关（Fuhrman，1999）：

①改变成持续滴注的鼻饲。②如果发生胃肠不适的症状，放慢鼻饲速度。③如果是冷藏食品，在热水中加热至室温。④暂时稀释喂养物的浓度。⑤鼻饲过程中加入一定量的水，以保证水分。

8. 指导在异国旅游的注意事项（Bennett，2002）：

①避免吃冷食、生菜、奶、鲜乳酪、冷盘及生菜酱。②饮用碳酸饮料或瓶装饮料，避免加冰。③新鲜水果和蔬菜要去皮。④关于如何使用碱式水杨酸铋（如：使用 Pepto-Bismol）对腹泻进行预防，向初级卫生保健提供者进行咨询，可在旅游期间及返回 2 d 内，30～60 mL，4/d 或抗生素，避免服用含鸦片的抗腹泻药（如止泻宁、洛哌丁胺）。

9. 解释如何防止传染病的传播（洗手、适当地储存、烹调和处理食物，野餐中的食物）。

（二）对儿童的护理措施

1. 对母乳喂养的婴儿。

①中断进食固体食物。②给予澄清液体补充品。③继续母乳喂养。

2. 对按配方喂养的婴儿或喝牛奶的儿童。

①中断配方奶粉、乳制品及固体食物。②避免摄入高碳酸液体（如软饮料、果冻、果汁、含咖啡因的饮品、鸡汤或牛肉汤）。③口服

液体补充配方溶液（如：Pedialyte、Lytren、Infalyte、Resol）（Larson，2000），轻度和中度腹泻者每隔 2 小时给予 60 ~ 80 mL／kg。④逐渐增加固体食物（如果冻、香蕉、米饭、麦片、饼干）。⑤ 36 ~ 48 h 后逐渐恢复到正常饮食（除乳制品外），3 ~ 5 d 后逐渐加入乳制品（先从半浓度的脱脂奶至全浓度的脱脂奶，再从半浓度的全脂奶到全浓度的全脂奶）。⑥逐渐加入配方乳（半浓度至全浓度配方）。

3. 解释有抗腹泻作用的 BRAT 饮食（香蕉、米饭、苹果酱、茶和烤面包）。

（三）对老年人的护理措施

①确定是否存在便秘；如存在，先除去秘结的粪便（参阅"便秘"的具体护理措施）。②密切监测是否有低血容量或电解质平衡失调（如钾、钠）。

26. 废用综合征
Disuse Syndrome

一、定义

由于医嘱规定的或不可避免的骨骼肌不能活动，个体处于或有可能处于身体系统发生退化或功能发生改变的一种状态。

> 注："废用综合征"表示个体正在出现或可能出现因不能活动造成的不良作用。综合性护理诊断不应被写成"危险"，因为列在其名下的是一组潜在的和现存的护理诊断。"废用综合征"表明个体易患某些并发症，并在某个健康型态的功能有改变。在多数情况下，综合性诊断不需要有致病因素及有关因素(例："废用综合征:与脊髓损伤有关")。当废用综合征的相关因素属于个人因素、环境因素或成熟因素时，使相关因素具体化有一定作用。
>
> 如果不能活动的个体表现出"皮肤完整性受损"或另外某个诊断的症状和体征时，应该使用特定的诊断。而且护士应该继续使用"废用综合征"，以使身体的其他系统不发生病变。

二、诊断依据

出现一组现存的或潜在的护理诊断，与不活动有关

有皮肤完整性受损的危险；有便秘的危险；有呼吸功能异常的危险；有周围组织灌注障碍的危险；有感染的危险；有活动无耐力的危险；有躯体移动障碍的危险；有受伤的危险；有感知改变的危险；无能为力；自我形象紊乱。

三、相关因素(可选择的)

(一)病理生理因素

与下列因素有关。①感觉功能降低:失去知觉。②神经肌肉损伤,见于:多发性硬化、肌肉营养不良、帕金森综合征、部分或全身麻痹、Guillain – Barre 综合征、脊髓损伤。③骨骼肌疾病:骨折、风湿病。④疾病晚期,见于:艾滋病、心脏病、肾病、癌症。⑤心理或精神疾病:严重抑郁、恐惧、紧张症状态。

(二)治疗因素

与下列因素有关。手术(截肢、骨骼手术)、医嘱规定的不能活动、牵引或打石膏或夹板、机械通气、静脉滴注。

(三)情境因素(个体的,环境的)

与抑郁、疲劳、衰弱或疼痛有关。

(四)成熟因素

1. 新生儿、婴儿、儿童或青少年与下列因素有关。唐氏综合征、骨发育不全、幼年畸形性骨软骨炎、脑瘫、Risser 旋钮式背夹、脊柱裂、孤独症、青少年关节炎、精神或躯体残疾。

2. 老年人与下列因素有关。运动灵活性降低、早老性痴呆、肌无力。

四、护理目标

耐力;不活动的后果:生理方面;不活动的后果:心理认知的;活动水平。

(一)预期目标

个体不发生由于不能活动而引发的并发症。

(二)指标

①个体将表现出:皮肤或组织完整无损,最良好的肺功能,最良好的末梢血液循环,全方位的运动,肠、膀胱和肾功能正常;②在可能的时候进行社会接触及活动;③解释治疗的基本原理;④如可能,对护理照顾作出决定;⑤与他人交流对身体不能活动状态的感受。

五、护理措施

活动疗法;能量管理;共同制定目标;锻炼疗法;预防摔倒;预防压疮;躯体机制联结;皮肤监护;体位;加强应对;决策支持。

(一)一般护理措施

①帮助变换身体姿势,经常翻身(如可能,每小时变换一次)。②鼓励每小时做5次深呼吸和控制咳嗽的练习。③每8h对肺区进行一次听诊。④维持常规的排便型态,具体护理措施参阅"便秘"。⑤预防压疮:⑥按时翻身,减除易受压部位溃疡的发生;⑦帮助个体翻身或指导其每30 min~2 h翻1次身或改变一下身体的重心;⑧尽量保持病床平坦以减少剪切力,Fowler卧位(斜坡卧位)每次限制30 min;⑨使用泡沫塑料块或枕头提供支持作用;⑩扶个体起床或从椅子上扶起时,要人手足够。⑪每次改变体位时,要观察皮肤是否有红斑或发白情况,并对局部进行触诊,看有无组织发热或肿胀的情况。⑫不要按摩发红的部位。⑬其他措施参阅"皮肤完整性受损"。⑭使四肢高于心脏水平(如果有严重的心脏病或呼吸系统疾病禁忌使用这种方法)。⑮进行全关节运动(活动频率依个体情况而定)。⑯维持正常的体位,防止并发症。⑰每天摄入2000 mL液体或更多(除非有禁忌),具体参阅"体液不足"。⑱如可能,提供承重练习(如倾斜床)。⑲鼓励个体与他人交流自己对活动受限的感受和恐惧。⑳鼓励个体穿自己的衣服,而不是宽松的睡衣。㉑让个体本人参与制定每天活动计划。㉒如可能,富有创造性地改变自然环境和日常活动安排。㉓为个体提供控制决策的机会。

(二)对儿童的护理措施

①为儿童提供适当的游戏。②鼓励儿童与他人交流对不能活动的感受。③鼓励儿童保持书写与自己经历有关的日记。④如可能,为儿童提供进餐伴侣(如工作人员、其他儿童)。

27. 娱乐活动缺乏
Deficient Diversional Activity

一、定义

指个体或群体处于或可能处于对娱乐的兴趣降低或缺乏娱乐活动刺激的一种状态。

二、诊断依据

(一)主要依据(一定存在)

观察到或主诉因无活动而感到厌倦或抑郁。

(二)次要依据(可能存在)

不断表达不愉快的想法或感受；打哈欠或注意力不集中；无聊的面部表情；肢体语言(身体转移开，不面对着说话的人)；坐立不安或烦躁；体重减轻或增加；敌意。

三、相关因素

(一)病理生理因素

与传染性疾病或疼痛导致难于接近或参与喜爱的活动有关。

(二)情境因素(个体的，环境的)

1. 与令人不满意的社会行为有关。

2. 与没有同龄伙伴或朋友有关。

3. 与单调的环境有关。

4. 与活动受限有关。

5. 与缺乏动机有关。

6. 与难以接近或参与喜爱的活动有关。见于:过度的长时间工作;无娱乐活动时间;工作变化(例如:老师变成家庭主妇、退休);孩子离家("空巢现象");残疾;感知觉下降(例如:盲、失聪);多重角色责任。

(三)成熟因素

1. 婴幼儿:与缺乏适当的刺激、玩具、同伴有关。

2. 老年人:与难于接近或参与喜爱的活动有关。见于:感觉运动障碍;交通不便;经济受限;缺少同龄群体;害怕被打劫;意识错乱。

四、护理目标

参与休闲活动;参与社交。

(一)预期目标

个体能说出每天至少参加一项娱乐活动。

(二)指标

①对当前活动水平满意度提高;②确认参加那些能够增强生活质量的娱乐活动。

五、护理措施

娱乐疗法;社会化增强;自尊心增强。

(一)一般护理措施

①通过引导兴趣和鼓励分享感受及体验来激励个体参与活动的动机。②帮助个体完成对愤怒和悲伤的体验。③在可能情况下改变日常活动时间(如:改为下午洗澡,以便能看有兴趣的电视节目或与来探望的人聊天)。④让本人参与计划日常活动。⑤计划访客时间。⑥有创造性,如有可能改变自然环境。⑦在可能情况下,将其安排于靠近窗户的位置或带出户外。⑧讨论过去喜欢的嗜好,咨询娱乐或职业治疗师。⑨提供阅读材料、收音机、电视、小说录音带。⑩计划每天做一项活动,使其有事可期待,并说到做到。⑪除非特别渴望,否则不鼓励把看电视当作首选的娱乐方式。⑫考虑用自愿者为个体读书或帮助做活动。⑬如果合适,支持其帮助别人做活

动。⑭在服务机构内:鼓励参与娱乐疗法。⑮对参与进行表扬。⑯允许其选择有兴趣的娱乐活动。⑰强调能力而不是缺陷。⑱考虑运用回忆、音乐或宠物疗法。⑲组织读书讨论会。

(二)对儿童的护理措施

①提供孩子能获取玩具的环境，这些玩具是适合孩子年龄发展的,并确保玩具置于孩子可及的地方。②鼓励家人带来孩子喜欢玩的东西,包括来自于自然界的、使孩子的现实世界充满活力的东西(如金鱼、秋天的叶子)。

28. 反射失调
Dysreflexia

一、定义

指第六胸椎或以上部位脊髓损伤的个体,在经受有害刺激时,产生或有可能产生危及生命且无法抑制的交感神经反应状态。

> **注:**这是指护士或个体能预防或处理的情况。如果护士最初的处理没能控制症状,必须采取医疗措施。个体一般是不会经历持续的反射失调状态,而是可能有经历反射失调的危险性,一旦经历,就务必终止反射失调。因此,用"有反射失调的危险"来描述这一临床情境比用"反射失调"更合适。

二、诊断依据

(一)主要依据(一定存在,一项或以上)

个体有第六胸椎或以上部位的脊髓损伤并出现以下情况:阵发性高血压(血压突然的间歇性增高,收缩压 > 140mmHg,舒张压 > 90mmHg);心动过缓或心动过速(心率 < 60 次/min 或 > 100 次/min);出汗(损伤部位以上);皮肤红斑(损伤部位以上);皮肤苍白(损伤部位以下);头痛(头部各处弥漫性疼痛,不局限于某一神经支配的范围);焦虑不安。

（二）次要依据（可能存在）

寒战、结膜充血、Horner综合征（瞳孔缩小、眼睑部分下垂、眼球下陷、患侧额部无汗）、感觉异常、竖毛反射、视力模糊、鼻充血、胸痛、口中有金属味。

三、相关因素

（一）病理生理因素

1. 与脏器牵拉和刺激有关。见于：肠：便秘、急腹症、粪便嵌塞、痔、肛裂、胃溃疡。膀胱：膀胱膨胀、尿路结石、感染。皮肤：压疮、昆虫叮咬、烧伤、嵌趾甲、日光灼伤、水疱。生殖：月经、附睾炎、妊娠或分娩、子宫收缩、阴道感染、阴道扩张。

2. 与皮肤受刺激有关（腹部、大腿）。

3. 与括约肌痉挛有关。

4. 与深静脉血栓形成有关。

（二）治疗因素

与脏器牵拉有关。见于：抠除嵌塞的粪块；导尿管堵塞或不通；手术切口导致的脏器牵拉或刺激；导管插入、灌肠。

（三）情境因素（个体的，环境的）

1. 与缺乏预防和治疗知识有关。

2. 与脏器牵拉有关。见于：性活动、月经、加大向上推举、妊娠或分娩、浸入冷水中。

四、护理目标

神经学状况；神经学状况：自主神经；生命体征状况。

（一）预期目标

个体或家庭能对早期症状或体征作出预防或反应。

（二）指标

①叙述引起反射失调的因素；②描述反射失调的治疗方法；③叙述什么情况下需要急诊治疗。

五、护理措施

反射失调管理;生命体征监测;紧急救护;给药。

一般护理措施

①如有反射失调的征象出现:将个体扶起站立或坐起或将床头抬高;保持下肢下垂;松解所有紧身衣物及矫正器。②检查膀胱涨满。③如有尿管:检查尿管是否扭结或受压;用 30 mL 盐水缓慢冲洗尿管;如导管不能引流,更换尿管。④如还没有尿管,在插入尿管时应用麻醉软膏,先导出 500 mL 尿液,再夹上导管 15 min,重复以上过程,直到膀胱排空。⑤对粪便嵌塞的处理:首先将盐酸地布卡因软膏涂抹肛门与其内部 2.54 cm(1 in) 处;戴手套涂润滑油轻柔地检查肛门内部;放入肛门栓剂或轻轻地除去嵌塞块。⑥评价是否有其他原因:①皮肤刺激:向损伤处喷洒表面麻醉剂。②其他刺激:包括用冷风吹拂或物体压迫皮肤。③膀胱感染:送尿样做培养。⑦持续每 3 ~ 5 min 测量一次血压。⑧如果高血压或有害刺激未消除,立即询问医生采取药物治疗。⑨对个体和家属进行有关反射失调的症状、体征、治疗的健康教育。⑩教其什么时候必须采取紧急医疗处理。⑪解释什么情境能诱发反射失调(月经、性活动、大小便)。⑫如果个体对反射失调易感,建议咨询医生,以便做长期的药物处理。⑬记录发病的频率和促发因素。⑭在发病危险期间为其提供行为指导或将打印出的指导建议提供给其他医务人员 (如牙科医生、妇产科医生)(Kavchak – Keyes,2000)。⑮对于高位脊髓损伤的运动员指出加大向上推举的危险性 (绑住下肢,扩张膀胱以增加去甲肾上腺素水平)(McClain,1999)

有反射失调的危险
Risk for Dysreflexia

一、定义

指第七胸椎或以上部位脊髓损伤的个体，在经受有害刺激时，处于可能产生危及生命且不可抑制的交感神经反应的一种状态。

二、危险因素

参阅"反射失调"。

三、相关因素

参阅"反射失调"。

四、护理目标

预期目标

参阅"反射失调"。

五、护理措施

一般护理措施

①向个体及家属进行有关症状、体征、治疗的健康教育。②教其什么时候必须采取紧急医疗措施。③解释什么情境能诱发反射失调(月经、性生活、大小便)。④教其观察膀胱感染和皮肤损伤的早期征象(压疮、嵌趾甲)。⑤如果个体对反射失调易感，建议咨询医生，以便进行长期的药物治疗。

29. 能量场紊乱
Disturbed Energy Field

一、定义

指环绕个体的能量流动紊乱，使个体处于躯体、意识和(或)精神不和谐的一种状态。

> **注:**这是对 NANDA 诊断的补充，其独特之处有两点，其一是它代表一个特殊理论，即人类能量场理论；其二是此诊断的相关措施需要在专业性指导和监督下实行。Meehan(1991)建议:
>
> - 至少有 6 个月在急性病护理机构从事专业护理的工作经验。
> - 需要在至少有两年经验的护士的指导下进行学习。
> - 要符合实践指南。
> - 要接受 30 h 对理论和实践的指导。
> - 要有 30 h 的在监督下的对相对健康人群的实习。
> - 成功地完成书面和操作的评价。
>
> 有些人可能认为这一诊断不可信，但是，也许每个护士需要想到，就如服务对象和实践场所有很多类型一样，护理有很多种理论、理念和护理实践的理论架构；有些护士工作在街头角落，帮助无家可归的人，有的护士工作在离家很近的办公室。护理诊断不能只体现主要实践场所(如急性病护理机构、长期护理所、家庭健康服务)的护理工作。与其批评某一个护理诊断在自己的实践场所很少应用，不如去庆幸我们有很多不同的护理实践。本质上说护士之间是有关联的，因为我们追求的都是改善个体、家庭、群体和社区的健康状况。

二、诊断依据

感知到能量流动的变化,如:①温度变化:温暖、冰冷。②视觉变化:形象、颜色。③能量场干扰:空、洞、网、尖峰、膨胀。④移动:波动、突起、刺麻感、流动、密集。⑤声音:音调、言语。

三、相关因素

(一)病理生理因素

与疾病痛、损伤或妊娠引起的能量流动减慢或阻滞有关。

(二)治疗因素

与活动受限、分娩或手术引起的能量流动减慢或阻滞有关。

(三)情境因素(个体的,环境的)

与疼痛、焦虑、恐惧或悲伤引起的能量流动减慢或阻滞有关。

(四)成熟因素

与年龄相关的生长发育上的困难或危机(特定的)有关。

四、护理目标

精神健康;健康。

(一)预期目标

个体能报告在触摸法治疗后症状缓解。

(二)指标

①报告放松感增加;②报告疼痛减轻(治疗前后用 0～10 级疼痛分级);③有缓而深的呼吸。

五、护理措施

治疗性触摸;精神支持。

一般护理措施

①以下关于治疗性触摸的各步骤需要分别学习,但要整体进行。在此介绍这些护理措施的目的,是为了让没有运用过治疗性触摸的护士了解其过程。这些讨论也许能帮助护士支持同事运用治疗性触摸或向别人推荐此措施。学习治疗性触摸需要专业性指导,其超出了本书的范围。②解释什么是治疗性触摸,并取得口头上的

同意。③做治疗性触摸前,做好个人和环境的准备:尽量保护隐私;允许个体在任何时候停止治疗;允许个体选择舒适的体位(躺着或坐在床上或长沙发上)。④将焦点由外环境移向内部,即护士内部生命的中心。⑤扫描个体的能量场,以评价它是否开放和对称(Krieger,1979):⑥护士手掌朝向个体,距离其身体 5.08~10.16 cm(2~4 in),从其身体的头部向足部平稳地、轻轻地移动。⑦感觉能量失衡的信号(如热、凉、紧、沉、刺麻感、空感)。⑧略微大动作地从头到脚移动手,以促进能量有节律地流动。重点在于使能量流动失衡和受阻的地方重建模式,用护士的手作为聚焦点,以轻柔、扫荡的方式从头到脚地移动一遍。⑨鼓励个体给予反馈。⑩记录操作过程和反馈。

30. 环境解析障碍综合征
Environmental Interpretation
Syndrome, Impaired

一、定义

指个体对时间、空间、人物或环境持续地缺乏定向力达 3 ~ 6 个月以上,因而需要一个保护性环境。

> **注：**"环境解析障碍综合征"描述的是因为持续地缺乏时间、空间、人物或环境的定向力而需要保护性环境的个体。这一诊断是在个体有"慢性意识障碍"和"有受伤的危险"时用的。护理措施强调维护个体最大限度的独立性和预防危害。在临床研究能够鉴别"慢性意识障碍"、"有受伤的危险"与"环境解析障碍综合征"诊断之前,依据所显示的资料,应用"慢性意识障碍"或"有受伤的危险"。

二、诊断依据

(一)主要依据(一定存在,一项或以上)

在陌生和熟悉的环境中持续表现失去定向力；慢性意识混乱状态。

(二)次要依据(可能存在)

由于记忆减退而丧失工作和社会功能；不能遵循简单的指导或指令；无能力推理；不能集中注意力；对问题反应迟钝。

三、相关因素

痴呆（阿尔茨海默病、多发梗塞性痴呆、Pick 病、艾滋病痴呆症）；帕金森病；抑郁症；酒精中毒；亨廷顿病。

31. 家庭运作中断
Family Processes, Interrupted

一、定义

指一个有正常支持系统的家庭所受到的(或很可能受到)某应激源对其以往有效的家庭功能进行挑战的状态。

> **注**:此诊断是指原来具有良好功能的家庭,因应激源的挑战改变了或可能改变家庭的功能。本诊断与"家庭应对能力失调"的区别在于后者描述的是一个破坏性行为反应型态的家庭。不能成功地解决问题的家庭可以使家庭运作改变转化为家庭应对失调。

二、诊断依据

(一)主要依据(一定存在,一项或以上)

家庭系统没能力或没做到:建设性地适应危机;家庭成员间坦诚、有效沟通。

(二)次要依据(可能存在)

家庭系统没能力或没做到:满足所有家庭成员的生理需要;满

足所有家庭成员的情感需要;满足所有家庭成员的精神需要;表达或接受家庭成员的各种感受;寻求与接受帮助。

三、相关因素

任何因素都可导致家庭运作改变,一些常见的因素如下:

(一)治疗因素

与以下因素有关。见于:大量时间用于治疗,正常生活秩序受干扰(例如:家庭腹膜透析);个体治疗引起家庭成员身体情况变化;个体治疗引起所有家庭成员情绪变化;个体治疗带来的经济负担;个体住院本身。

(二)情境因素(个体的,环境的)

1. 与失去家庭成员有关。见于:死亡、离家读书、分居、离婚、监禁、逃亡、住院。

2. 与增加家庭成员有关。如婴儿出生、收养、结婚、老年亲戚入住。

3. 与以下因素有关的家庭损失有关。见于:贫困、灾害、迁移、经济危机、家庭角色变化、母亲工作、成员退休、有缺陷婴儿的出生。

4. 与冲突有关(道德、文化、目标)。

5. 与家庭成员间失去信任有关。

6. 与家庭成员的偏离社会行为(如犯罪)有关。

四、护理目标

家庭应对;家庭环境:内部的;家庭正常化:养育。

(一)预期目标

家庭成员之间能保持互相支持的功能系统。

(二)指标

①经常与护士或家庭成员之间用语言表达感受;②必要时寻求适当的外部可用资源。

五、护理措施

促进家庭参与;应对增强;促进家庭完整;家庭治疗;咨询;

转诊。

一般护理措施

1. 帮助家庭评估情况：①主要问题是什么？通过给予准确信息和回答问题来鼓励家庭有现实的期望。②有哪些选择？帮助成员认识各自在家中角色，分清主次以维持家庭完整性，减轻应激。③哪里能得到的帮助？指导家庭运用社区服务、家庭健康机构及经济帮助资源(参阅"家庭维持障碍")。

2. 为家庭创造具有隐私和支持性的医院环境。①在适当的时候要认可并说出家庭里的积极因素，如："我能看出你们是一个很亲密的家庭。""你确实懂得怎样让妈妈吃东西。""哥哥对你来说很重要。"②在可能时，让家庭成员参与对个体的照顾(喂饭、洗澡、穿衣、活动)。

3. 在适当情况下，让家属参加个体护理会议。①鼓励家属寻找照顾替代者以缓解身心疲劳。②鼓励家庭成员用语言表达内疚、愤怒、责备、敌意，认识自己的感受。③帮助家庭成员更现实地改变对个体的期待。

4. 随着疾病的继续发展，向家庭提供预期的指导：①让父母知道长期住院对孩子的影响(适合发育年龄段)。②使家庭成员对抑郁、焦虑、依赖的表现有所准备，知道这是疾病过程的自然现象。③问题超出护理领域时，寻求其他专业人员帮助(如社会工作者、临床心理医生、护理治疗师、临床专家、精神科医生、儿童护理专家)。

家庭运作改变:酗酒
Family Processes, Dysfunctional: Alcoholism

一、定义

指由于酗酒使家庭成员和家庭系统处于在心理社会、精神、经济、生理功能方面的一种慢性紊乱状态。

> 注:酗酒是一种家庭疾病,这一护理诊断反映的是某一成员酗酒导致的家庭动态平衡紊乱。NANDA(1992)"家庭运作改变"的定义是具有正常有效功能的家庭出现了功能不全。酗酒家庭缺乏有效家庭运作的历史。护理诊断"家庭应对失调"更适合描述酗酒家庭,可以陈述为"家庭应对失调:酗酒"。进一步的评估将决定酗酒对家庭在生理、心理、精神、经济和发展方面的影响。如果临床研究能证实所有或大多数酗酒家庭会在以上诸多方面受影响,护理诊断"酗酒家庭运作综合征"可能很有用。

二、诊断依据 (Lindeman 等,1994)

(一)主要依据(80% ~ 100%)

1. 行为方面:失去对饮酒的控制;否认问题;酗酒;沟通障碍;合理化作用;不遵守诺言;不能满足成员间情感的需求;操纵;不适当地表达愤怒;依赖;拒绝获得帮助;责备;促使形成的行为;无效的解决问题技巧;不能正确理解或认识酗酒;批评。

2. 角色和人际关系方面:家庭成员关系恶化;家庭动态平衡紊

乱;婚姻问题;无效性夫妻沟通;家庭角色破裂;非一致性父母;家庭否定;缺少亲切感;封闭的沟通系统。

3. 感受方面:自尊心下降;愤怒;受挫;无能为力;紧张;压抑的愤怒;焦虑;受压制的情感;对酗酒行为有责任;尴尬;受伤害;不快乐;内疚;情感孤立;脆弱;无价值感;羞愧;寂寞;不信任;无望;排斥。

(二)次要依据(50% ~ 79%)

1. 行为方面:无能力表达和接受各种感受;定位为缓解紧张而不是达到目标;在家庭特殊事件中以酒为中心;不断增加的冲突;说谎;不能传递清晰的信息;无能力适当地寻求和接受帮助;无效性决策;矛盾、对立的沟通;不能建设性地应对冲突;苛刻的自我评判;孤立;难以产生兴趣;无能力适应变化;幼稚;权力争斗;与应激有关的躯体疾病;缺少可靠性;孩子学习受干扰;注意力集中受干扰;混乱;除酗酒,还有其他药物滥用;人生中的过渡阶段出现困难;口头虐待配偶或父母;不能完成现在或过去在生长发育方面的阶段任务。

2. 感受方面:与别人不同;抑郁;敌意;恐惧;情感被人控制;混乱;不满意;自责;无法缓解的悲伤;失落感;感到被误解;放弃;混淆爱与怜悯;喜怒无常;失败感;感到缺少爱;缺乏自我认定。

3. 角色和人际关系方面:家庭中的三角关系;不能满足家庭成员的精神需求;促进家庭成员成长与成熟的能力降低;缺少维持关系的基本能力;缺少凝聚力;家庭正常秩序受干扰或家庭无正常秩序;家庭无能力满足成员安全感的需要;家庭没有表现出对成员个体性的尊重;有关性生活的沟通减少;感到父母支持少;排斥模式;被忽略的责任。

三、相关因素

这个诊断的原因是某一家庭成员酗酒引起的,不需要相关因素。

四、护理目标

家庭应对;家庭功能;药物滥用的后果。

(一)预期目标

①该家庭能承认家里有酗酒问题;②确立短期和长期目标。

(二)指标

①叙述酗酒对家庭和个体的影响;②确定破坏性的反应模式;③描述可利用的个体或家庭治疗资源。

五、护理措施

应对增强;转诊;维持家庭运作;药物滥用的治疗;促进家庭完整;设置限制的群体。

一般护理措施

1. 建立信任关系。

①持续一致,遵守诺言。②接受而不批评。③不对暴露出的事情评判。④关注家庭成员的反应。

2. 允许家庭成员与人谈论被压抑的情感。

3. 强调家庭成员对酗酒者的行为是没有责任的。

4. 探寻家庭对所处情境和目标的信念:①讨论酒精中毒的特点,回顾列出酒精中毒特点的筛查测验(例如:Michigan 酒精中毒筛查测验)。②讨论原因,纠正错误信息。③帮助建立短期和长期目标。

5. 讨论家庭所用的控制酗酒行为的无效方法。

①藏酒或汽车钥匙。②愤怒、沉默、威胁、哭泣。③以工作、家庭或朋友为借口。④保释出狱。

6. 帮助家庭成员深入认识其企图控制饮酒的效果。

①没有停止饮酒。②增加了家庭成员的愤怒。③责任从酗酒者那里转移。④防止酗酒者因为酗酒行为产生的后果而受苦。

7. 强调帮助酗酒者的方法首先是帮助其自己。

①重点放在改变其反应。②让酗酒者本人为其行为负责任。③描

述能改善酗酒人及其家庭生活的活动。④开始进行一项处理应激的活动(如有氧运动、表达训练、散步、冥想、放松呼吸等)。⑤安排时间，与家庭成员一起外出。(例如：参观博物馆、动物园、野餐等)。如果酗酒者也参加，要保证在活动中不饮酒，否则必须自己承担后果。

8. 告诉家庭成员，在酗酒者恢复期间，家庭的动态平衡会发生巨大的变化。

9. 讨论复发的可能性和有关因素。

10. 如果存在其他的家庭或个人的护理诊断，参阅虐待儿童或"家庭应对失调"里面的家庭暴力。

11. 进行有关社区资源与转诊的健康教育：

匿名戒酒者协会；酗酒匿名会；家庭治疗；个体治疗；自助组(例如：青少年酗酒自助组)。

32. 疲乏
Fatigue

一、定义

是自己意识到的一种状态，在此状态下感到过度、持续的疲劳，以及体力及脑力活动能力下降,而且休息后不能缓解。

> **注**：疲乏和劳累是不同的，劳累是由于睡眠减少、营养不良、静止的生活方式或暂时增加工作或社会责任而导致的短暂性状态。疲乏是广泛的、主观的、消耗性的不能缓解的感觉。疲乏的人需要学习节省能量的技术。"活动无耐力"与"疲乏"是不同的,"活动无耐力"的人需要在帮助下提高对增加的活动的耐受能力。具有慢性疲乏的人不能达到原先的功能水平。

二、诊断依据(Voith 等,1987)

(一)主要依据(80% ~ 100%)

主诉有不断的精疲力竭感；无能力维持常规活动；主诉有痛苦感。

(二)次要依据(50% ~ 79%)

感觉到需要更多能量才能完成常规任务；躯体不适感增加；情绪不稳定或处于易激惹状态；注意力不集中；做事减少；嗜睡或无精打采;睡眠紊乱。

三、相关因素

很多因素能引起疲乏，将多种相关因素结合起来考虑可能更实用，如肌无力、代谢产物堆积、炎症过程和继发于艾滋病的感染等。

(一)病理生理因素

1. 与下列因素有关。例如：急性感染（如单核细胞增多症、肝炎、病毒感染）；慢性感染（EB病毒）；妊娠。

2. 与组织缺氧有关。见于：充血性心衰；慢性阻塞性肺病；贫血；周围血管疾病。

3. 与生化改变有关。见于：内分泌或代谢紊乱（如：糖尿病、甲状腺功能低下、垂体功能紊乱、艾迪生病等）；慢性疾病（如肾衰、肝硬化、Lyme病）。

4. 与肌肉消耗有关。见于：重症肌无力；肌萎缩性侧索硬化；多发性硬化；帕金森病；艾滋病。

5. 与高代谢状态有关。见于：身体和肿瘤争夺营养；贫血；与癌症有关的应激源。

6. 与营养失调或营养代谢变化有关。见于：恶心；呕吐；腹泻；药物副作用；消化系统手术；糖尿病。

7. 与慢性炎症过程有关。见于：艾滋病；关节炎；红斑狼疮；肝炎；肝硬化；炎症性肠病；肾功能衰竭。

(二)治疗因素

1. 与生化改变有关。见于：化疗；放疗；副作用（特定的）；与手术对组织损伤以及麻醉有关。

2. 与能量消耗增加有关。见于：截肢、步态障碍、使用拐杖或助行器。

(三)情境因素(个体的,环境的)

1. 与长期活动减少，体能降低有关。见于：焦虑、发烧、腹泻、疼痛、社交隔离、恶心或呕吐、抑郁、肥胖。

2. 与过多的角色需求有关。

3. 与强烈的情感需求有关。

3. 与过度压力有关。

4. 与睡眠紊乱有关。

(四)成熟因素

儿童或青少年:

1. 与高代谢状态有关。见于:单核细胞增多症、发热。

2. 与慢性营养不足有关。见于:肥胖、过度饮食、饮食紊乱。

3. 与新生儿需要持续的关注,并影响睡眠型态有关。

4. 与前三个月的高代谢状态有关。

四、护理目标

活动耐受性;耐力;体能保存。

(一)预期目标

个体能参与可刺激和平衡生理、认知、情感、社会方面的活动。

(二)指标

①讨论疲乏的原因;②说出对疲乏影响生活的感受;③将一天和一周要做的事情排序。

五、护理措施

共同制定目标;社会活动增强。

(一)一般护理措施

①解释疲乏的原因。②允许表达疲乏影响生活的感受。③帮助个体识别体力、能力和兴趣。④选择平常的一天,指导记录 24 h 内每小时疲乏的程度。根据 Rhoten(1982)的疲乏分级,询问疲乏的程度:0 = 不疲乏,10 = 完全疲乏;记录每一分级时的活动。⑤一起分析 24 h 疲乏水平:体能高峰时间;完全疲乏时间;增加疲乏水平的活动。⑥帮助个体鉴别哪些任务可以授权。⑦在体能高峰期做更重要的事情。⑧帮助个体确定先后顺序,取消不必要的活动。⑨教导保存体能的技术:把需要的东西放在易拿到的地方;减少上下楼的次数;将困难的事情在一周内分配开;做困难的事情之前休息,在没感到疲乏时停止;安装扶手;少吃多餐(每天进食 5 次);让别人

代替开车;将家庭事务授权给别人做。⑩解释锻炼的生理和心理益处,讨论可行的锻炼方式。⑪为家庭有关人员提供私下讨论其感受的机会。⑫解释冲突和应激对体能水平的影响。⑬帮助学习有效的应对技巧(分享、表达、放松方法)。⑭介绍社区服务(送餐、家政服务)。

(二)对孕妇的护理措施

①解释妊娠前期和后期疲乏的原因:基础代谢率增加;激素水平变化;贫血;心输出量增加(后期)。②强调需要 8 h 睡眠和白天的小睡。③讨论锻炼的重要性(如散步)。④建议避免过劳。⑤与产后妇女讨论增加疲乏的因素(Gardner & Campbell,1991):⑥产程超过 30 h、难产或分娩剧痛。⑦血红蛋白小于 100 g/L 或产后出血。⑧患有慢性疾病。⑨分娩侧切、撕裂或剖宫产。⑩睡眠困难。⑪新生儿患病或先天畸形。⑫伴侣不支持。⑬家中有生活不能自理的儿童。⑭孩子照料问题。⑮不现实的期望。

(三)对老年人的护理措施

①考虑慢性疲乏是否是老年抑郁的结果。②如怀疑抑郁,转诊进行评价。

33. 恐惧
Fear

一、定义

个体或群体在感知到可识别的危险时所经历的生理或情绪困扰的一种状态。

> **注:**参阅"焦虑"。

二、诊断依据

(一)主要依据(一定存在,一项或以上)

恐惧、惊骇、焦虑和警戒的感觉;回避行为、专注于危险的事物、注意缺陷、工作能力缺陷、控制能力缺陷、自信缺陷。

(二)次要依据(可能存在)

主诉惊恐和强迫观念。1. 行为表现:哭泣、攻击、逃避、过度警觉、功能不全性制动、强迫性举止、疑问或言语增加。2. 内脏与躯体活动:①骨骼肌:抖动、肌肉紧张、四肢无力。②心血管系统表现:心悸、脉快、血压增高。③呼吸系统表现:气短、呼吸频率加快。④消化系统表现:食欲不振、恶心或呕吐、腹泻或急迫便意、口或喉干。⑤泌尿生殖系统表现:尿频、尿急。⑥皮肤表现:潮红或苍白、出汗、感觉异常。⑦中枢神经系统表现或认知表现:晕厥、失眠、注意力集中困难、易激惹、心不在焉、噩梦、瞳孔扩大。

三、相关因素

恐惧可以作为对健康问题、情境或冲突的反应而出现,常见的原因如下:

（一）病理生理因素

与感觉到的暂时性或长期性影响有关。见于：机体部分丧失；机体功能丧失；残疾性疾病；感觉障碍；认知障碍；长期伤残；疾病晚期。

（二）治疗因素

与失控和后果不可预测有关。见于：住院、手术及其结果、麻醉、侵入性操作、放射治疗。

（三）情境因素（个体的，环境的）

1. 与失控和后果不可预测有关。见于：疼痛、新环境、陌生人、知识缺乏、丧失亲人或亲人的变化、离婚、成功、失败、语言障碍。

2. 与可能的经济损失有关。

（四）成熟因素

1. 学龄前期：与以下因素有关。见于：与父母或伙伴分离、孤独、陌生人、动物、蛇、机体损害、与年龄有关的恐惧（黑暗、生人、鬼怪、怪物）。

2. 学龄期（6～12岁）：与以下因素有关。见于：走失、噩梦、烦恼（12岁）、武器（8岁）、打雷和闪电（6～8岁）。

3. 青少年：与以下因素引起的不确定感有关。见于：外貌、同伴的支持、学业成就。

4. 与对暴力易感有关。

5. 与和支持系统分离有关。

6. 成年：与以下因素引起的不确定感有关。见于：婚姻、妊娠、关子关系、工作稳定性、衰老影响。

7. 老年：与以下因素有关。见于：预感依赖、长期病患折磨、易受犯罪侵袭、经济缺乏安全感、被遗弃。

四、护理目标

焦虑控制；恐惧控制。

(一)预期目标

成年人能表达生理和心理的舒适感增加。

(二)指标

①表现为内脏反应降低(脉搏,呼吸);②将真实的和想象的情境区分开;③描述有效和无效的应对模式;④认识自己的应对反应;⑤儿童将显示或表达心理和生理的舒适感增加;⑥讨论恐惧;⑦表现较少的哭泣。

五、护理措施

焦虑减轻;应对增强;前往咨询;放松治疗。

(一)一般护理措施

①用简单的解释介绍环境。②冷静、慢速地讲话。③允许个人空间。④运用简单直接的陈述(避免细节)。⑤鼓励表达感受(无助、愤怒)。⑥鼓励反映现实的反应,讨论哪些方面是可以改变的,哪些方面是不能改变的。⑦提供对情感无威胁的气氛,制定固定的日常活动计划。⑧在情感强度下降时,提供能帮助个体认识其行为的线索。⑨指导放松技术:慢速有节律的呼吸、肌肉群的逐渐放松、自我训练、思维阻断、引导想象。

(二)对儿童的护理措施

①接受儿童的恐惧,给予解释;在可能情况下施行某种形式的控制;让孩子知道有恐惧是可以的:②恐惧想象中的动物、入侵者("我没看见狮子在你的房间里,但我把灯给你开着,你需要时叫我")。③恐惧父母回来太晚(制定一个应变计划,如:"你从学校回来时如果妈妈不在这儿,去隔壁孙阿姨家。")④恐惧被便池或浴盆水冲走。等孩子从浴盆出来再排水;等孩子从卫生间出来时再冲水;将玩具放在浴盆里,让孩子看到玩具并不会被冲走。⑤恐惧黑暗,晚上可在孩子房间开一盏夜灯。⑥恐惧狗和猫:允许孩子在远处看别的孩子与狗在一起玩;不强迫孩子触摸动物。⑦与家长讨论,让其知道孩子恐惧是正常的;解释接受其感受的重要性,惩罚

或强迫其克服恐惧会有负面的结果。⑧给孩子机会观察其他孩子是怎样成功地应对所恐惧的物体。

(三)对孕妇的护理措施

①探讨对妊娠的恐惧和情感反应 (Reeder、Martin 和 Koniak – Griffin, 1997)。②前三个月:对未来母亲角色的不确定感;对怀孕时间的合适性有不确定感。③后三个月:害怕分娩中自身健康出问题和分娩时的表现;害怕胎儿健康出问题。

34. 体液不足
Deficient Fluid Volume

一、定义

没有禁食的个体处于脱水状态或处于有脱水危险的一种状态。

> **注**：这一诊断描述的是护士的处理方法能预防液体量不足或者能减轻或消除相关因素的情境，如经口摄入液体不足。由出血或禁食状态引起的液体量不足，应考虑为合作性问题，不是护理诊断。护士负责监测以发现上述情况并与医生合作进行治疗。这些情境可被描述为"潜在并发症：出血"或"潜在并发症：低血容量"。

二、诊断依据

(一)主要依据(一定存在,一项或多项)

经口摄入液体量不足；摄入与排出呈负平衡；体重减轻；皮肤或黏膜干燥。

(二)次要依据(可能存在)

血清钠升高；尿量减少或过量排尿；尿浓缩或尿频；口渴、恶心或食欲缺乏。

三、相关因素

(一)病理生理因素

1. 与过量排尿有关。见于：未控制的糖尿病；尿崩症(抗利尿激素不足)。

2. 与毛细血管通透性增加和烧伤创面水分蒸发有关。

3. 与以下原因引起水分丧失有关。例如:发热或代谢率增加;不正常的体液丧失(如伤口、月经过多);腹膜炎;腹泻。

(二)情境因素(个体的,环境的)

1. 与呕吐或恶心有关。

2. 与饮水动机下降有关。见于:抑郁或疲乏。

3. 与偏食或绝食有关。

4. 与高溶质管喂有关。

5. 与吞咽或进食困难有关。见于:口腔疼痛和疲乏。

6. 与天气过热或日晒、干燥有关。

7. 与引流管排量过多有关。

8. 与大量运动后或天气原因引起的液体补充不足有关。

9. 与过量使用泻药、灌肠、利尿剂或酒精有关。

(三)成熟因素

1. 婴幼儿:与易感性增加有关。见于:体液储存量减少和尿浓缩能力下降。

2. 老年期:与易感性增加有关。见于:体液储存量减少和感觉口渴的能力降低。

四、护理目标

电解质和酸碱平衡;液体平衡;补液。

(一)预期目标

维持个体尿比重在正常范围内。

(二)指标

①根据年龄和代谢需要增加液体摄入到一个确定的量;②明确液体不足的危险因素,叙述需要增加液体摄入量的必要;③无脱水的症状和体征。

五、护理措施

液体/电解质管理;液体监测。

(一)一般护理措施

①评估个体喜欢什么,不喜欢什么;在膳食允许范围内给予个体喜欢的饮品。②做 8h 摄入量的计划(如:白天 1000 mL,晚上 800 mL,夜间 300 mL)。③评价个体是否懂得维持适当液体量的原因和达到液体摄入量的方法。④如有必要让个体记录液体摄入量(以日志的方式)、尿量和每日的体重。⑤监测摄入量:保证每 24 h 最少经口摄入 1500 mL 液体。⑥监测排出量:保证每 24 h 排出量至少 1000~1500 mL。监测尿比重的降低。⑦每天在同一时间、穿同样衣服测体重,体重降低 2%~4% 提示轻度脱水,体重降低 5%~9% 提示中度脱水。⑧监测血清电解质、血尿素氮、尿和血浆渗透压、肌酐、红细胞压积和血红蛋白水平。⑨告诉个体:咖啡、茶、葡萄汁具有利尿作用,可导致液体丢失。⑩考虑是否有呕吐、腹泻、发热、插管、引流管引起的液体丢失。⑪伤口引流的处理:认真记录引流量和性状;必要时,称量换下的敷料以估计液体丢失量;覆盖伤口以减少液体丢失。

(二)对儿童的护理措施

①监测体重、体温、口腔湿度、湿尿布、尿量和浓度。②提供:诱人的饮料(添加有蔬菜颜色的冰棒、冷冻果汁块、蛋卷冰激凌、水、牛奶、果冻,让孩子参与制作过程);不平常的容器(彩色的杯子、吸管);游戏或活动(游戏中轮到孩子玩时,让孩子喝饮料)。

(三)对老年人的护理措施

①如没有禁忌(肾脏或心脏功能不全),指导个体每天喝 8~10 杯饮料,不包括含咖啡因的饮料。②建议最少喝 4 杯水,注意避免含咖啡因或糖的饮料。③解释不能依赖口渴的感觉作为需要液体的提示。④指导个体用尿的颜色来监测补液。⑤评价个体是否因避免尿失禁而限制液体摄入量。

35. 体液过多
Excess Fluid Volume

一、定义

个体处于细胞内液或组织间液过多的状态或处于有细胞内液或组织间液过多的一种危险状态。

> **注**：这一诊断描述的是通过护理的处理能够减少或排除引起水肿的因素或能教给预防性行为的情况。血管内液体过多的情况应考虑为合作性问题，而不是护理诊断。它们可以被描述为"潜在并发症：充血性心衰"或"潜在并发症：高血容量"。

二、诊断依据

(一)主要依据(一定存在,一项或多项)

水肿(外周,骶尾部)；皮肤绷紧发亮。

(二)次要依据(可能存在)

液体摄入量大于排出量；气短；体重增加。

三、相关因素

(一)病理生理因素

1. 与急、慢性肾衰引起的调节机制受损有关。

2. 与门静脉高压、血浆胶体渗透压降低、钠潴留有关。见于：肝脏疾病；肝硬化；恶性肿瘤；腹水。

3. 与静脉回流受阻有关。见于：静脉曲张；周围血管疾病；血栓；慢性静脉炎；不活动。

(二)治疗因素

与肾上腺皮质激素治疗引起的钠水潴留有关。

(三)情境因素(个体的,环境的)

1. 与摄入的钠或液体过多有关。

2. 与低蛋白质摄入(例如:偏食、营养不良)有关。

3. 与不活动、过紧的石膏或绷带、站立或坐着时间过长导致的静脉血液淤滞有关。

4. 与妊娠子宫压迫静脉有关。

5. 与乳房切除术后淋巴引流不畅有关。

(四)成熟因素

老年:与外周阻力增加和静脉瓣功能下降导致的静脉回流受阻有关。

四、护理目标

电解质平衡;补液。

(一)预期目标

表现出个体水肿减轻(特定部位)。

(二)指标

①陈述水肿的原因;②陈述水肿的预防方法。

五、护理措施

电解质管理;液体管理;液体监护;皮肤监测。

(一)一般护理措施

1. 针对水肿。

①监护皮肤压疮征象。②轻柔地清洗皮肤皱褶处,小心擦干。③如果可能,避免用胶带。④至少每 2 h 更换体位一次。

2. 评估静脉淤滞的情况。

3. 在可能情况下(没有心衰的禁忌),将水肿的肢体置高于心脏的水平。

4. 评估饮食摄入量和可能引起液体潴留的饮食习惯(如盐的摄入)。

5. 指导个体:

①阅读食品标签上的钠含量。②避免方便食品、罐装食品和冷冻食品。③烹调不用盐,用调料增加味道(柠檬、罗勒、龙艾叶、薄荷)。④用醋代替食盐,如:可根据口味将 2～3 茶匙食醋加到3784 mL～5676 mL(4～6 qt)食物中。

6. 指导个体不穿连裤袜或紧身衣、到膝盖的长袜,避免两膝盖交叉,有可能时就使两腿抬高。

7. 针对上肢淋巴引流受阻:

①将上肢放于枕头上并抬高。②在健侧上肢测量血压。③不在患侧注射或静脉点滴。④保护患肢以免受伤。⑤指导个体避免用强洗涤液、携带过重的背包、夹烟卷,损伤角质层或倒刺、接近热烤箱、戴首饰或手表以及使用布质绷带。⑥提醒个体如出现患肢红、肿、异常硬的情况及时去看医生。

8. 保护水肿的皮肤避免损伤。

(二)对孕妇的护理措施

①解释液体潴留的原因 (如:雌激素生成增加、影响血流和肾功能的身体姿势)。②解释在白天和夜里有几次侧卧位躺着的重要性。③教孕妇:经常将脚抬高;每天最少喝 2000 mL 液体(分 3～4次喝);进食足够的蛋白质,避免高盐食品。④评估妊娠高血压的早期征象:一周内体重增加超过 0.9 kg(2 磅);手指浮肿。

36. 有体液失衡的危险
Fluid Volume Imbalance, Risk for

一、定义

个体处于血管内、组织间或细胞内液体量减少、增加或液体在它们之间快速变化的一种状态。

> **注:** 这一诊断代表多种临床状况,如:水肿、出血、脱水和腔隙综合征。如果护士监测体液失衡的个体,用合作性问题来描述特定情况可能在临床上更实用,如低血容量、腔隙综合征、颅内压增高、消化道出血或产后出血等。例如,很多手术中个体都要监测是否出现低血容量,如果是神经外科手术也要监测颅内压,如果是骨科手术就要监测腔隙综合征。特定的合作性问题和护理措施请参阅第二部分。

二、危险因素

尚需进一步总结(NANDA,2001)。

三、护理目标

预期目标

参阅"体液不足"。

四、护理措施

一般护理措施

参阅"体液不足"。

37. 悲痛*
Grieving
(1)期待性悲痛(Grieving, Anticipatory)
(2)功能障碍性悲痛(Grieving, Dysfunctional)

37. 悲痛
Grieving

一、定义

个体或家庭处于一种由于实际的或认知的丧失(人、物、功能、状态、关系)而引起的心理和生理活动的自然反应状态。

> **注：**"悲痛"、"期待性悲痛"、"功能障碍性悲痛"代表三种个人或家庭经历丧失的反应。"悲痛"描述的是丧失后正常的悲痛过程。"期待性悲痛"描述的是丧失发生前悲痛过程就开始了；"功能障碍性悲伤"指的是当悲痛过程被压抑或缺失或者有延迟的过度反应时发生的适应不良过程。对这三种诊断的护理目标是促进完成悲痛过程。另外，对"功能障碍性悲痛"护士应指导采取直接措施以减轻过度的、延长的问题反应。

---

*此诊断目前未列入 NANDA 目录中，但因为其清晰和有用，所以一并被包括在本手册中。

二、诊断依据

(一)主要依据(一定存在)

个体报告的实际的或感知到的丧失(人、物、功能、状态、关系)。

(二)次要依据(可能存在)

否认;内疚;愤怒;绝望;无价值感;自杀念头;哭泣;悲伤;妄想;恐惧症;无力;注意力不集中;对物或人的幻视、幻听、幻触;渴望/寻找的行为。

三、相关因素

许多情况能导致丧失感,一些常见的情境如下:

(一)病理生理因素

与身体功能或独立性丧失有关。见于:神经系统;心血管系统;感觉;骨骼肌;消化系统;肾脏;创伤等。

(二)治疗因素

与如长期透析、手术(乳房切除、结肠造口、子宫切除)等相关的丧失有关。

(三)情境因素(个体的,环境的)

1. 与消极作用和丧失有关。如:慢性疼痛、晚期疾病、死亡。

2. 与以下因素引起的生活方式变化有关。见于:孩子出生;结婚;分离;离婚;孩子离家(上大学或结婚);退休。

与诸如残疾、瘢痕、疾病等导致的失去正常生活状态有关。

(四)成熟因素

1. 与衰老、朋友、职业、功能、家庭引起的丧失有关。

2. 与希望、梦想的破灭有关。

四、护理目标

应对;家庭应对;悲痛排解。

(一)预期目标

个体能表达悲痛。

（二）指标

①描述死亡或丧失对个体的含义；②与其他相关人员（孩子、配偶）分担个体的悲痛。

五、护理措施

家庭支持；促进悲痛过程；应对增强；预期性的指导；情感支持。

（一）一般护理措施

1. 促进信任关系。

2. 支持个体和家庭的悲痛反应。

3. 解释悲痛反应。

①震惊和不能相信。②发生认知。③重建。④躯体表现。

4. 评估丧失经历。

5. 识别和强化每位家庭成员的积极坚强的一面。

6. 鼓励家庭成员评价其感受并互相支持。

7. 在分担悲痛过程中允许每位成员保留隐私。

8. 重视每个反应,促进悲痛过程:

9. 否定。

①解释家庭成员间对否定的应用。②在个体情感状态不允许时,不催促越过否定期。

10. 隔离。允许隐私以强化个体的自我价值感。

鼓励家庭或个体逐渐增加社会活动(如支持小组、教会组织)。

11. 抑郁。

①确定抑郁的程度,学习有关的方法。②运用移情分享,承认悲痛的合理性("这一定是很难的。")

12. 愤怒。

①向家庭成员解释:因丧失是不可控制的,愤怒能起到密切控制环境的作用。②鼓励口头表达愤怒。

13. 内疚。

①鼓励个体认识社会关系中的积极因素。②避免争吵和陷入"你该这样"和"你不该这样"的争论中。

14. 恐惧。

着眼于现在,维护安全的环境。

15. 排斥。

向家庭成员解释这种反应。

16. 癔症。

①减少环境应激(如限制人数)。②提供安全、隐私的环境使之能表达悲痛。③确定丧亲者家庭对瞻仰遗容有无特殊需要(Vanezis,1999):④尊重其要求。⑤让家庭成员为遗体有可能发生的变化做好心理准备。⑥移去所有的设备。⑦更换弄脏的衣物。⑧支持其要求(如:拥抱、擦洗、触摸、亲吻)。

17. 识别妨碍完成哀悼过程的因素(Varcorolis,2002):

①高度依赖失去的人。②未解决的冲突。③逝去人的年龄。④不足够的支持系统。⑤过去丧亲次数。⑥经历悲痛的人的身心健康状态。

18. 教会个体及家属认知悲痛解决的征象(参阅"功能障碍性悲痛")。

19. 确定对其有帮助的服务机构。

(二)对儿童的护理措施

①鼓励家长和工作人员诚实,给予易懂的解释。②鼓励家长和有关人员在悲痛过程中给予孩子关爱。③用适合孩子发育水平的方式与孩子一起探讨其关于死亡的观念。④纠正有关死亡、疾病和仪式(葬礼)的错误观念。⑤让孩子对别人的悲痛反应有准备。⑥如孩子准备参加葬礼或去殡仪馆,有必要事先向孩子详细解释环境、礼仪和哀悼者的行为(家庭可安排孩子参加的时间短些或安排在其他哀悼者到来之前)。⑦让孩子有机会谈他的恐惧感。⑧当孩子在家里悲伤时,让有关人员陪同。⑨对兄弟姐妹的疾病或死亡

给予准确的解释。

(三)对母亲的护理措施

1. 帮助死去婴儿（新生儿、死胎、流产）的父母度过悲伤过程（Mina，1985）：

①在讨论丧失过程中称呼婴儿的名字。②让父母有机会分享希望和梦想。③向个体提供能与医院牧师或自己的宗教领袖接触的机会。④鼓励父母看和搂抱婴儿，以证明丧失是真实的。⑤准备留念包裹（包在干净的婴儿毯子内）（照片、识别手镯、带脚印的出生证、头发、婴儿床卡、胎儿监测带、婴儿毯）。⑥鼓励父母在家里与其兄弟姐妹谈论自己的经历（向个体提供相关的文学作品）。⑦出院后提供随访支持和转诊服务（如：社会服务、支持团体）。

2. 帮助其他人安慰悲痛的父母。

①强调公开承认死亡的重要性。②如果婴儿或胎儿已有名字，在讨论中用这个名字。③送哀悼卡。

（1）期待性悲痛
Grieving, Anticipatory

一、定义

个体或群体在经历着预期会有某种重大丧失时产生反应的一种状态。

二、诊断依据

（一）主要依据（一定存在）

对预期的丧失表达忧虑。

（二）次要依据（可能存在）

否认；内疚；愤怒；悲伤；饮食习惯改变；睡眠型态改变；社交方式改变；交流方式改变；性欲下降。

三、相关因素

参阅"悲痛"。

四、护理目标

参阅"悲痛"。

（一）预期目标

个体能够表达悲痛。

（二）指标

①参与对未来的决策；②与有关人员分担个体的担忧。

五、护理措施

参阅"悲痛"。

一般护理措施

①鼓励个体与他人分担忧愁、恐惧以及对生活方式的影响。②通过承认丧亲反应的积极意义及合理性，以促进个体和家庭的完整性。③使个体及家庭对悲痛反应有准备。④促进家庭凝聚力。⑤通过以下方法提供"希望"的概念：提供准确的信息；抵制给予不现实希望的企图；愿意讨论忧虑。⑥促进悲哀过程，重视其中的每一个反应。

1. 否认。

起初支持，以后努力使其产生认知（当个体表现出可以认知时）。

2. 隔离。

①倾听并与个体和家庭一起度过指定的时间。②为个体和家庭提供剖析其情感的机会。

3. 抑郁。

①从解决简单问题开始，逐渐达到接受现实。②通过正面强化提高自我价值感。

4. 愤怒。

①允许哭泣以释放能量。②鼓励相关人员的关心支持以及专业人员的支持。

5. 内疚。

①允许哭。②促进更直接的情感表达。③探索化解内疚的方法。

6. 恐惧。

①帮助个体和家庭认识感受。②探索个体和家庭对丧失、死亡的态度。③探讨个体和家庭的应对方法。

7. 排斥。

①允许口头表达这种情绪状态以减轻情感紧张。②认识对于愤怒的表达，有可能导致对有关人员的自我排斥。③提醒其使用镇静剂可能阻碍或延迟对丧失的情感表达。④教会个体什么是病理性反应，什么情况下需要转诊。⑤与个体讨论在疾病晚期有关的可

行的选择:家庭护理;医疗机构;临终关怀。⑥讨论对处于疾病晚期的家庭成员实施家庭护理的益处(Vickers,2000):⑦对接近该个体无限制。⑧使家庭成员在一起。⑨有更多的机会获得亲戚和朋友的支持和帮助。⑩濒死者有较少的孤独感。⑪讨论关于家庭护理与恐惧的问题:⑫24 h的责任。⑬没有经验。⑭情绪不充分。⑮缺乏家庭凝聚力。⑯鼓励继续实行常规安排和活动(工作和娱乐)。

(2)功能障碍性悲痛
Grieving, Dysfunctional

一、定义

个体或群体所经历的过长的、未解决的悲痛并参与有害活动的一种状态。

> **注**：个体对丧失的反应是高度个体化的，对突如其来的丧失出现反应，无论反应多重都不应作出功能障碍性悲痛的诊断。"功能障碍性悲痛"的特点是持续的或延长的有害反应。丧失发生后的数月到一年才能确认为"功能障碍性悲伤"。在许多情境中，当个体有不成功应对丧失的危险时，用"有功能障碍性悲痛的危险"更适合。

二、诊断依据

(一)主要依据(一定存在,一项或多项)

不能很好地应对失去；长时间的否认、抑郁；延迟的情感反应；无能力恢复正常生活型态。

(二)次要依据(可能存在)

社交隔离或回避；不能产生新的关系/兴趣；丧失后不能重组生活。

三、相关因素

情境因素(个体的,环境的)

与以下因素有关。见于：未提供(或缺乏)支持系统；其他人对丧失的否认；有与丧失的人或物的相处关系困难的历史；多次过去或现在的丧失；有无效应对史；意外死亡；期望"自己要坚强"；有未完成应对丧失过程的历史；由于角色、工作责任导致的阻挠悲痛反应。

四、护理目标

参阅"悲痛"。

(一)预期目标

个体说出有寻求专业帮助的愿望。

(二)指标

①承认丧失；②承认有未解决的悲伤过程。

五、护理措施

参阅"悲痛"；转诊；支持团体。

一般护理措施

①教给个体哀悼的正常行为(Worden,1991),并帮助个体认识所面临的行为：承认丧失；经历痛苦；针对丧失进行调整；重新投入并确立目标。②鼓励个体述说对情境的认知：回顾对丧失概念的认识和与丧失的个体的关系；移情地指出不适当的表现；讨论内疚、愤怒、悲伤的合理性；鼓励表达愤怒或暴怒。③如果否认持续存在，请参阅"无效性否认"。④帮助确定自丧失以来被忽略或放弃的活动，鼓励恢复经选择的一种活动。⑤鼓励引起大肌肉群参与的活动(例如：轻快地散步、骑单车)。⑥强调过去成功的应对方式。⑦介绍能与他人分享经历的社区资源。⑧必要时进行转诊咨询服务。

38. 生长发育迟缓

Growth and Development, Delayed

(1)有发育迟缓的危险(Risk for Delayed Growth and Development)

(2)有生长不成比例的危险(Growth, Rick for Disproportionate)

(3)成人缺乏生命活力(Adult Failure to Thrive)

38. 生长发育迟缓
Growth and Development, Delayed

一、定义

个体处于或有危险处于对完成特定年龄段任务的能力受损或生长受损的一种状态。

> **注:**此诊断主要用于儿童及青少年。当一名成人没有完成一项发展的任务时,护士应评估由于完成一项发展任务失败引起的功能改变,如"社交障碍"或"个人应对能力失调"。

二、诊断依据

(一)主要依据(一定存在,一项或多项)

无能力或难以完成同龄人应该会的技能行为(如运动、个人的或社交的、语言或认知)和(或)身体生长异常:体重与身高之比落后 2 个标准差以上;身高与体重的百分比提示生长滞后。

(二)次要依据(可能存在)

不能施行适合年龄的自我照顾、自我控制;情感淡漠、倦怠、反应迟钝、社交反应慢、很少对照顾者表示满意、目光接触有限、进食困难、食欲下降、昏睡、易激惹、消极情绪、在管理大小便、自己吃饭方面有退行性行为;婴儿:警觉、睡眠受干扰。

三、相关因素

(一)病理生理因素

与生理功能损害和依赖有关。见于:先天性心脏病;充血性心衰;脑损伤;脑瘫;先天畸形;吸收不良综合征;囊性纤维化;胃食管反流;肢体先天畸形;肌肉萎缩;急性病;长期疼痛;反复发作的急慢性疾病;不适当的热量或营养摄入。

(二)治疗因素

与和有关人员或学校分离或与不足够的感觉刺激有关。见于:长期痛苦的治疗;反复或长期住院;牵引或石膏;长期卧床休息;因疾病过程而隔离;持续治疗带来的限制。

(三)情境因素(个体的,环境的)

1. 与以下因素有关。由于缺乏知识而导致的父母应激因素;日常环境变化;与有关人员分离(父母、主要照顾者);与学校有关的应激;丧失相关人员;丧失对环境的控制(已建立的仪式、活动、已经习惯的与家人在一起的时间)。

2. 与不充分的或不适当的父母支持(忽略、虐待)有关。

3. 与不充分的感官刺激(忽略、隔离)有关。

(四)成熟因素

1. 婴幼儿:0~3岁

与满足社会性、娱乐性和教育性需求的机会有限有关。见于:与父母或有关人员分离;某些原因导致的活动受限;父母支持不够;不能信任有关人员;无能力沟通(聋);多名照顾者。

2. 学龄前期:4~6岁

与满足社会性、娱乐性和教育性需求的机会有限有关。见于:沟通能力丧失;缺少刺激;缺少有关人员。与失去有关人员(死亡、离婚)有关;与失去同龄伙伴有关;与离开家庭环境有关。

3. 学龄期:6~11岁

与失去有关人员有关;与丧失同龄伙伴有关;与陌生的环境有关。

4. 青少年期:12~18岁

与丧失独立性和自主性有关;与同伴关系破裂有关;与身体形象破坏有关;与失去有关人员有关。

四、护理目标

儿童发育(特定年龄)。

(一)预期目标

儿童或青少年能持续表现出与年龄相符的行为。

(二)指标(与具体年龄符合)

①自我照顾;②社会交往技巧;③语言能力;④认知能力;⑤运动技能。

五、护理措施

促进发育;父母能力促进;婴儿/儿童护理。

一般护理措施

教会父母采取与年龄相适应的发展任务(表Ⅰ-1)。用特定的评估工具认真地全面评估孩子的发育水平(例如:Brazelton评价表、丹佛发育筛查量表)。为患病的孩子提供机会,满足其特定年龄段发育目标的需要。

1. 0~1岁。

①在婴儿床内放置各种彩色玩具,不断增加给予的刺激(例如:汽车、音乐玩具、各种材料的布艺玩具、经常搂抱并对婴儿讲话)。②喂奶时抱着婴儿,在放松的环境中慢慢地喂。③喂奶前休息片刻。④注意观察母亲与孩子的互动,特别是喂奶时。⑤及时、持续寻找哭的原因。⑥用固定的照顾者。⑦在可能情况下,鼓励父母探视、打电话和参与护理。⑧如果孩子喜欢,允许吸吮安慰嘴或大拇指。⑨如果可能,让手脚自由。

2. 1~3.5岁。

①有固定的照顾者。②鼓励自理活动(例如:自己吃、自己穿、洗澡)。③重复孩子用的词以强化语言能力发育,用词命名物品,经

常对孩子讲话,经常与同龄孩子一起玩各种玩具(拼图、带图的书、可操纵的玩具、卡车、轿车、积木、颜色鲜亮的物品)。④在实施各种操作时向其解释。⑤提供安全地方让孩子活动,用助走器,提供爬行的区域,学步时要拉着手。⑥在可能情况下,鼓励父母访视、打电话或参与照顾。⑦疼痛性操作后给予安抚。

3. 3.5~5岁。

①鼓励自我照顾、自我整理、自我穿衣、口腔护理、头发护理。②使孩子经常与他人玩各种玩具(例如:模型、音乐玩具、洋娃娃、木偶、书、微型滑板、货车、三轮车)。③大声读故事。④让孩子用语言做出反应和提出要求。⑤用词语说出仪器、物品和人,让孩子重复。⑥给孩子以个人玩耍以及探索个人玩耍环境的时间。⑦鼓励父母探视、打电话,在可能情况下让其参与护理。⑧监控电视,用电视节目作为帮助孩子理解时间的工具(如"芝麻街节目后,你妈妈就来。")。

4. 5~11岁。

①与孩子谈论给予的照顾。②征求孩子的意见(如饮食、衣服、日常活动)。③允许孩子穿其他衣服以代替睡衣。④安排与同病房其他孩子在一起的时间。⑤让孩子做能在一天或一周内完成的手工艺项目。⑥在每天的间歇时间内让孩子继续学业。⑦赞扬积极的行为。⑧读故事,提供各种独立的游戏、拼图、书、视频游戏、绘画或其他活动。⑨用名字向同病区的其他人介绍孩子。⑩鼓励父母、兄弟姐妹和同伴探视和打电话。

5. 11~15岁。

①经常与孩子谈论对自己状况或照顾的感受、想法和担忧。②提供与病区内其他同龄个体接触的机会。③寻找能在病区内得到支持的兴趣和爱好,每天支持个体。④允许改变医院的常规,以适应孩子的时间表。⑤在可能情况下,允许孩子穿自己的衣服。⑥让孩子参与有关照顾的决策。⑦提供参与各种活动的机会(如读书、视频游戏、电影、下棋、艺术、到外面郊游或去其他地方)。⑧鼓励父母、兄弟姐妹和同伴探视和打电话。⑨根据具体情况介绍社区资源(如社会服务、家庭服务、咨询)。

表 I–1　与年龄有关的发育需要

发育任务/需要			
个人/社交	运动	语言/认知	害怕
0~1岁 学习信任和期望满足。 向母亲或照顾者传递信息。 开始理解自己与他人是分离的(身体形象)。	对声音反应。 社交性微笑；取物。 开始坐、爬、拉、扶东西站立。 尝试行走。	学习用声音或哭传递需求信号。 开始用语音表达意思(双音节词,妈妈,爸爸)。 理解一些语言或非语言信息(不,是,再见)。 通过感官学习词语。	大的噪音。 跌倒。
1~3.5岁 建立自我控制、做决定、自我独立,非常好奇、愿意独立做事。 通过否定表现出独立性。 十分以自我为中心：相信其控制这个世界 通过感官学习词语	开始稳步走和跑用杯喝水,自己吃东西。 发展了精细运动控制。 爬高。 开始自己上厕所。	时间感觉差。 不断增加语言能力（到3.5岁时,达到4~5个单词的句子）。 与自己或其他人说话。 对因果关系有错误的概念。	丧失父母或与父母分离。 黑暗。 机器或仪器侵入性操作 未知的事物 无生机的、不熟悉的东西。
3.5~5岁 企图按父母形象塑造自己,但需要独立。 按自己的意愿探索环境自夸、吹牛、有不可战胜感。 家庭是基本归宿群体。 同龄伙伴的重要性在增加。 行为出现性别倾向。 攻击性。	运动能力增加,更容易协调。 骑单车或三轮车扔球,但难以接住。	自我中心。 语言技能发展很快。 提很多问题：怎样？为什么？是什么？ 简单的解决问题,依靠幻想理解和解决问题。	损毁。 阉割。

续表

发育任务或需求			
个人/社交	运动	语言/认知	害怕
5 ~ 11 岁 学习了解学校、社区和同伴的价值观和技能。与同伴的关系重要更注重现实,幻想减少。家庭是安全和认同的主要基础。对他人的反应敏感。寻求证实和承认。激情、吵闹、想象、有探索愿望。喜欢完成任务。喜欢帮助别人。	不断活动。体力游戏为主(运动、游泳、溜冰等)。	有组织的稳定思考。概念更加复杂。专注于具体理解。	排斥;失败。不活动。损毁。死亡。
11 ~ 15 岁 家庭价值观仍然是重要影响。同龄人价值观作用增加。青少年早期:外向、热情。情绪极端、不稳定、内省。性别认同完全成熟。希望拥有隐私或独立发展了不与家庭分享的兴趣。关注身体。探索成人角色。	发育良好。身体快速生长。第二性征出现。	计划未来生涯。有抽象能力和着眼未来解决问题的能力。	损毁。身体形象破坏。遭到同伴排斥。

(1)有发育迟缓的危险
Risk for delayed，Development

一、定义
个体处于有完成其年龄段任务的能力受损的一种危险状态。
二、危险因素
参阅"生长发育迟缓"。
三、护理措施
一般护理措施
参阅"生长发育迟缓"。

(2)有生长不成比例的危险
Growth, Risk for Disproportionate

一、定义
个体有处于生长受损害的一种危险状态。
二、危险因素
参阅"生长发育迟缓"。
三、护理目标
(一)预期目标
儿童或青少年能持续显示与年龄相适应的增长。
(二)指标
①身高;②体重;③头围。
四、护理措施
一般护理措施
参阅"生长发育迟缓"。

(3)成人缺乏生命活力
Adult Failure to Thrive

一、定义

个体经历着不知不觉的、逐渐加重的生理和心理方面的衰退状态,特征表现为应对能力受限和活力下降。

二、诊断依据

主要依据

机体功能下降;抑郁;认知功能下降;体重减轻;社交回避;自理缺陷;感情冷漠;食欲不振。

三、相关因素

成年人(通常是老年人)缺乏生命活力的原因不清,研究者们认为有些因素可能与之有关:

情境因素(个体的,环境的)

1. 与应对能力减低有关。

2. 与缺少适应衰老影响的能力有关。

3. 与失去社交能力和因此造成的社交隔离有关。

4. 与社会关系丧失有关。

5. 与依赖增加和无助感有关。

四、护理目标

心理调整:生活改变;生存的愿望。

(一)预期目标

个体愿意参与增强功能的训练。

（二）指标

①增加社会交往;②维持或增加自理活动。

五、护理措施

应对增强;逐渐灌输希望。

一般护理措施

①请咨询治疗师评价抑郁和用药。②评价社交型态（参阅"有孤独的危险"）。③提供增加社交的机会:音乐疗法;娱乐疗法;回忆疗法。④维持移情的、尊重的护理准则。⑤尝试获得可提供有用的、有意义的话题的信息（喜欢、不喜欢、兴趣、嗜好、工作史）。访谈安排在每天的早晨。⑥鼓励相关人员和照顾者说话速度要慢,音调要低,音量适中（除非有听力受损）,以成人对成人的方式,有目光接触,好像期待着个体能理解。⑦给予尊敬,促进分担:关注个体在说什么;捕捉有意义的评价,继续谈话;称呼人名,每次接触要介绍自己;如受欢迎可用触摸。⑧参与有用的、有意义的成人谈话:喜欢,不喜欢;兴趣,工作史。

39. 健康维持无效
Health Maintenance, Ineffective

一、定义

由于不健康的生活方式或缺乏处理某一问题的知识，使个体或群体处于有或有危险处于不能维持健康的一种状态。

> 注："健康维持无效"可以描述有愿望改变不健康生活方式（肥胖、吸烟）的个体。处理治疗方法无效可用来描述需要通过健康教育学习自我管理某种疾病或某个问题的人。

二、诊断依据（在没有疾病的情况下）

（一）主要依据（一定存在，一项或几项）

陈述或表现出不健康的习惯或生活方式，例如：鲁莽的驾车、药物滥用、过量日光暴露、久坐的生活方式、不注意口腔卫生、不注意卫生、饮食过量、高脂肪饮食。

（二）次要依据（可能存在）

陈述或表现出：①皮肤和指甲：恶臭味、皮损（脓疱、皮疹、干燥或癣状皮肤）、晒伤、不正常颜色、苍白、难以解释的伤疤。②呼吸系统：经常感染、慢性咳嗽、劳累时呼吸困难。③口腔：经常的舌或口腔黏膜溃疡、年轻时失去牙齿、与缺乏口腔护理或药物滥用有关的损害（黏膜白斑或瘘道）。④胃肠系统和营养：肥胖、食欲不振、恶病质、慢性贫血、慢性肠功能紊乱、慢性消化不良。⑤骨骼肌：经常肌肉拉伤、背和颈部疼痛、灵活性和肌力下降。⑥泌尿生殖系统：经常的性传播疾病感染、经常用不利于健康的非处方药物(如化学性冲洗剂、有芳香味的阴道用品、喷雾剂。)⑦体质方面:慢性疲乏、头疼、情感淡漠。⑧心理情感:情感脆弱、经常有无法抵抗的感觉。

三、相关因素

许多因素能引起健康维持能力改变。常见的原因如下:

(一)情境因素(个体的,环境的)

1. 与缺乏动机有关。

2. 与缺乏教育或准备有关。

3. 与不能获得适当的卫生保健服务有关。

4. 与不适当的健康教育有关。

5. 与某些原因引起的理解能力受损(特定的)有关。

(二)成熟因素

1. 儿童:

与缺乏对年龄有关问题的教育有关。例如:性行为和性发育、安全危害因素、物质滥用、营养不良、不活泼。

2. 青少年:

与儿童期相同因素、单车和机动车安全练习、物质滥用(酒精、其他药物、烟草)有关。

3. 成年人:

与缺乏对年龄有关问题的教育有关。见于:父母角色、性功能、安全练习。

4. 老年人:

与缺乏对年龄有关问题的教育有关。见于:衰老的影响、感觉缺陷。

参阅与年龄相关因素的表 I－2。

表 I-2 与年龄相关问题的一级和二级预防

发育水平	一级预防	二级预防
婴儿期 (0~1岁)	父母教育：婴儿安全；营养；母乳喂养。 感官刺激：婴儿按摩和触摸；视觉刺激（活动和颜色）；听觉刺激（语言和音乐）。 免疫接种：白百破三联疫苗（DPT）；乙肝；灭活脊髓灰质炎病毒疫苗；流感；肺炎球菌、流感。 口腔卫生：出牙期"饼干"的应用；氟化物；避免含糖的食品和饮料。	全面体检(每2~3个月一次)。 出生时筛查：先天性髋关节脱位；苯丙酮尿症（PKU）、血友病；囊性纤维化；视力（惊吓反射）；听力（对声音反应和定位）；结核菌素试验(12个月)；发育评估。 高危筛查与处理：低出生体重；母亲孕期物质滥用：酗酒：胎儿酒精综合征；吸烟：婴儿猝死综合征（SIDS）；药物：成瘾新生儿。 母亲孕期感染。
学龄前 (1~5岁)	父母教育：出牙；管教；营养；预防意外事故；正常生长与发育。 儿童教育：牙齿的自我护理；穿衣；在帮助下洗澡；自己吃饭。 免疫接种：白百破；灭活脊髓灰质炎病毒疫苗；麻疹-腮腺炎-风疹（MMR）；B型嗜血流感杆菌（HIB）；流感(有高危因素的)；水痘；甲肝（高危因素）；肺炎球菌；乙肝。 牙齿/口腔卫生：氟治疗；含氟水；牙科咨询。	全面体检(2~3岁和入学前)。 尿液分析和全血细胞计数。 结核菌素试验(3岁)。 发育评估（每年）：语言发育、听力、视力。 筛查与处理：铅中毒；发育迟缓；忽视或虐待；斜视；血红蛋白或血细胞比容；视力缺陷；听力缺陷。 有明确的动脉硬化性疾病（如心梗、心血管疾病、周围血管疾病）、糖尿病、高血压、痛风、高脂血症家族史的儿童：在2岁时做空腹血清胆固醇检查；如结果正常以后每3~5年查一次。

续表

发育水平	一级预防	二级预防
学龄期 (6～11岁)	孩子健康教育：食物金字塔；预防意外事故；户外安全（如头盔）；提供物质滥用咨询；预先给予青春期生理变化指引。 免疫接种：破伤风（11～12岁）；白百破；脊髓灰质炎（4～6岁之间强化）；麻疹－腮腺炎－风疹；水痘（在11～12岁时没有感染史者）；肺炎球菌(高危者)。 专业牙医检查（每6～12个月），继续使用含氟护牙品 全面体检(每年)。	全面体检。 结核菌素试验每3年1次（在6岁和9岁时）。 发育测量：语言；视力：在学校用SNELLEN表，6～8岁用"E"表、8岁以后用字母表；听力：听力图。
青少年期 (12～19岁)	健康教育：适当的营养和健康饮食；性教育（节欲、计划生育、性传播疾病）；安全驾驶技能。 成年挑战：寻找工作和职业选择；恋爱与婚姻；战胜物质滥用诱惑；安全体育运动；安全游泳；皮肤护理；太阳镜。 专业牙医检查（每6～12个月）。 计划免疫：乙型肝炎系列（如果需要）；脊髓灰质炎（12～14岁强化）。	全面体检(每年)：血压；胆固醇；结核菌素试验（如果高危，每年一次）；全血检查；尿液分析；尿液中检查衣原体和淋病（男性）。 女：乳房自我检查(每月)；男：睾丸自我检查（每周）；女：如性活跃每年做巴氏试验和盆腔检查（衣原体、宫颈淋病培养）。 对高危人群的筛查和处理：抑郁；自杀；物质滥用；怀孕；家庭有酗酒和家庭暴力史。 HIV感染。

续表

发育水平	一级预防	二级预防
青年期 (20~39岁)	健康教育： 管理体重（保证基础代谢所需营养）；生活方式咨询（应激处理技能；预防损伤；"性生活安全"；养育技能；物质滥用预防；健康环境选择）。 专业牙医检查（每6~12个月）。 免疫接种：破伤风（20岁时，每10年一次）。 女性：风疹，如抗体阴性注射风疹疫苗；乙肝系列（需要时）。	性传播感染。 全面体检（20岁时，以后每5~6年两次）。 女：乳房自我检查（每月）；妇科检查（如高危人群，方法相同于12~19岁）否则每两年1次。 男：睾丸自我检查（每周）。 所有女性：基线乳房X线片40岁做，以后每1~2年1次。 准父母：高危筛查先天愚型和家族性黑蒙性白痴。 孕妇：筛查性病、风疹和RH因子。 每年对高危人群的筛查和处理： 女性曾患乳腺癌：35岁开始每年做乳房X线片；母亲或姐妹曾患乳腺癌：方法同上。 直肠癌家族史或高危：每年大便潜血检查、肛门指诊和乙状结肠镜检。 如有结核接触史，用结核菌素（PPD）。 青光眼筛查（35岁以上与正常体检同时做）： 胆固醇（如正常每5年1次，如在临界线每1~2年1次）。
中年期 (40~59岁)	健康教育：继续成年早期内容和更年期中年变化（男性、女性）。 咨询："空巢综合征"；退休的预先指引；养育孙辈。 专业牙医检查（每6~12个月）。	全面体检每5~6年1次，包括全面的实验室评价（血或尿检验、X线片、心电图）。 骨质疏松症筛查，一旦检查出后，根据病情做复查。 女：乳房自我检查（每月），巴氏检查1~3年1次

续表

发育水平	一级预防	二级预防
中年期 (40~59岁)	免疫接种：破伤风（每10年）；流感，高危人群每年1次（如 COPD 慢阻肺；CAD 冠心病）；肺炎球菌疫苗（单次剂量）。	男:睾丸自我检查(每月)。所有女性:乳房 X 线片(50岁和以上每1~2年1次)。 眼睛检查(每1~2年1次)。 孕妇：产前检查包括羊水穿刺(如果希望)。 乙状结肠镜:50岁和51岁,如结果阴性以后每4年1次。 大便潜血:50岁开始每年1次。 高危的筛查和处理:口腔癌:如为药物滥用者、吸烟者需更频繁筛查。 皮肤癌;西班牙人、黑人40岁以后每年查 PSA,其他人种50岁后每年查。
老年期 (60~74岁)	健康教育： 继续前面的咨询；家居安全；退休；丧偶、特殊健康需求（营养；视力；听力变化）。 专业牙医检查（每6~12个月）。 免疫接种：破伤风（每10年）；流感（高危人群每年一次）；肺炎球菌疫苗（只一次）。	全面体检每两年1次(包括实验室评价)。 血压(每年)。 女:乳房自我检查(每月); 男:睾丸自我检查(每月);女:乳房 X 线片(每年)巴氏检查1~3年一次,具体视危险因素而定。 大便潜血（每年）;乙状结肠镜（每4年）; 全面眼科检查(每年); 足医检查,需要时给予足护理。 高危筛查:抑郁;自杀;酒精、药物滥用;老年虐待。

续表

发育水平	一级预防	二级预防
高龄期 (75 岁以上)	健康教育:继续咨询。 预期指导:濒死和死亡;丧偶;对他人依赖性增加 专业牙医检查(每 6～12 个月 1 次)。 免疫接种:破伤风(每 10 年 1 次);流感(每年 1 次);肺炎球菌(如还没有接种)。	全面体检(每年)。 女:乳房 X 线片(1～2 年)。 乙状结肠镜检查(每 5 年)。 全面的眼部检查(每年)。 足医(必要时)。

来自:美国卫生部(1994),临床工作者预防服务手册:将预防融于实践。华盛顿:美国政府印刷厂。

四、护理目标

健康促进行为;寻求健康行为;知识:健康促进;知识:健康资源;参与:卫生保健决策;危险检测;治疗。

(一)预期目标

个体或照顾者能够描述一种有愿望或参与健康保持的行为。

(二)指标

确认健康维持的障碍。

五、护理措施

健康教育;自我责任促进;健康筛查;风险鉴别;家庭参与促进。

一般护理措施

1. 评价一级预防知识。

①安全 - 事故预防(例如:车、机器、户外安全、职业安全)。②健康饮食,如:"四个基础":低脂和低盐、高复合碳水化合物、足够的维生素和矿物质、每天 1892 mL～2838 mL(2～3 qt)水。③体重控制。④避免物质滥用(例如:酒精、毒品、烟草)。⑤避免性传播疾病。⑥牙/口腔卫生(例如:日常护理、看牙医)。⑦免疫接种。⑧规

律的锻炼习惯。⑨应激管理。⑩生活方式咨询(例如:性生活安全、计划生育、养育技能、财务预算)。

2. 教二级预防的重要性(参阅表 I – 2)。

3. 决定管理问题所需的知识:

原因;治疗;药物;饮食;活动;危险因素;并发症的症状和体征;禁忌证;随访护理。

4. 评估在需要时家里是否有可用资源:照顾者;经费;仪器。

5. 决定是否需要推荐其他服务(如:社会服务、家庭料理、家庭健康)。

40. 寻求健康行为（特定）
Health Seeking Behaviors（Specify）

一、定义

健康状况稳定的个体主动寻求改变个人健康习惯或环境的方法，以达到更高水平的健康。*

> **注**：这一诊断可用以描述希望得到健康教育以促进和维护健康的个体和家庭（例如：预防行为、符合年龄需要的筛查、最佳营养水平）。此诊断应用于描述无症状的人，但也可用于帮助慢性病个体获得更高的健康水平。例如：1 名患系统性红斑狼疮的女性可以有"寻求健康行为：与启动锻炼计划有关"的这一护理诊断。

二、诊断依据

（一）主要依据（一定存在）

表达出或观察到有寻求促进健康信息的愿望。

（二）次要依据（可能存在）

表达出或观察到有增加对健康控制的愿望；表达出对目前环境条件下健康状态的关注；叙述或观察到对社区健康资源的不熟悉；表现出或观察到健康促进行为等知识的缺乏。

---

*健康状况稳定的定义是个体达到了最大限度的健康，疾病的症状和体征即使出现也得到了控制；疾病的损害是可预测的和非急性的。

三、相关因素

(一)情境因素(个体的,环境的)

1. 与预先的角色改变有关。例如:结婚、做父母、"空巢综合征"、退休。

2. 与以下方面的知识缺乏有关。例如:疾病预防行为;与年龄和高危因素有关的筛查;合理营养与体重控制;日常锻炼计划,建设性应激处理;支持性社会网络。

(二)成熟因素

参阅表 I – 2。

四、护理目标

坚持行为;健康行为;健康促进行为;健康。

(一)预期目标

个体能够认识到自己对身体、口腔、安全、营养和家庭负有责任。

(二)指标

①陈述与年龄和危险因素有关的筛查;②做癌症的自我筛查;③参加一项日常体育锻炼;④陈述有运用积极应对机制和建设性应激处理的愿望;⑤平衡膳食以维持或达到体重指数(BMI) < 26。

五、护理措施

健康教育;危险确认;明确价值;行为矫正;提高应对能力;知识;健康资源。

一般护理措施

1. 确定个体和家庭在如下方面的知识或认知。

①生命过程中的挑战(如结婚、做父母、衰老、经济)。②需要与卫生保健顾提供者保持负责任的关系。③通过对生活事件的预先计划(如经济预算)获得更高水平健康的能力。④在社会支持中提供和促进互惠的需要。

2. 确定个体或家庭过去的卫生保健模式。

①期望。②与卫生保健系统或提供者的互动。③家庭、文化群体、同龄人、媒体的影响。

3. 提供适合年龄的能促进健康的信息(参阅表 I-2)。

4. 讨论个体对食物的选择，在其提出新的促进健康目标时给以帮助。

①帮助选择维持生命和促进机体功能的食物。②需要时提供未成年人有关发育的信息。③讨论过多食用盐、油炸食物、脂肪、快餐食品、加工过的肉制品、苏打水、果汁饮料的危险。

5. 讨论日常锻炼的益处。

6. 讨论建设性应激处理的要素。

①"坚定有自信"的行为训练。②解决问题。③放松的技巧。

7. 讨论能发展积极的社交网络的策略。

8. 帮助寻求健康促进的个体自我实现。

①表现出有兴趣和非评价性的态度。②把护患关系视为合作性关系：个体保留对选择、行为和评价的控制权。③促进适应新行为而不是去解释它们。④倾听、反映、交谈以澄清个体目前的行为模式和理想目标。⑤提高个体的积极性,赋予做选择和自我控制的力量,始终表现出对其选择的尊重。

41. 持家能力障碍
Home Maintenance, Impaired

一、定义

个体或家庭处于或有危险处于难以维持安全、卫生和能促进成长的家庭环境的一种状态。

> **注**：这一诊断可以描述个体或家庭需要支持或指引以管理对家庭成员的照顾和日常活动的情境。

二、诊断依据

(一)主要依据(一定存在,一项或多项)

表达或观察到：难以保持家庭卫生；难以维持一个安全的家；无能力维持家庭生活的运转；缺乏足够的经济支持。

(二)次要依据(可能存在)

重复感染、垃圾积累、过分拥挤、蚊蝇孳生、不清洁的炊具和餐具、难闻的气味。

三、相关因素

(一)病理生理因素

与功能受损有关。见于下列慢性消耗性疾病：糖尿病；关节炎；慢性阻塞性肺病；多发性硬化；充血性心衰；肌营养不良；癌症；帕金森病；脑血管意外。

(二)情境因素(个体的,环境的)

1. 与功能变化有关(特定家庭成员)。见于：外伤(肢体骨折、脊髓损伤）；手术（截肢、造瘘）；精神活动受损（记忆下降、抑郁、严重焦虑、惊恐）；物质滥用（酒精、其他毒品）。

2. 与缺乏支持系统有关。

3. 与失去家庭成员有关。

4. 与缺乏知识有关。

5. 与经济匮乏有关。

（三）成熟因素

1. 婴儿：与高危新生儿需要多种照顾有关。

2. 成年：与有缺陷的家庭成员（认知、运动、感觉）需要多种照顾有关。

四、护理目标

家庭功能。

（一）预期目标

个体或照顾者将表现出具有照顾家庭所需的能力。

（二）指标

①确认限制自我照顾和家庭管理的因素；②表达对家庭情形满意。

五、护理措施

协助维持家庭;环境管理:安全;环境管理。

一般护理措施

1. 与个体和家庭一起决定需要教和学的信息。

2. 确定所需要仪器的类型,考虑可利用性、花费和耐用性。

3. 确定需要的帮助（如三餐、家务、交通）并帮助获得。

4. 讨论照顾具有慢性病的家庭成员意味着什么（参阅"照顾者角色紧张"）。

①花费的时间。②对其他角色责任的影响（配偶、孩子、工作）。③体力需要（移动个体）。

5. 安排一次家庭访视。

6. 允许照顾者有机会谈论问题和感受。

7. 必要时推荐利用社区服务(如护理、社会服务、送餐)。

42. 绝望
Hopelessness

一、定义

一种持续的、主观的情绪状态，在这种状态下个体对于所期望的事情或需要解决的问题，觉得没有任何的选择机会或办法，而且无法依靠自身能力去实现个人目标。

> **注：**"绝望"与"无能为力"的区别是：一个绝望的人，即使对自己生命有控制权，但却找不到任何解决问题的方法或实现所期望事物的途径。而一个无能为力的人，知道该怎样去解决问题或实现目标，但由于缺乏资源和控制能力，而感到束手无策。

二、诊断依据

(一)主要依据(一定存在,一项或多项)

①表达出对于感知到的不可能情况的一种深重、不可抗拒、持续的淡漠反应。②生理方面：对刺激反应慢、缺乏活力、睡眠增加。③情绪方面：绝望的人很难体验感受但会感到：不能找到好运气或上帝的恩赐；生活中缺少目标和意义；"空虚"；丧失感和剥夺感；无助感；无能力；上当受骗。④个体显示出：被动；参与照顾不够；话少；冷漠；缺少雄心、积极性和兴趣；放弃和被放弃情结；无能力使任何事情成功；思维过程减慢；对自己的决定和生活缺乏责任；孤立行为。⑤认知方面：解决问题和决策能力降低；着眼于应对过去和将来，而不是这里和现在；思维过程的灵活性下降，呆板(如："全或无"的思维)；缺乏想象和愿望；无能力确定和(或)完成期望的目

标;无能力计划、组织和或决策;不能认识希望的来源;自杀念头。

（二）次要依据（可能存在）

①生理方面:食欲不振、体重减轻。②情感方面:个体感到:"喉头有块状物";对自己和他人没有信心;"已走到生命尽头";紧张、被压倒（感到就是"不能……"）;丧失对角色和关系的满足感;脆弱。③个体显示出:目光接触少;回避讲话人;用耸肩来对应对讲话人;动机减少;叹气;退缩;放弃;抑郁。④认知方面:对所接受信息的整合能力下降;丧失对过去、目前和未来时间的感知;回忆过去的能力下降;思维混乱;不能有效沟通;感知和联想扭曲;不合理的判断。

三、相关因素

（一）病理生理因素

1. 任何慢性病和（或）疾病晚期可能引起绝望或与之有关（如心脏病、肾脏病、癌症、艾滋病）。

2. 与无能力应对下列情况有关。例如:衰弱或退行性生理问题;旧病出现新的症状和体征;长期的疼痛、不适和衰弱;功能受损（行走、排泄、进食）。

（二）治疗因素

与下列因素有关。如:引起不适(疼痛、恶心、呕吐)的长期治疗（如化疗、放疗）;改变身体形象的治疗（如手术、化疗）;长时间的诊断性检查;长期依赖仪器支持生命（如透析、呼吸机）;长期依赖仪器监测机体功能（如遥测）。

（三）情境因素（个体的,环境的）

与下列因素有关。如:长期活动受限（如骨折、脊髓损伤）;由于疾病过程长期与人隔离（如感染性疾病、免疫抑制个体的保护性隔离）;与相关人员分离或被遗弃（父母、配偶、儿女、其他人）;无能力完成个体认为生活中有价值的目标（结婚、教育、养育儿女）;无能力参与个体希望的活动（散步、运动）;丧失有价值的事或人（配偶、孩子、朋友、经济资源);长期的照顾责任(配偶、孩子、父母);暴露于长期的生理或心理应激;丧失对超自然或上帝的信仰;与艾滋病有关的不断发展的、重复的丧失(个体,社区)。

(四)成熟因素

1. 儿童:见于:丧失照顾者;丧失对有关人员的信任(父母、兄弟姐妹);被照顾者遗弃或排斥;因疾病失去自主性(如骨折);丧失机体功能;不能完成发育任务(信任、自主性、积极性、勤奋);受家庭排斥。

2. 青少年:见于:丧失相关人员(伙伴、家庭成员);丧失机体功能;身体形象变化;不能完成发育任务(角色认同)。

3. 成年人:见于:机体功能受损;丧失部分机体;关系受损(分居、离婚);丧失工作、职业;丧失相关人员(孩子或配偶死亡);不能完成发育任务(建立亲密关系、责任、成就)。

4. 老年人:见于:感觉缺陷;运动缺陷;认知缺陷;丧失独立性;丧失相关人员或物品;不能完成发育任务(人生完善)。

四、护理目标

决策;抑郁控制;希望;生活质量。

(一)预期目标

(二)短期目标

表述有关现在情况的乐观的情感。

(三)指标

①坦率和建设性地与他人述说遭遇;②以积极的态度回忆和评价生活;③思考自我价值和生活的意义;④表达对预想的结果及目标的自信;⑤表达对自我和他人的自信;⑥进行保持活力的训练。

(四)长期目标

个体表示对于将来、对于所表达的目的、对于生活的意义的积极的预期。

（五）指标

①表现出活力水平增加，体现于活动中（如自我照顾、锻炼、爱好）；②表现出决策和解决问题方面有主动性、自我引导和独立性；③做如下陈述："我期待……"；"当情况不太好的时候，它可以帮我去考虑……"；"我有足够的时间来做我想做的事情。"；"好日子长着呢。"；"我预期在……方面可以获得成功。"；"我预期可以在生活中获得更多美好的东西。"；"我过去的经历已帮助我对未来做好了准备。"；"在未来我会比现在更幸福。"；"我相信未来。"；④发展、改善并保持与其他人的积极关系；⑤参与一个有意义的角色；⑥表达精神信仰；⑦重新谋划未来并设置实际的目标；⑧表现出对情境的平静和舒适感。

五、护理措施

灌输希望；明确价值；决策支持；精神支持；支持系统增强。

（一）一般护理措施

①传达同情，促进用言语表达怀疑、恐惧和忧虑。②确认自杀的危险因素（参阅"有自杀的危险"）。③鼓励言语表达"希望"在其生活中的重要性和怎样重要。④鼓励表达希望是怎样的不确定和在哪些方面希望破灭了。⑤教导如何把绝望和希望的局面分清，然后教导如何应对绝望的局面。⑥评估和调动个体内在力量（自主性、独立性、推理、认知能力、灵活性、精神信仰）。⑦帮助识别希望的源泉（如关系、信心、能胜任的事情）。⑧创造一个鼓励表达精神需求的环境。⑨帮助形成现实的短期和长期目标（从简单渐进到复杂，可以用"标语"形式反映出要达到的特殊目标的种类和时间）。⑩教导怎样预期愉快的体验（如散步、读喜欢的书、写信）。⑪评估和调动个体的外在的资源（相关人员、卫生保健人员、支持团体、上帝或超自然力量）。⑫帮助个体认识所得到的爱、关心，尽管失去了健康，但他在别人生活中仍然是重要的。⑬鼓励其与具有相同疾病或问题，但能积极且有效应对的人述说担忧。⑭评估信仰支持系统（价值观、宗教活动、与上帝的关系、祈祷的意义和目的，参阅"精神

困扰")⑮给予时间和机会对遭遇、死亡和死亡过程进行反思。⑯必要时推荐其他服务(如咨询、精神领袖)。

(二)对儿童(青少年)的护理措施

①给予可信的解释。②参与活动。③如合适,讨论有关幸存者的知识。④专注于未来。⑤讨论孩子感兴趣的话题。⑥如合适,使用幽默。

43. 婴儿行为紊乱
Infant Behavior, Disorganized

一、定义

婴儿在生理和行为系统一致性和调节性方面发生改变，如自主神经、运动、状态、组织性、自我调节和专注与互动作用的改变。

> 注：这一诊断描述的是难以调节和适应外界刺激的婴儿。困难的原因是神经行为发育未成熟和新生儿病房环境刺激过多。当一个婴儿受到过多刺激或应激时，要消耗能量去适应，这剥夺了生理发育的能量供给。护理的目标是帮助婴儿保存能量，方法是减少环境刺激；允许足够时间使婴儿适应操作；给予适合婴儿生理和神经行为状态的感官输入。

二、诊断依据(Vandenberg,1990;Wong,2003)

(一)自主神经系统

①心脏：心率增加。②呼吸：停顿、急促、喘息。③颜色改变：鼻翼周围苍白、口周微暗、斑点、紫绀色、灰色、潮红、红色。④内脏：打嗝、作呕、咕哝、吐泡沫、像排便那样用力。⑤运动：癫痫发作、喷嚏、震颤或惊吓、打哈欠、抽搐、叹息、咳嗽。

(二)运动系统

①肌张力波动。②躯干、四肢、面部软弱无力；下肢外屈、全身发直、飞机状、漂浮状、身体呈弓形、手指张开、舌外展、手握拳等张力过高的表现；躯干、四肢、胎儿状屈曲等过度弯曲的表现。③狂妄性弥漫活动。

(三)状态系统

难以维持状态控制;难以从一种状态向另一种状态转变;睡眠时:抽搐、发出声音、突然动作、不规则呼吸、呜咽、痛苦面容、易激惹。清醒时:目光游移、目光呆滞、紧张、激惹、凝视、厌恶目光、担忧或无趣的表情、哭声弱、烦躁、状态变化突然。

(四)专注–互动系统

尝试从事引起情绪紧张的行为;退缩与投入行为不平衡;定向力、注意力、投入社交性互动的能力受损;难以安抚。

(五)自我调节系统

较少运用或不能运用自我调节行为保持或重获控制感:身体姿势变化;脚腿拉紧;吸吮拳头;手指合拢;手触嘴。对两种或两种以上的刺激发生应激反应。

三、相关因素

(一)病理生理因素

1. 与中枢神经系统未成熟或受损有关。见于:早产;出生前药物暴露;先天畸形;低血糖;感染;高胆红素血症;氧饱和度减少。

2. 与营养缺陷有关。见于:反射性呕吐;急腹痛;吞咽问题;不耐受喂食。

3. 与过度刺激有关。见于:疼痛;饥饿;口腔敏感性过高;体温不稳定。

(二)治疗因素

1. 与刺激过多有关。见于:侵入性操作;胸部物理治疗;束缚;灯照(胆色素灯);管道;胶布;给药;移动;喂奶;噪音(长期报警)

2. 与用眼罩而看不见照顾者有关。

(三)情境因素(个体的,环境的)

1. 与多名照顾者有关。

2. 与做事时触摸和安慰性抚摸不平衡有关。

3. 与突然移动、噪音、疲乏、睡眠不足导致的自我调节能力下降有关。

四、护理目标

神经学状况;早产儿组织;睡眠;舒适水平。

(一)预期目标

婴儿将表现出稳定征象增加。

(二)指标

①平稳呼吸,肤色改善(呈粉红色),肌张力无波动,姿势改善;平静;专注于改变;协调的睡眠;对听觉、视觉和社会刺激有反应;②自我调整能力(如吸吮、手伸入嘴、持握、姿势变化)提高;③父母或照顾者能描述减少医疗机构和(或)家庭中环境应激的能力;④描述使婴儿产生应激的情境;⑤描述婴儿在应激时的症状或体征。

五、护理措施

环境管理;神经学监测;改善睡眠;新生儿护理;养育教育:新生儿;体位。

一般护理措施

1. 评估原因或有关因素:疼痛;疲乏;失调的睡眠 – 觉醒型态;喂养问题;过多的人或环境的刺激。

2. 如可能,减少或消除有关因素。

3. 疼痛:

①确定婴儿的基线行为表现并记录。②观察与基线行为不同的疼痛反应(Bozzette,1993)。面部反应:张口、眼眉凸起、皱眉、下颌颤抖、鼻唇沟皱纹、舌卷起;运动反应:畏缩、肌肉僵硬、手紧握、退缩。③如果怀疑婴儿有疼痛但不能确定,向医生咨询给予镇痛试验;评价婴儿反应。④积极控制明确的疼痛刺激(如手术后、喂食少、会引起疼痛的操作、高血糖;急性疼痛管理指南小组(Acute Pain Management Guideline Panel, 1992):咨询医生用镇痛剂;在会引起疼痛的操作前, 给予止痛药;对经常的疼痛性操作用局部镇痛剂

(如足跟穿刺、静脉穿刺)。⑤在给予镇痛剂时(急性疼痛管理指南小组 Acute Pain Management Guideline Panel, 1992):减少第一次剂量并仔细监测呼吸反应;确定最适宜的剂量和间歇时间;监测疼痛何时发作;确定用药后婴儿看上去是否舒适。⑥停药需几天的缓慢过程,评估停药反应。如有戒断症状咨询医生给予处理。

4. 疲乏或睡眠 – 觉醒模式紊乱。

①如需要处理,评估需求和每种措施的频率。②组织每 4 h 干预的护理计划。

5. 喂奶问题(F1andermeyer, 1993)。

①减轻喂奶应激:慢慢与婴儿开始联系;轻轻触摸婴儿后背;包裹婴儿时将两手交叉于中线;当婴儿耐受以上步骤时,使婴儿脸朝向房间抱起,以避免视觉刺激。避免听觉刺激(如:不讲话);需要时给予奶瓶,需要时提供下颌支持。婴儿安定后,运用抚慰技术,握手,竖向摇晃。②根据婴儿行为线索决定互动的频率和程度。③指导适合于喂奶的体位。

6. 在婴儿处于非觉醒状态时,给予安慰措施 (Blackburn, 1993)。

①触觉刺激 (如袋鼠护理、按摩)。②听音乐,子宫内声音(Callins, 1991):放音乐,评价反应;用襁褓包裹婴儿,摇晃。

7. 减少环境刺激。

8. 噪音(Thomas, 1989)。①禁止敲拍保育箱。②如没有其他地方可放,将折叠的毯子放在保育箱的上面。③慢慢开、关保育箱的窗口。④给保育箱门加垫以减少撞击声。⑤排除呼吸机管道的水。⑥必要时才在床边说话,声音要轻柔。⑦轻轻放下床垫的头侧。⑧婴儿床远离噪音来源(如电话、呼叫器、病房仪器)。⑨每班护士评价安静时间对婴儿的影响,收集其前后的资料并评价对工作人员、婴儿和家长的影响(Blackburn, 1993)。

9. 灯光。

①床边用全色灯代替白色灯。②在睡眠时完全盖上婴儿床、保育箱、辐射暖气；觉醒时部分遮盖。③用毯帐或剪裁的盒子挡眼睛。④避免婴儿床上有一般刺激物(如玩具)。

10. 摆放的体位要能有空间伸展，尽量减少压迫胸部、弓形或扭曲体位。

①避免用过大的尿布。②采用俯卧的姿势。

11. 减少与操作有关的应激。

①移动或抬高婴儿时，通过包裹婴儿或将卷起的毯子以缠绕婴儿身体的方式抱起婴儿。②在操作和护理活动中一直抱着婴儿。③轻慢地接触孩子。④对所有互动和处理,每次在开始时只用一种感官刺激接触婴儿(如触摸),然后慢慢过渡到视觉、听觉、运动。评估婴儿状态,决定是否可以操作,是否有行为失调或不稳定的情况。⑤确保婴儿有 2～3 h 不受干扰的间歇。⑥必要时才吸痰和体位引流,而不是常规进行。

12. 在转运过程中减少失调性神经行为(Little 等,1994)。

①有转运计划,护理小组内每个人有指定的责任。②在转运前确定婴儿与责任护士之间的应激因素。③置婴儿于毯子做的襁褓内。④保证转运设备就绪可用(如呼吸机),温暖床垫或用羊皮垫。⑤仔细平稳地移动婴儿,如可能避免讲话。⑥如有应激行为出现,停止移动并允许婴儿恢复到原稳定状态。⑦如果婴儿的行为表现出不舒适,可每 2～3 h 或更频繁地更换体位。

13. 鼓励父母参与。

①鼓励父母述说其感受、害怕和期待,逐渐纠正错误观念。②教其辨认婴儿受到应激时的行为表现和征兆。③帮助父母以适合婴儿状态和成熟度的方式与婴儿互动。

14. 按需求开始健康教育和转诊服务。

①家庭护理(为出院做准备),对父母健康教育(Johnson - Crowley,1993);②教育照顾者不断地观察婴儿逐渐变化的能力,以

确定选择合适的体位和被褥。（Wong, 2003）。

15. 健康方面：

喂养、卫生；安全、温度；病痛、感染；生长、发育。

16. 状态调节：

适当的刺激；睡眠 – 觉醒模式。

17. 父母 – 婴儿互动：

行为表现；应激征兆。

18. 婴儿环境：

有生机的或单调的刺激；父亲和同胞的角色；与婴儿嬉戏。

19. 养育应对与支持：

参阅"家庭随访"。

44. 有婴儿行为紊乱的危险
Infant Behavior, Risk for Disorganized

一、定义

新生儿处于有发生生理和行为系统一致性和调节改变的危险状态（如自主神经、运动、状态、组织性、自我调节及专注－交互作用的改变）。

二、危险因素

参阅相关因素。

三、相关因素

参阅"婴儿行为紊乱"。

四、护理措施

参阅"婴儿行为紊乱"。

45. 婴儿有行为能力增强的潜力
Infant Behavior, Readiness for Enhanced Organized

一、定义

婴儿生理和行为系统功能的调节（自主神经、运动状态、组织性、自我调节及专注－交互作用的改变）是令人满意的，但还可以更好，其对环境刺激的反应能力可达到更高水平。

> **注**：这一诊断描述的是对环境作出稳定的和可预期的自主神经、运动和状态线索的婴儿。护理措施的重点是促进继续稳定的发育和减少可能对婴儿产生应激的环境刺激。
>
> 因为这是健康的诊断，不需要相关因素。这一诊断的陈述可以写成"婴儿有行为能力增强的潜力"，前提是婴儿表现出自主神经、运动、状态系统对环境刺激的调节能力。

二、诊断依据 (Blackburn & Vandenberg, 1993)

(一)自主神经系统

有能力调节颜色和呼吸；震颤和抽搐减少，内脏受影响的信号减少（如平稳的），消化系统功能表现，耐受喂奶。

(二)运动系统

平稳的和协调的姿势及肌肉张力。

在以下方面表现出同步平稳运动：手或足叩击；抓；手放入口活动；吸吮或吸吮寻找；手缩拢；蜷曲。

(三)状态系统

清楚区别状态范围；好的睡眠状态；积极的自我安静或抚慰；清醒状态眼神聚焦发亮伴专心或有活力的面部表情；意会的面部表情；发咕咕声；专注的微笑。

三、相关因素

因为诊断的是有效功能,不一定要有相关因素。

四、护理目标

儿童发育:特定年龄;睡眠;舒适水平。

(一)预期目标

婴儿能继续符合年龄的生长发育。

(二)指标

①不经受过多的环境刺激；②显示出持续的规律睡眠状态和平静的警觉状态；③父母能描述出婴儿的发育需要；④表现出促进婴儿稳定性的照顾方式；⑤描述应激或疲惫的征象；⑥表现出(Reeder、Martin 和 Koniak – Griffin, 1997)：⑦轻柔和安慰性的触摸；有韵律的音调；相互注视；有节律运动；⑧听懂婴儿所有的发音；⑨识别行动的安抚品质。

五、护理措施

发育的护理;婴儿护理;睡眠增强;环境管理:舒适;养育教育:婴儿;促进对父母的依恋;照顾者支持;安抚的技巧。

儿童的护理措施

1. 解释婴儿的发育需要。

①刺激(视觉、听觉、前庭、触觉、嗅觉、味觉)。②觉醒周期。③睡眠需求。

2. 解释过量环境应激对婴儿的影响。

①罗列婴儿应激表现的征兆。②教其怎样在婴儿有应激表现时停止刺激。

3. 在提供发育所需的措施时。

①只有在婴儿清醒时给予。②如果可能,向父母示范其婴儿何时清醒和何时不清醒的例子。③每次要以一种刺激开始（触摸、声音）。④实施措施的时间要短。⑤根据婴儿线索增加措施。⑥给予经常的、短时间的措施而不是非经常地给予长时间的措施。

4. 解释角色榜样的含义,观察父母施行促进发育的措施:

①视觉(Reeder 等,1997):眼的接触;面对面经历;给予高对比度的颜色、几何图形(如纸质移动玩具上的黑白图形)。②听觉:用高调嗓音;播放轻柔的古典音乐;避免大声讲话;叫婴儿名字;避免单调的讲话模式。③触觉:开始时用稳定、温柔的触摸;在温暖的房间里用皮肤和皮肤的接触;按摩时,开始于躯干,慢慢轻柔地从头到脚按摩。给予不同质的感觉(如羊皮、天鹅绒、绸缎);如果反应不协调,避免抚摸。④前庭(运动):在椅子上摇,给予头部支持;放在吊床上摇;在护理时慢慢变化体位。⑤嗅觉:用淡香水。⑥味觉:允许非营养性吸吮(如吸吮安慰嘴、手放口里)。

5. 提高照顾活动的适应性和稳定性(Blackburn & Vandenberg, 1993):

①唤醒:慢慢进入房间;慢慢开灯和打开窗帘;睡着时不唤醒。②换尿布:保持室内温暖;轻柔地改变体位,在移动婴儿时扶持四肢;如婴儿激惹,则停止更换。③喂奶:在清醒状态下定时喂奶;紧抱住婴儿,必要时裹在毯子里。④洗澡:腹部暴露可能引起应激;盖上暂时不洗的身体部位;慢慢洗,允许休息;允许吸吮安慰嘴或手;排除不必要的杂音;应用轻柔、舒心的嗓音。

6. 解释将婴儿带到户外时减少环境刺激的必要性。

遮挡眼睛光线;包裹婴儿时要使其手能触及嘴;保护婴儿不受噪音干扰。

7. 表扬父母与婴儿互动,指出婴儿应答反应。

8. 必要时开始健康教育和推荐其他资源。

①解释随着孩子的成长，发展性措施也要改变。参阅年龄发育需要相关的"生长发育迟缓"。②向父母介绍在家中可得到帮助的资源（如社区资源）。

46. 有感染的危险
Infection, Risk for

一、定义

个体处于易受机会性或致病性病原体(病毒、真菌、细菌、原生动物或其他寄生虫)侵犯的一种危险状态。

> **注**：这一诊断描述的情境是在宿主的防御功能受损时，宿主易于感染环境中的病原体。护理措施的焦点是降低病原体进入的可能性或提高抗感染的能力(如改进营养状态)。

二、危险因素

参阅相关因素。

三、相关因素

很多健康问题和情境都易于发生感染，一些常见的因素如下。

(一)病理生理因素

1. 与宿主防御功能受损有关。见于：癌症；艾滋病；肾衰；肝脏疾病；血液疾病；呼吸系统疾病；糖尿病；免疫抑制；酒精中毒；白细胞改变或不足；免疫缺陷；皮肤系统改变；牙周病；关节炎。

2. 与循环功能受损有关。见于：淋巴水肿、肥胖、周围血管疾病。

（二）治疗因素

1. 与微生物局部入侵有关。见于：手术、透析、完全胃肠外营养、有侵入性置管、气管插管、肠内喂养。

2. 与宿主防御能力下降有关。见于：放射治疗、器官移植、药物治疗（特定的，如化疗、免疫抑制剂）。

（三）情境因素（个体的，环境的）

1. 与宿主防御功能受损有关。见于：长期不活动、长时间住院、营养不良、应激、吸烟、感染史。

2. 与微生物局部侵入有关。见于：外伤（意外、有意伤害）；产后；咬伤（动物、昆虫、人）、烧伤；热、湿、黑暗环境（皮肤皱褶、石膏）。

3. 与病原体接触（从医院、社区获得）有关。

（四）成熟因素

1. 新生儿：

与易感性增加有关。见于：缺少母体抗体（决定于母亲暴露）；缺少正常菌群；开放伤口（脐带、包皮环切）；未成熟的免疫系统。

2. 婴儿／儿童：

与缺乏免疫功能导致的易感性增加有关。

3. 老年人：

与易感性增加有关。见于：消耗性疾病；免疫反应下降；多种慢性疾病。

四、护理目标

感染状况；伤口愈合；基本目的；免疫状况。

（一）预期目标

个体能陈述与感染有关的危险因素和需要的预防知识。

（二）指标

①到出院时表现出仔细的洗手技术；②描述感染传播的方法；③描述营养在预防感染方面的影响。

五、护理措施

感染控制;伤口护理;切口部位护理;健康教育。

(一)一般护理措施

1. 识别有院内感染危险的个体。

①评估增加感染的预测因素:术前感染;腹部或胸部手术;手术时间长于 2h;泌尿生殖系统操作;用仪器(呼吸机、吸痰、导尿、雾化吸入,气管切开,有创性监测);麻醉。②评估混杂因素:年龄 <1 岁或 > 65 岁;肥胖;潜在疾病(慢性阻塞性肺病、糖尿病、心血管疾病、血液疾病);药物滥用;用药(肾上腺皮质激素、化疗、抗生素治疗);营养状态(每天摄入量少于最低需要);吸烟。③减少微生物入侵个体:仔细洗手;无菌技术;隔离方法;避免不必要的诊断或治疗操作;减少空气中微生物。

2. 保护免疫缺陷个体避免感染。

①指导个体要求所有来访者和工作人员在接近前洗手。②适当地限制来访者人数。③限制侵入性仪器 (静脉插管、实验室标本),只在绝对必要时运用。④告知个体或家庭成员感染的症状和体征。

3. 降低个体对感染的易感性。

①鼓励和维持饮食中热量和蛋白质的摄入 (参阅"营养失调")。②监测应用或滥用抗生素治疗。③抗生素治疗,应该在指定时间的 15 min 内实施。④缩短住院时间。

4. 观察感染的临床表现(如发烧、尿液混浊、脓性排出物)。

5. 对个体或家庭进行有关感染的原因、危险因素、传染性的教育。

6. 向公共卫生部门报告传染性疾病。

(二)对儿童的护理措施

①监测感染征象 (如精神不振、喂养困难、呕吐、体温不稳、轻微的肤色变化)。②给予脐带护理。教脐带护理和感染征象(如颜色

变红、脓性分泌物)。③教给包皮环切部位感染的征象(如出血、颜色变红或不正常的肿)。

(三)对孕产妇的护理措施

解释孕期易于感染。

①教怎样预防孕期尿路感染:最少喝 8 杯水;经常排尿;性交前后排尿(Reeder 等, 1997)。②教怎样预防产后感染:便后从前向后擦;大小便后清洁会阴部(坐浴、冲洗瓶);每次排尿后换会阴垫;教会适当的乳房护理。③识别产后感染危险因素:贫血;营养不良;缺少产前保健;肥胖;破膜后性交;免疫抑制;分娩时间过长;破膜时间过长;宫内胎儿监测(高危母亲);出血。④告知感染的症状和体征(如发烧、脓性排出物)并及时报告。

(四)对老年人的护理措施

①解释感染的一般症状可能不出现(如发烧、寒战)。②评估食欲不振、虚弱、意识状态变化或低体温。③监测皮肤和泌尿系统真菌、病毒、分枝杆菌感染症状。

有感染传播的危险*
Infection Transmission, Risk for*

一、定义

个体有将机会性或致病性病原体传播给他人的危险。

二、危险因素

参阅相关因素。

三、相关因素

(一)病理生理因素

1. 与有高度耐受抗生素的病原体定植有关。

2. 与暴露于由空气传播的病原体有关。

3. 与暴露于由接触传播的病原体(直接、间接、接触飞沫)有关。

(二)治疗因素

1. 与伤口污染有关。

2. 与感染的排泄物污染引流装置有关(尿管和胸腔引流管、吸痰装置、气管内插管)。

(三)情境因素(个体的,环境的)

与下列因素有关。带有感染物质的自然灾害;不洁的生活条件(污水处理、个人卫生);媒介传播疾病高危地区(疟疾、狂犬病、腹股沟淋巴结鼠疫、自然灾害);载体传播疾病高危地区(甲型肝炎、志贺细菌性痢疾、沙门菌);缺乏有关感染源或预防的知识;静脉给药;有多个性伙伴;无保护的性交;自然灾害(如:洪水、飓风)。

---

*此诊断目前未列入 NANDA 中,但因其清晰且有用而被包括在此手册内。

(四)成熟因素

新生儿:

①与在缺少控制的医院外环境分娩有关。②与通过母亲在产前或分娩前后暴露于传染性疾病有关。

四、护理目标

感染状况;危险控制;危险检测。

(一)预期目标

到出院时个体能描述疾病的传播方式。

(二)指标

①诉说需要隔离,直到不具有传染性;②住院期间表现能仔细地洗手。

五、护理措施

教育:疾病过程;预防感染。

一般护理措施

①通过重点评估危险因素和暴露史,识别易感性个体宿主。②基于感染源识别传播方式:空气传播;接触传播:直接、间接、接触飞沫;通过载体(例如:食物、水、血、体液);媒介(昆虫、动物)。③采用适当的隔离预防措施。咨询感染控制专家。④根据感染的种类和对感染个体的卫生要求安排好个体房间。⑤坚持国际预防感染措施。⑥至于急性暴露于 HIV(如性侵犯、针刺、在与艾滋病感染者接触时屏障破坏),要立即咨询卫生保健机构(如急诊室,职业健康部门) 以评估并立即采用暴露后抗病毒治疗的预防 (Sharbaugh,1999)。⑦咨询感染控制专家,以便随访健康部门关注家庭暴露及暴露的原因,协助将个体适当的隔离。⑧教个体与感染链有关的知识和个体在家里和医院中的责任。

47. 有受伤的危险

Injury, Risk for

(1)有误吸的危险(Aspiration, Risk for)

(2)有跌倒的危险(Risk for Falls)

(3)有中毒的危险(Poisoning, Risk for)

(4)有窒息的危险(Suffocation, Risk for)

(5)有外伤的危险(Trauma, Risk for)

---

47. 有受伤的危险
Injury, Risk for

一、定义

个体由于感知或生理缺陷、危险意识不够或发育阶段的问题而处于有受伤害的一种危险状态。

> **注**:这类诊断有5个子类:"有误吸的危险"、"有跌倒的危险"、"有中毒的危险"、"有窒息的危险"、"有外伤的危险"。如果护士只选择预防中毒的护理措施,那就应用"有中毒的危险"的护理诊断。

二、危险因素

参阅相关因素(特定因素)。

三、相关因素

(一)病理生理因素

1. 与脑功能改变有关。见于:组织缺氧、眩晕、晕厥。

2. 与活动改变有关。见于:不稳定步态;截肢;关节炎;脑血管意外;帕金森综合征;丧失肢体。

3. 与感觉功能受损有关(如视觉、听觉、温度或触觉、嗅觉)。

4. 与疲乏有关。

5. 与体位性低血压有关。

6. 与前庭功能障碍有关。

7. 与颈动脉窦晕厥有关。

8. 与对环境损害的警觉性下降有关。见于:意识模糊、低血糖、抑郁、电解质失衡。

9. 与癫痫发作的痉挛动作有关。

(二)治疗因素

1. 与影响运动和感觉中枢的药物有关。见于:镇静剂;利尿剂;血管扩张剂;酚噻嗪;降压药;降糖药;抗精神疾病药物。

2. 与石膏、拐杖、手杖、助行器有关。

(三)情境因素(个体的,环境的)

1. 与短期记忆下降或丧失有关。

2. 与错误判断有关。见于:脱水(如夏天);应激;酒精。

3. 与长期卧床休息有关。

4. 与血管迷走神经反射有关。

5. 与家居隐患有关(特定的)。见于:不安全过道;不安全玩具;照明不足;卫生间(浴盆、便池过低);楼梯;地板滑;电源线暴露;毒物储藏不当。

6. 与机动车危害有关。

7. 与火灾有关。

8. 与不熟悉的环境(医院、护理所)有关。

9. 与鞋不适合有关。

10. 与不专心的照顾者有关。

11. 与辅助器械运用不当(拐杖、手杖、助行器、轮椅)有关。

12. 与有意外事故的历史有关。

(四)成熟因素

1. 婴儿或儿童:

与安全意识不够有关。

2. 老年人:

与错误判断有关。见于:感觉缺陷;药物;认知缺陷。

四、护理目标

危险控制;安全状况:发生跌倒;安全行为:家庭物理环境;安全行为:个人。

(一)预期目标

个体叙述受伤减少,对受伤的恐惧减少。

(二)指标

①认识增加受伤危险的因素;②陈述要用安全方法预防受伤(如扔掉不整齐的地毯或铺平地毯);③陈述有目的地去运用经过选择的措施(如戴太阳镜以减少光的刺激);④如果可行,每日增加活动量。

五、护理措施

预防跌倒;环境安全管理;健康教育;安全监督;确认危险因素。

(一)一般护理措施

①指引新入院个体熟悉环境, 解释呼叫系统并评估个体运用的能力。②入院后的前几天夜里密切监视个体以评估安全情况。③使用夜灯。④鼓励个体在夜间需要帮助时,提出要求。⑤夜间保持床在最低水平。⑥教会如何应用拐杖、手杖、助行器、假肢。⑦指导个体选择合适的、底不滑的鞋。⑧评估会引起眩晕的药物副作用。

⑨教个体：清除破旧地毯和垃圾，避免太滑的地面。提供贴有防滑胶带的非滑面的浴盆和淋浴设施。卫生间安装扶手。走廊和楼梯安装扶手。移开走廊墙上突出的东西（衣服挂钩、架子、灯座）。⑩医疗机构对意识障碍个体的安全措施（Schoenfelder，2000）：勤观察。请同室的人（如可能）在有问题时通知护士。床放低并支起护栏。在地板上放床垫。个体坐在椅子上时，将床旁桌和便椅放置个体前面。考虑应用警报系统。将个体安置在行走方便的位置（如靠近护士站的病房）。给予分散注意力的措施：音乐、同伴、简单的手工、宠物治疗。

（二）对儿童的护理措施

①教导父母，婴儿和儿童的能力是不断变化的，要小心注意（婴儿突然第一次翻身而跌落下来，有可能发生在不被注意的换尿布的桌子上）。②与父母讨论持续监护年幼儿童的必要性。③向父母提供有关选择保姆的信息：了解保姆过去处理紧急情况的知识和经验；观察保姆与孩子的互动情况。④告知父母孩子会模仿其并让其教孩子在有人或无人监护时该做什么（座位安全带、头盔、安全驾驶）。⑤解释和要求遵循以下方面的某些规章制度（根据年龄）：街道；游乐场设施；水（游泳场、浴盆）；单车；火；动物；陌生人。⑥指导如何建立一个保证让孩子安全的家。⑦解释为什么孩子不应该坐在车的前座位上（安全气囊）。⑧咨询当地火警帮助居家孩子的防火训练。⑨鼓励父母学习基本的急救技术（心肺复苏法、哈姆利克挤压法）。⑩教孩子怎样拨打急救电话。⑪教会父母帮助孩子处理富有冒险行为的同龄朋友的压力。

（三）对老年人的护理措施

①评估体位性低血压，比较臂部血压（仰卧、站立）。②与个体讨论体位性低血压的生理机制。③教会减轻体位性低血压的技术：变化体位时要慢；从躺着到站立的体位变化时应分步进行；白天尽量在躺椅上休息，而不是躺在床上；避免长时间站立。④教会避免脱水和血管扩张的方法（如避免热水浴）。⑤教会增加体力和灵活

性的锻炼方法。⑥每日进行加强脚踝力量的练习（Schoenfelder，2000）：两脚稍分开，站在一个靠背椅后面。缓慢抬高脚后跟直至整个身体的重量都集中在脚尖上，持续数到 3(每个数字间请停顿 3 s)。反复 5～10 次，随着力量的增加，增加反复次数。⑦每周至少步行 2～3 次：步行前，活动脚踝作为热身。如果需要，在开始行走时有人陪同，每次走 10 min。根据能力增加行走的时间和次数。

（1）有误吸的危险
Aspiration，Risk for

一、定义

个体处于容易将分泌物、固体或液体吸入气管支气管的一种危险状态。

二、危险因素

参阅相关因素。

三、相关因素

（一）病理生理因素

1. 与意识水平下降有关。见于：麻醉；昏迷；头外伤；早老性痴呆；脑血管意外；癫痫发作。

2. 与咳嗽和呕吐反射抑制有关。

3. 与胃肠内压力增加有关。见于：截石位；增大的子宫；肥胖；腹水。

4. 与吞咽受损或咽喉反射减弱有关。见于：贲门痉挛；硬皮病；食管狭窄；脑血管意外；帕金森病；消耗性疾病；紧张症；重症肌无力；吉兰－巴雷综合征；多发性硬化；肌无力。

5. 与气管食管瘘有关。

6. 与保护性反射受损有关。见于：面部／口腔／颈部手术或外伤；截瘫或偏瘫。

（二）治疗因素

1. 与咽喉反射抑制有关。见于：气管切开或气管内插管；镇静；

管喂。

2. 与咳嗽能力受损有关。见于:下颌固定;被迫俯卧位。

(二)情境因素(个体的,环境的)

1. 与无能力抬高身体上部或能力受损有关。

2. 与醉酒情况下吃东西有关。

(三)成熟因素

1. 早产儿:

与吸吮或吞咽反射受损有关。

2. 新生儿:

与下食管(贲门)括约肌紧张性降低有关。

3. 老年人:

与牙齿受损有关。

四、护理目标

控制误吸。

(一)预期目标

个体未发生误吸。

(二)指标

①陈述预防误吸方法;②知道易发生误吸的食物或液体。

五、护理措施

预防误吸;气道管理;体位;吸痰。

(一)一般护理措施

1. 减少误吸的危险。

①对体力减弱、感觉减弱或自主神经紊乱的个体;②如没有外伤的禁忌,保持侧卧位。③评估舌的位置、确保没有后坠而阻塞气管。④如没有禁忌证,保持床头高位。⑤用纸擦或轻柔地吸引口和喉的分泌物。⑥经常反复评估口腔和喉内是否有阻塞物。⑦对气管切开或气管内插管的个体;⑧维持气管插管上的气囊充气(在持续机械通气中、进食中和进食后,管喂进食中和管喂进食后 1 h,在间

断正压呼吸治疗中)。⑨每1~2 h及必要时吸痰。⑩对有胃管或管喂的个体：⑪确保胃管插入后没有向上移。⑫如有胃管，每次喂食前吸尽残余物。⑬在喂食中和喂食后1 h内将床头抬高30~45 min,以防止逆流。⑭如残余物少于150 mL(间歇性)施行管喂。⑮如残余物不超过150 mL,以每小时10%~20%的速度（持续的）进行管喂。⑯以间歇的时间表调节管喂,允许两次喂食之间有胃排空时间。⑰确保知道气管阻塞的紧急处理。

(二) 对儿童的护理措施

①婴儿宜取侧卧位或仰卧位而不可采取俯卧位。②教会父母：不宜将奶瓶直竖起来给孩子喂奶；将小东西放置于孩子够不到的地方（如硬币）；拿开所有的塑料袋；检查那些零件可取下和有长绳的玩具。③教其对年幼儿童应避免什么食物（如有核的水果、坚果、口香糖、完整的葡萄、热狗、爆米花的玉米粒）。④教呼吸道阻塞紧急处理：拍击后背和推胸部（婴儿）；哈姆利克急救法（儿童）。

(2) 有跌倒的危险
Risk for Falls

一、定义

个体处于易跌倒的一种危险状态。

二、危险因素

参阅"有受伤的危险"的相关因素。

> **注：** 该护理诊断仅适用于需特指某个体确有"有跌倒的危险"的情况。如个体存在各种受伤的危险(如一个认知功能障碍的人)，使用更广泛的诊断"有受伤的危险"更为合适。

三、护理目标

(一)预期目标

个体叙述跌倒次数减少和对跌倒的恐惧减少。

(二)指标

①明确增加受伤危险的因素；②叙述愿意采用一些安全措施预防受伤（如扔掉不整齐的地毯或铺平地毯）；③陈述有目的地去运用经过选择的预防措施（如戴太阳镜以减少光的刺激）；④每日尽量增加活动量。

四、护理措施

一般护理措施

参阅"有受伤的危险"的相关内容。

(3)有中毒的危险
Poisoning, Risk for

一、定义

个体处于有意外暴露在有毒环境中或食入药物或有害物质的一种危险状态。

二、危险因素

参阅"有受伤的危险"的相关因素。

(4)有窒息的危险
Suffocation, Risk for

一、定义

个体处于喘不过气和窒息的一种危险状态。

二、危险因素

参阅"有受伤的危险"的相关因素。

(5)有外伤的危险
Trauma, Risk for

一、定义

个体处于有组织受到意外伤害的一种危险状态（如受伤、烧伤、骨折）。

二、危险因素

参阅"有受伤的危险"的相关因素。

48. 有围手术期体位性损伤的危险
Injury, Risk for Perioperative Positioning

一、定义

由于手术卧位的要求和因麻醉失去正常的保护反应，使个体处于易受伤的一种危险状态。

> 注：该诊断重在确定由于手术要求的特殊卧位所致组织、神经、关节受伤的可能性。在"有受伤的危险"前加上"围手术期卧位"这一词汇，增加了此护理诊断的致病因素。
>
> 已经很明确的是：如果个体没有事先存在的受伤危险因素，没有相关因素也可以使用这一护理诊断。如果要写相关因素，这个陈述可写为："有围手术期体位性损伤的危险：与手术卧位要求和麻醉后丧失正常器官保护有关"当个体事先存在相关的危险因素时，应包括在陈述中：如"有围手术期体位性损伤的危险：与因周围动脉疾病导致的组织灌注受损有关"。

二、危险因素

参阅相关因素。

三、相关因素

(一)病理生理因素

1. 与易感性增加有关。见于：慢性疾病；肝肾功能失调；骨质疏松；免疫系统失调；放射治疗；癌症；感染；体形瘦弱。

2. 与组织灌注受损有关。见于:糖尿病;心血管疾病;周围血管疾病;贫血;低体温;血栓史;腹水;浮肿;脱水。

3. 与保持卧位的过程中造瘘口易感性增加有关。

4. 与事先存在挛缩或身体损害有关。见于:类风湿性关节炎、脊髓灰质炎。

(二)治疗因素

1. 与体位的需要和正常的感官保护反应丧失有关*。见于:麻醉。

2. 与 2 h 或 2 h 以上的手术过程有关。

3. 与保持卧位过程中有埋置物或假肢(如起搏器)使易感性增加有关。

(三)情境因素(个体的,环境的)

与循环受损有关。见于:肥胖;怀孕;吸烟。

(四)成熟因素

与组织易受损害有关。见于:循环血量减少(婴儿、老年人)

四、护理目标

循环状态;神经学状况;组织灌注:外周的。

(一)预期目标

个体没有与手术卧位相关的神经肌肉损害和受伤。

(二)指标

①手术过程中根据需要加垫棉垫;②危险时,固定肢体以确保安全;③必要时活动肢体。

五、护理措施

术中体位;监管;压力管理。

一般护理措施

①确定个体是否有事先存在的危险因素,与手术组人员沟通

---

*这个危险因素总是存在,也可从诊断的陈述中剔除

有关发现。②卧位之前评估并记录以下方面情况：身体活动度；生理缺陷；外部/内部假肢或埋藏物；神经血管状况；循环情况。③当把个体从担架转移到手术床时，要抬起而不能拉或拖。不能留下个体无人监护。④与手术医生讨论所希望的手术卧位。如有事先存在的危险因素，要给予建议。确定卧位要在麻醉之前还是之后开始。⑤在移动麻醉的个体或换体位之前，要得到麻醉师或麻醉护士的同意。⑥减少组织损害：颈与脊柱在任何时候都保持在同一条直线上。轻柔地移动关节，外展不能超过 90°。四肢不能伸展到手术床以外范围，换体位时动作要轻柔且慢。将小单塞入床垫下来固定个体的手肘，避免滑落或把上臂外展固定于有护垫的支架上。⑦保护眼和耳不受压迫。保证耳朵没有弯曲，必要时用眼罩。⑧根据手术体位，易受损部位加垫。参阅病区的规章。⑨如可能，体位摆好后问个体是否感到疼痛、烧灼、压迫或有任何不适。⑩不断评估工作人员的身体是否倾斜压到个体，特别是个体的四肢。⑪保证每 30 min 稍微将头抬起。⑫经历了一定的手术体位后，在换体位或恢复仰卧位时，要缓慢变换，以防止严重的低血压。⑬手术结束后评估个体的皮肤情况，并将情况记录存档。如果有可能增加手术后损伤、已存在的危险因素，通知麻醉后护士。

49. 知识缺乏
Deficient Knowledge

一、定义

个体或群体处于对有关疾病或治疗计划的认知或技能不足的一种状态。

> 注："知识缺乏"不代表一个人的反应、改变或失去功能的形式,而是其原因或促发因素(Jenny,1987)。知识缺乏可引发各种反应(如焦虑、自理能力缺陷)。所有护理诊断的措施中都包括对个体或家属的教育(如"排便异常","语言沟通障碍")。当教育直接与某一特殊护理诊断有联系时,可将教育与计划相融合。当具体的教育有必要在某项操作前实施时,可应用"焦虑:与不熟悉环境或操作有关"这一护理诊断。当需要帮助教导个体或家庭有关自我照顾的信息时,可应用"处理治疗计划不当或无效"这一护理诊断。

二、诊断依据

(一)主要依据(一定存在,一项或一项以上)

自述在寻求知识或技能的信息方面的缺陷;表达了对自己健康状态不正确的认识;不能正确地履行期望的或已确定的健康行为。

(二)次要依据(可能存在)

不能将治疗计划融入日常活动;显示和表达出由于错误信息或缺乏信息导致的心理变化(如焦虑、抑郁)。

50. 乳胶过敏反应
Latex Allergy

一、定义

个体处于对乳胶产生免疫球蛋白 E(IgE)介导的过敏反应的一种状态。

二、诊断依据

(一)主要依据

天然乳胶(NRL)提取物皮肤试验阳性。

(二)次要依据

过敏性结膜炎、荨麻疹、鼻炎、哮喘。

三、相关因素

病理生理因素

与对天然乳胶中的蛋白质成分的超敏反应有关。

四、护理目标

免疫超敏性控制。

(一)预期目标

个体自述未接触乳胶。

(二)指标

①描述天然乳胶产品;②描述避免接触的方法。

五、护理措施

过敏管理;乳胶预防;环境风险防范。

一般护理措施

①解释完全避免直接接触所有 NRL 产品的重要性。②告诫对乳胶有轻微的皮肤过敏反应史的个体:有可能会发生严重的系统性过敏的危险。③指导个体戴"医疗警惕手带",上面写着"乳胶过敏";随身携带可自行注射的肾上腺素。④指导个体告知所有医务人员(如牙医、内科医生、外科医生)过敏的历史。⑤使用非乳胶物品:透明的一次性琥珀色袋。硅树脂婴儿奶嘴。粘胶处带有丝带的 2×2 纱布垫。透明塑料或硅橡胶导管。乙烯基或氯丁橡胶手套。用丝绸或塑料袋,不用粘膏。⑥保护个体避免接触乳胶:用血压计袖带前将棉布盖在皮肤上。不将听诊器的乳胶管接触个体。注射时不使用乳胶制品,要用注射器和活塞。每次刺破乳胶阻止物后及时更换针头。用带子盖上乳胶部分。⑦教个体哪些产品是乳胶制作的。医疗仪器:乳胶手套(有滑石粉或无),包括那些标有"低过敏性"的;血压计袖带;听诊器;止血带;电极垫;呼吸道、气管内管道;注射器栓,注射器乳头;麻醉面罩;乳胶围裙;导尿管、伤口引流管;注射口;多剂量药物瓶盖;胶带;造瘘口袋;轮椅软垫;有弹性的贴身短内裤;手杖衬垫。办公室或家庭日用品:橡皮;松紧带;厨房洗涤手套;气球;安全套、阴道隔膜;婴儿奶嘴、安慰嘴;橡皮球和玩具;球拍扶手和单车把手;轮胎;热水瓶;毛毯;鞋底;内衣裤的松紧;乳胶结合剂。

有乳胶过敏反应的危险
Latex Allergy, Risk for

一、定义

个体有引起的 IgE 介导的乳胶过敏反应的危险。

二、危险因素

(一)病理生理因素

1. 与有遗传性过敏性湿疹史有关。

2. 与有过敏性鼻炎史有关。

3. 与有哮喘史有关。

(二)治疗因素

1. 与经常使用导尿管有关。

2. 与因便秘经常行人工排便有关。

3. 与经常手术操作有关。

(三)情境因素(个体的,环境的)

1. 与对下列食物过敏有关。例如:香蕉、"几维"*、鲜梨、西红柿、生白薯、桃、栗子、芒果、番木瓜、百香果。

2. 处理食物者。

3. 有手套、避孕套等过敏史。

4. 工作中经常接触乳胶。见于:医务工作者、食物加工者、制造 NRL 产品者、家庭主妇、温室工作者。

---

*几维,一种产自新西兰的不会飞的鸟。

51. 有孤独的危险
Loneliness, Risk for

一、定义

个体处于一种当在希望或需要与人交往时感觉不适的危险状态。

> **注**:1994 年"有孤独的危险"被列入 NANDA 护理诊断目录中。目前"社交隔离"也在 NANDA 护理诊断目录之中。"社交隔离"从理论上来说是不正确的诊断,因为它表达的不是反应而是原因。"孤独"和"有孤独的危险"能更好地表达孤独的负面情绪。
>
> 孤独是一种主观状态,当一个人说它存在时它就存在或别人觉得它存在时,它也存在。孤独不是个人为重新生活而自愿的独居,也不是艺术家创作时的独处状态,也不是一个人为寻求个性和独立性生活经历初期的独处(如搬到一个新城市,离家读书)。

二、危险因素

参阅相关因素。

三、相关因素

(一)病理生理因素

1. 与害怕被拒绝有关。见于:肥胖;癌症(头部、颈部的变形、他人的迷信);生理残疾(截瘫、截肢、关节炎、偏瘫);情感障碍(严重焦虑、抑郁、偏执狂、恐怖症);排泄失禁(尴尬、臭味);传染性疾病(艾滋病、肝炎);精神疾病(精神分裂症、双极性情感障碍、人格障碍)。

2. 与难以接近参与社会活动有关。见于:消耗性疾病;生理残疾。

(二)治疗因素

与治疗性隔离有关。

(三)情境因素(个体的,环境的)

1. 与退休之前计划不充分有关。

2. 与相关人员的死亡有关。

3. 与离婚有关。

4. 与毁容有关。

5. 与害怕被拒绝有关。见于:肥胖;极度贫穷;住院或终末疾病(死亡过程);失业。

6. 与迁移到另一种文化环境中(如不熟悉的语言)有关。

7. 与有令人不满意的社交经历有关。见于:药物滥用;酗酒;不成熟行为、不被接受的社会行为或妄想。

8. 与失去正常的交通工具有关。

9. 与正常居住改变有关。见于:住进长期护理所或更换住处。

(四)成熟因素

1. 儿童:

与保护性隔离或传染性疾病有关。

2. 老年:

与失去正常社会联系有关。见于:退休;搬迁;相关人员的死亡;丧失驾车能力。

四、护理目标

孤独;社交发展。

(一)预期目标

个体自述孤独感减轻。

(二)指标

①识别孤独感的原因;②讨论增加有意义人际关系的方法。

五、护理措施

提高社会化程度;精神支持;行为矫正:社交技能;面对;预期指导。

(一)一般护理措施

对导致有孤独危险的多种因素来说,护理措施是很相似的。

1. 识别原因和有关因素。

2. 减轻或消除原因和有关因素:

①促进社会联系:支持因丧失而处于悲痛过程的个体渡过悲痛(见"悲痛")。承认悲痛是正常过程。鼓励个体谈论孤独的感觉和原因。调动个体的邻居和朋友等社会支持系统。讨论社会化质量(而不是大量的交往)的重要性。参考社会技能教育(参阅"社交障碍")。教会个体如何在别人面前表现自己(参阅"社交障碍")。②减轻社会联系中的障碍。确定社区内可利用的交通工具(公共、教堂有关的、自愿者)。确定是否要教个体使用另一种交通工具(如驾车)。识别能使人们忙碌的活动,特别是在易出现孤独感时间内(参阅"娱乐活动缺乏")。帮助感官能力受损的个体发展其他形式的沟通方式(如有扩音器的电话,参阅"沟通障碍")。帮助处理感官上的问题(例如:有臭味的情况咨询肠道造口治疗师)。帮助寻找特殊商店,以便买到整容手术的个体需要的特制的衣服(如乳房切除)。对控制失禁的特殊措施,参阅"排尿型态改变"。③对社交技能不够或具有防御性社交反应的个体。进行一对一的社交性谈话,解释"一般寒暄对话"和"意义对话"的区别。讨论"意义对话"的特点。启动互动。表现自然。意识警觉。表现出兴趣。给予和接受赞美。表现出对他人和活动的兴趣。需要时寻求帮助。增加目光接触。应用合

适的语调、语速和非语言性行为。让其观察其他人的"意义对话"。观察个体社交行为,并事后讨论,给予表扬。逐渐地讨论运用另一种社交方法,角色扮演技术。

3. 必要时推荐利用其他资源。

①本社区内联系社交隔离者的团体组织。②成立因特殊医疗问题导致孤独的自助组织(Reach to Recovery, United Ostomy Association)。③轮椅自助团体。④精神病科消费者权利协会。

(二)对老年人的护理措施

1. 讨论退休对人的预期性影响, 帮助事先计划 (Stanley&Beare,2000):

①计划保证有足够的收入。②退休前 2~3 年减少工作时间(如每天工作时间缩短、延长度假时间)。③发展工作外朋友。④形成家中做事的常规,以代替工作时间结构。⑤依靠其他人代替配偶进行休闲活动。⑥发展合乎现实的休闲活动(体力、花费)。⑦让自己对矛盾心理和短时间的对自尊的负面影响有所准备。

2. 识别扩展孤独者世界的方法。

①老年人活动中心和教堂群体。②鼓励祖父母活动项目。③老年日托中心。④退休社团。⑤共用住房,集体之家。⑥老年大学课程。⑦宠物。⑧电话联系。⑨精神专科的日间门诊和活动项目。

3. 认识社区的社交资源。

4. 必要时,咨询交通服务机构。

52. 个人处理治疗方案有效
Therapeutic Regimen Management, Effective Individual

一、定义

个体能将疾病及其后遗症的治疗计划融入日常生活，能满意地达到健康目标的型态。

> **注**："个人处理治疗计划有效"这一护理诊断描述的是成功管理疾病或病情的个体。增强这个概念是合适的。护士能够帮助个体提高其管理能力。其关键是预先性指导(如教个体认识什么事件可能消极地影响其管理能力及如何减低消极影响)。
>
> 这一诊断不需要相关因素。因为记录的相关因素只是重复那些管理好的个体的一些特点(如:动机、知识)。

二、诊断依据

为达到治疗目标恰当地选择日常活动和预防措施；疾病症状在预期的正常范围内；语言表达有管理治疗和预防后遗症的愿望；语言表达要减少有关疾病进展和产生后遗症的危险因素。

三、相关因素

参阅作者注释。

四、护理目标

依从行为;知识:治疗方案;参与:卫生保健决策;危险控制。

（一）预期目标

个体可描述应对病情进展或并发症的方法。

（二）指标

①讨论对继续成功地管理治疗有挑战性的情境；②描述或显示必须的自理技能。

五、护理措施

行为矫正；共同目标设定；教育：个人；决策支持；健康系统指导；预期指导。

一般护理措施

1. 讨论可能影响正常管理治疗的个体情况变化。

①病情恶化。②并发症。③药物副作用。

2. 建议尽早地与医务人员讨论治疗管理中可能的变化。

3. 讨论增加的应激水平会怎样消极地影响过去成功的管理，还可能降低对感冒和流感的抵抗力。

4. 与个体探询其是怎样评价日常应激水平的：

①通常的应激水平。②超负荷的信号。

5. 讨论应激可以来源于有利的也可以来源于不利的生活事件（如：结婚、离婚、孩子出生、死亡、度假、工作）。

6. 在面对即将到来的额外应激时，计划：

①如有可能，减轻生活中其他方面的应激。②坚持健康习惯：睡眠 7～8 h/d；吃早餐；每天锻炼（至少 30 min 轻快散步）；停止或限制饮酒，增加复合碳水化合物/纤维的摄入；减少脂肪摄入；减少咖啡因摄入。③增加令精神愉悦的活动：静思；听一些轻松音乐；到大自然去散步（如去林间、水边、山上）；阅读诗歌。

7. 开展健康教育和介绍与减轻应激有关的技能。

53. 处理治疗方案不当或无效
Therapeutic Regimen Management, Ineffective

一、定义

个体处于难以将治疗疾病和后遗症以及减少危险情境（如不安全、污染）的计划融入日常生活的状态或存在上述危险的状态。

> **注**："处理治疗方案不当或无效"在大多数情况下对护士都是有用的诊断。个体或家庭存在各种急性的或慢性的健康问题，他们通常面临的治疗计划又要求其改变以前的功能和生活方式。这些计划包括药物治疗、处理、饮食、锻炼、应激管理、解决问题、症状管理及其他促进健康的活动或方法。
>
> 该诊断描述的是难以获得积极结果的个体和家庭。护士是与个体共同决定采取哪些可获得的选择或如何成功达到目标的主要专业人员。最基本的护理措施是与个体(个体及其家庭)共同探讨有利的选择并且教会其如何实施这些选定的计划。

232

当个体面临着要履行一个复杂的治疗计划或向计划妥协、阻碍了治疗计划的成功实施的情况下，那么做出"有处理治疗方案无效的危险"的护理诊断就是合适的。除了教会个体如何执行治疗计划外，护士还必须帮助其确认由于功能缺陷所必需的调适。"有处理治疗方案无效的危险"也是出院教育中一个有用的诊断。

二、诊断依据

(一)主要依据(一定存在,一项或多项)

自述有执行疾病治疗计划或预防后遗症的意愿；自述存在执行或融入一个或多个有关疾病治疗、疗效及并发症预防的方案时有困难。

(二)次要依据(可能存在)

预料或未预料的疾病症状加速恶化；自述个体没有将治疗计划融入日常生活中；自述个体没有采取减慢疾病进程和减少后遗症的措施。

三、相关因素

(一)治疗因素

与以下因素有关。例如：复杂的治疗计划、治疗花费、复杂的健康服务系统、治疗的副作用、不熟悉的治疗或技术。

(二)情境因素(个体的,环境的)

1. 与以下因素有关。例如：决策冲突；知识不足；家庭矛盾；不相信治疗；不相信医务人员；健康信念冲突；对问题严重性的疑问；对易感性的疑问；对治疗方案好处的疑问；社会支持不足；信心不足；过去不成功的经历。

2. 与理解障碍有关。见于：认知缺陷；听力损害；焦虑；疲乏；动机；记忆问题。

(三)成熟因素

儿童、青少年:与害怕和别人不同有关。

四、护理目标

依从行为;知识:治疗方案;参与卫生保健决策;治疗行为:疾病或濒死的。

(一)预期目标

个体或家庭自述为恢复健康、防止复发和并发症愿意采取必须的或期望的健康行为。

(二)指标

①由害怕未知、害怕失控和不正确认识导致的焦虑有所减轻;②描述疾病过程、病因及症状的有关因素、疾病或控制症状的方案。

五、护理措施

(一)一般护理措施

1. 认识阻碍有效管理的原因和有关促发因素:缺少信任;自信心不足;知识不足;资源不足。

2. 建立信任和力量(Zerwich,1992)。

①能获得进入家庭系统,但是不能操纵。②避免给予增加压力的印象。③倾听,去发现其担忧,而不是将自己的预想强加于人。④努力寻找一种个体需求与可提供的护理服务相对称的方法。⑤寻找和肯定积极方面。⑥接受个体的现实状况。⑦表现出坚持性,但要慢慢进展。⑧表现出诚实、持之以恒和稳定性。⑨通过见面或电话保持约定的联系。

3. 提升自信心和积极自我效率(Bandura,1982)。

①与其探询过去处理问题的成功经验。②讲其他的"成功"故事。③如果适合,提供见证别人成功应对相同情境的机会。④鼓励参加自助组。⑤如果有高度的自主神经反应(例如:脉搏快、出汗)使信心减少,应教给其快速中断焦虑的措施(Grainger,1990):向上

看;控制呼吸;降低双肩;放慢思维;改变嗓音;自我暗示(如果可能,大声说出来);锻炼;变换面部表情;改变视角(想象从远距离看这一情境)。

4. 认识影响学习的因素:

①认识严重性;②对并发症的易感性;③预后;④对控制进展的感知;⑤焦虑水平;⑥经济状况;⑦支持系统;⑧过去经历;⑨身体状况;⑩情绪状态;⑪认知能力。

5. 促进个体和家庭的积极态度和主动参与:

①请个体和家庭表达感受、忧虑和问题。②鼓励个体和家庭寻求信息,做知情决策。③解释个体或家庭的责任和怎样承担这些责任。

6. 解释和讨论。

①疾病过程。②治疗计划(药物、饮食、操作、锻炼、仪器应用)。③治疗计划的基本原理;治疗的预期结果(个体、家庭)。④治疗的副作用。⑤需改变的生活方式。⑥监测状况的方法。⑦需要的随访。⑧并发症的症状和体征。⑨可利用的资源和支持。⑩需要改变的家庭环境。

7. 解释从必要的学习到生活方式的改变需要花费时间。

①提供印刷资料。②解释有问题时与谁联系。

8. 确定随访对象及所需要的社区服务。

(二)对老年人的护理措施

1. 促进学习:

①避开一天中易疲乏的时间。②减少使注意力分散的情况。③将信息与先前的经历联系起来。④应用视觉提示。⑤上课前给提纲。

2. 允许个体自己掌握学习速度。

3. 列出组织活动提示表。

(1)家庭处理治疗方案不当或无效
Therapeutic Regimen Management，Ineffective Family

一、定义

家庭处于难以将治疗疾病和疾病后遗症及减轻危险因素（如不安全、污染）的计划融入日常生活的一种状态。

> **注**：参阅"处理治疗方案不当或无效"。

二、诊断依据

(一)主要依据

家庭不能采取适当的活动以达到治疗和预防的目标。

(二)次要依据

预料或未预料的家庭成员的疾病症状加速恶化；对疾病及后遗症未予以关注；自述愿意执行疾病治疗和预防后遗症的计划；自述存在执行或融入一个或多个有关疾病治疗、疗效及并发症预防的方案时有困难；自述家庭没有采取行动以减轻疾病和后遗症发展的危险因素。

三、相关因素

参阅"处理治疗方案不当或无效"。

四、护理措施

一般护理措施

参阅"处理治疗方案不当或无效"。

(2)社区处理治疗方案不当或无效 Therapeutic Regimen Management, Ineffective Community

一、定义

社区面临或处于难以胜任预防或治疗疾病、疾病后遗症和减少危险情境(例如:安全、污染)的一种型态。

> **注**:这一诊断描述的是一个社区因健康服务资源和可获得性不足导致其社区人群得不到满意的服务。社区护士应用社区评估的结果,识别高危人群和整体社区需求。除此之外,护士还将评估健康系统、交通、社会服务及其可获得性。

二、诊断依据

(一)主要依据

语言表达难以满足社区的健康需求;疾病发展(预料或非预料的)迅速;发病率和死亡率均高于正常水平。

三、相关因素

情境因素(环境的)

1. 与社区规划的可获得性有关(特定的)。见于:疾病预防;免疫;事故预防;戒烟;酗酒;疾病筛查;牙科保健;防火;药物滥用;虐待儿童。

2. 与难于运用社区资源有关。见于:不适当的沟通;服务时间短;无交通工具;经费不足。

3. 与人口需求复杂有关。

4. 与缺少对可利用资源的认识有关。

5. 与环境或职业健康危害的存在有关。

6. 与脆弱人群的多种需要有关(特定的)。见于:无家可归者;青少年孕妇;生活于贫困线以下的人;居家个体。

7. 与不可利用的或不足的卫生服务机构有关。

四、护理目标

参与:卫生保健决策;危险控制;危险检测。

(一)预期目标

社区促进利用社区资源改善健康问题。

(二)指标

①确定社区所需资源;②需要时参与发展规划。

五、护理措施

决策支持;健康系统指南;危险检测;社区健康发展。

一般护理措施

1. 设计调查以决定:

①识别健康问题;②增加卫生服务意识;③健康服务的利用;④增加对促进健康项目的兴趣;⑤建议经费资源。

2. 对目标人口的抽样调查:

①信函调查;②在社区中心、运动场、超市的一对一的问卷调查;③群体的问卷调查(例如:教堂群体、俱乐部);④社区主要领导的问卷调查。

3. 问卷应设计得易读和易答(例如:在最能描述您的答案的数字前划圈:1 = 不关心;2 = 中度;3 = 高度关心)。例如,您对如下问题的关心程度:

①高血压;②应激;③酗酒;④暴力;⑤营养;⑥ HIV。

4. 整理应答的数据。

5. 分析结果:

①反映出来的整体健康问题是什么？②不同个体或人群所担心的健康问题是什么？老年人口。有 20 岁以上孩子的家庭。单亲家庭。45 岁以下的回答问卷者。经济收入在贫困线以下的个体。

6. 评价社区资源：

①针对发现的健康问题,有哪些可用资源？②这些资源是否有可用性或可及性问题？③大众如何获知服务项目？④识别缺少社区资源问题。

7. 如果有可利用的服务但利用得不够,评价：

①开放时间(方便？)；②服务的地点(可及性、服务机构面貌)；③效率和氛围；④广告策略。

8. 如果没有可利用的资源,计划发展项目。

①检查和评价其他社区内相同的项目：基本信息；目的,目标；可获得的服务；经费；参与者花费；服务项目的可行性；服务项目的可及性；满意度(居民、工作人员)。②找适当的人讨论护理者的发现(调查、现场参观)。③考虑以下问题：现存的社区支持；社区内能提供的专家和技术支持；经费支持。④识别有帮助的、合适的社区资源(例如：医院部门、护校、私立基金会)。⑤做项目计划(参阅社区计划措施中"有效社区应对")。

9. 评价弱势群体对卫生服务的可及性和对危险因素的知识。

①农村家庭、老人。②无固定职业的工人。③新移民。④无家可归者。⑤经济收入低于贫困线以下的个体或群体。

10. 在考虑高层次健康需求前,优先做的是确保食物、住宿、衣服、安全这些基本需要的满足。

11. 给予弱势群体有关疾病预防、促进健康和健康服务的信息。

54. 躯体移动障碍

Mobility , Impaired Physical

(1)床上活动障碍(Impaired Bed Mobility)

(2)行走障碍(Impaired Walking)

(3)借助轮椅活动障碍(Impaired Wheelchair Mobility)

(4)轮椅转移能力障碍(Impaired Wheelchair Transfer Ability)

54. 躯体移动障碍
Mobility , Impaired Physical

一、定义

个体处于或有可能处于躯体活动受限的一种状态,但并非不能活动。

> 注:"躯体移动障碍"描述的是个体上肢或下肢活动受限或肌肉力量受限。"躯体移动障碍"不能用于描述完全移动障碍;而代之以"废用综合征"更为适宜。躯体活动受限也可作为其他护理诊断的病因依据,如"自理能力缺陷"或"有受伤的危险"。
>
> "躯体移动障碍"的护理措施应集中在力量训练、功能恢复和防止功能退化方面。

二、诊断依据(Levin 等,1989)

(一)主要依据(80% ~ 100%)

在特定环境中,有目的地活动的能力受到损害(如床上活动、移动、行走);关节活动范围受限。

(二)次要依据(50% ~ 80%)

活动被约束;不愿意活动。

三、相关因素

(一)病理生理因素

1. 与降低的肌力和耐力有关。①神经肌肉受损,见于:自身免疫改变(多发性硬化、关节炎);神经系统疾病(如:帕金森综合征、重症肌无力);肌肉营养不良;部分或全身瘫痪(如:脊髓损伤,卒中);中枢神经系统肿瘤;颅内压增高;感觉缺失。②肌肉骨骼损伤,见于:骨折;结缔组织疾病(系统性红斑狼疮)。

2. 与水肿有关(滑膜液增多)。

(二)治疗因素

1. 与外用的器具有关(石膏或夹板、背夹、静脉插管)

2. 与行走应具备的强度和耐力不足有关(特定的,例如:假肢、拐杖、助步架)。

(三)情境因素(个体的,环境的)

与疲劳、动力下降或疼痛有关。

(四)成熟因素

1. 儿童:

与异常步态有关。见于:先天性骨骼缺陷;骨髓炎;先天性髋关节发育不良;幼年畸形性骨软骨炎。

2. 老年人:

与运动的敏捷性下降或肌无力有关。

四、护理目标

离床活动:步行;主动关节运动;移动水平。

(一)预期目标

个体报告肢体的力量和耐力增加。

(二)指标

①使用合适的器具来增加活动；②使用安全措施将潜在受伤的危险降低到最小；③描述干预原理；④说明增加活动的措施。

五、护理措施

关节活动的治疗训练；提高力量训练；步行；体位治疗练习；特定活动教育；辅助器具教育；安全教育。

一般护理措施

1. 关于预防不能活动的并发症的护理措施，参阅"废用综合征"。

2. 指导个体对没受影响的肢体实施主动的全关节活动的锻炼，每天至少 4 次：

①对患肢实施被动的全关节活动的锻炼。包括缓慢进行。支撑关节的上下两端。②从主动的全关节活动到功能性的活动要逐渐进行。

3. 轴线卧位，以预防并发症：

①利用足板。②避免长时间以同样姿势坐或躺。③每 2 ~ 4 h 改变肩关节的位置。④当处于 Fowler 体位时，用一个小枕头或不用枕头。⑤将手和腕关节置于自然功能位。⑥如果个体呈仰或俯卧位时，在其腰的弯曲部或肋骨末端放置一个毛巾卷或小枕头。⑦沿着臀部或大腿上方的侧面放置一个粗的卷状物或沙袋。⑧如果个体处于侧位时，放置枕头从腹股沟到足以支持腿部，并且用另一个枕头轻垫肩和肘；如需要，用一个沙袋支持足底，使足保持背屈位。⑨使用手和腕部夹板。

4. 提供循序渐进的活动*：

①帮助个体慢慢地坐起。②让个体站立之前，在床沿侧双腿自由摆动几分钟。③最初几次下床时，要把时间限制在 15 min，每日

---

*这可能需要遵医嘱。

3次。④如果个体能忍受,可将其每次下床时间增加 15 min。⑤在有或无辅助装置的情况下逐渐行走。⑥如果不能步行,搀扶个体下床,坐轮椅或椅子。⑦鼓励个体经常做短时间频繁的步行(至少每日 3 次),如果走得不稳,要给予帮助。⑧每天逐渐增加步行的距离。

5. 观察并且教给以下器具的用法:

①拐杖:对腋窝不应施加压力,应该利用手的力量;步态类型依个体的诊断而不同;拐杖距腋窝下应为 5.08 ~ 7.62 cm(2 ~ 3 in),同时,末端离足 15.24 cm(6 in)。②助行器:利用上肢的力量支持下肢的虚弱无力;随个体的不同问题而采用不同步态。③轮椅:练习移动;练习设法绕过障碍物。④假肢:安装假肢前要包扎残肢部;安装假肢;残肢的护理原则;残肢清洁、保持残肢干燥的重要性。只有在残肢干燥的情况下才能使用假肢。⑤悬带:评估悬带的使用方法正确与否;悬带在绕过颈部时应放松并且应该托住肘和腕在心脏水平以上;取下悬带,做全关节活动。⑥弹性绷带:观察绷带位置是否正确;用均匀的压力从远侧向近心侧缠绕;观察绷带是否"打褶";观察皮肤有无刺激征象(红肿、溃烂)或绷带过紧(压迫感);每日 3 次或必要时重新缠绕绷带,除非有禁忌(如:如果绷带是术后压迫刀口的敷料,应该遵医嘱更换或重新缠绕)。

6. 教给个体安全方面的注意事项。

①保护那些对过冷、过热感觉降低的皮肤区域。②练习跌倒和怎样从移动或行走时的跌倒状态中重新起来。③由于下肢远端感觉降低(脑血管意外的"忽略肢体"),当个体改变位置或穿过走廊时,教其检查肢体所处的位置;检查并确保双脚鞋带一定系好,患腿是否穿好裤子,裤脚是否拖拽。④指导坐轮椅的个体变换姿势,并且每隔 15 min 抬起半边臀部以减轻压力,在遇到马路边石、斜坡及绕过障碍的时候,要能够操纵,移动前要锁好轮椅。

7. 在可能的时候,鼓励个体使用患肢:

①鼓励个体使用患肢进行自我照顾活动(例如:吃饭、穿衣、梳头)。②对脑血管意外后出现的上肢忽略,参阅"忽略单侧身体"。③指导个体用健侧上肢去锻炼患肢。④用适当合适的设备来增加上肢的活动:普通的护腕适用于那些正在进餐时,双臂和双手控制力较差的个体。大手柄和加垫的食器可帮助小肌肉活动技巧较差的个体。带沿的盘子可防止食物流出。吸杯有助于固定盘子,以防盘子脱落。每天早上洗个温水澡,以减轻僵硬的程度,改善活动性。

8. 让个体演示:

①加强肌力锻炼;②全关节活动锻炼;③使用适当的器具;④安全预防措施。

(1)床上活动障碍
Impaired Bed Mobility

一、定义

个体处于或有可能处于在床上活动受限的一种状态。

> **注：**当个体因康复锻炼处于肌力改善、运动范围增加、可以移动时，"床上活动障碍"是一个临床有用的护理诊断。护士可与理疗师商量，共同为个体制定有针对性的康复计划。该诊断不适用于意识不清或临终个体。

二、诊断依据

翻身能力受损；从仰卧到坐起或从坐起到仰卧的活动能力受损；下床或在床上自我复位的活动能力受损；从仰卧到俯卧或从俯卧到仰卧的能力受损；从仰卧到长时间坐立或长久坐立到仰卧的活动能力受损。

三、相关因素

参阅"躯体移动障碍"。

四、护理目标

预期目标

参阅"躯体移动障碍"

五、护理措施

一般护理措施

参阅"躯体移动障碍"。

(2)行走障碍
Impaired Walking

一、定义
个体处于独立行走能力受限的一种状态。

二、诊断依据
爬楼梯能力受损；规定长距离行走的能力受损；沿斜坡行走的能力受损；在不平坦的路面上行走的能力受损；越过路沿石行走的能力受损。

三、相关因素
参阅"躯体移动障碍"。

四、护理目标

(一)预期目标
个体行走距离(特定的距离目标)增加。

(二)指标
①表现安全的移动；②正确使用辅助器具。

五、护理措施

一般护理措施
1. 解释安全行走是完整的活动，它涉及肌肉骨骼、神经、心血管系统以及诸如心理活动和定向力这样的认知因素。

2. 如果个体的身体状况不好，则需要一个循序渐进的锻炼计划；与理疗师商量制定一个评估方案和计划。

3. 明确正确安全地使用辅助用具(如：手杖、扶行器、拐杖)的方法：

①穿合脚的、结实的鞋子。②能在斜坡、不平坦的地面上行走，以及上下阶梯。③认识到可能造成危险的情况(例如:湿地板、乱扔的地毯)。

4. 如必要,提供循序渐进的活动:

①帮助个体缓慢坐起。②允许个体在站起之前,在床沿侧摇晃双腿几分钟。③最初几次下床限时 15 min,每日 3 次。④如果有耐力,可以每次增加 15 min 下床活动的时间。⑤无论有无辅助设施,都要让个体循序渐进地走动。⑥如果不能行走,帮助个体下床,坐轮椅或椅子。⑦鼓励经常短程行走(至少每日 3 次),如果行走不稳,要给予帮助。⑧每天循序渐进地增加行走的长度。

5. 评估对行走的反应。

6. 需要时,参阅"活动无耐力"。

(3)借助轮椅活动障碍
Impaired Wheelchair Mobility

一、定义

个体处于或有可能处于难以独立地、安全地移动轮椅的一种状态。

二、诊断依据

在平坦或不平坦的地面上,手动或电动操纵轮椅的能力受损;在斜坡上手动或电动操纵轮椅的能力受损;在路边上操纵轮椅的能力受损。

三、相关因素

参阅"躯体移动障碍"。

四、护理目标

(一)预期目标

个体能够成功、安全地借助轮椅活动。

(二)指标

①能安全使用轮椅;②能安全转移到轮椅。

五、护理措施

一般护理措施

1. 确定干扰正确使用轮椅的因素:知识;力量;心理活动。

2. 与理疗专家讨论是否需要加强锻炼。

3. 教给个体自身移动的技巧:①承重技巧;②非承重技巧。

4. 让个体演示技巧,评价其效果以及安全性。

(4)轮椅转移能力障碍
Impaired Wheelchair Transfer Ability

一、定义

个体处于或有危险处于从其他位置到轮椅之间双向转移能力受损的一种状态。

二、诊断依据

从床上转移到轮椅或从轮椅转移到床上的能力受损；出入厕所或上下便椅的行动能力受损；进行盆浴或淋浴的行动能力受损；在不平坦的平面之间的活动能力受损；从轮椅转移到轿车或从轿车转移到轮椅的能力受损；从轮椅转移到地面或从地面转移到轮椅的能力受损；从站立到地面或从地面到站立的行动能力受损。

三、相关因素

参阅"躯体移动障碍"。

四、护理目标

身体转移能力。

(一)预期目标

个体可顺利地完成从其他位置到轮椅之间双向转移过程。

(二)指标

①确定何时需要帮助；②表现出从轮椅上安全转移到其他地方(如卫生间、床、小轿车、椅子、不平坦的平面)。

五、护理措施

参阅"躯体移动障碍"；体位：轮椅。

一般护理措施

①解释安全移动是一个完整的活动,它涉及肌肉骨骼、神经和心血管系统以及诸如心理活动和定向力等认知因素。②如果个体的情况较差,则需要一个循序渐进的锻炼计划;与理疗专家讨论制定评估方案和护理计划。③向个体解释应该始终朝向健侧转移。④确定是否需要辅助的设施(如:带柄的行走腰带、机械升降机、翻身用的被单)。⑤与理疗师讨论确定需要多少帮助:不需帮助;只需要口头提示;如果需要额外的帮助,应用手支持;需要身体方面的帮助;需要机械设备来进行移动(如:升降机)。⑥告诉个体其能力可能会起伏不定,为了防止受伤,应请求帮助。

55. 不合作
Noncompliance

一、定义

个体或群体处于希望合作的状态，但是现存的各种因素阻止其坚持由健康专业人员提出的、与健康有关的建议。

> 注："不合作"描述的是个体愿意合作，但是现存的某些因素阻止其这样做。护士要设法降低或排除这些因素，以便使护理措施成功。然而，护士应注意对于一个有知识的、自主决定不愿参与合作的个体，不能应用这个诊断。这些行为可能是忽略或委托的行为，也可能是有意或无意的行为（Brandt 等，1997）。

二、诊断依据

（一）主要依据（一定存在）

自述对治疗方案的困惑或难以依从。

（二）次要依据（可能存在）

错过预约时间；部分使用或未使用药物；症状持久；病情恶化；发生非预期结果（术后并发症、怀孕、肥胖、成瘾、康复期间病情进展）。

三、相关因素

（一）病理生理因素

1. 与因继发性的无能力造成执行任务的能力受损有关。如：记忆力差、运动和感觉缺陷。

2. 与服从所建议的生活方式，但疾病的症状仍然增加有关。

(二)治疗因素

与下列因素有关。如:治疗的副作用;以往有过遵照建议的治疗方案而不成功的经历;转诊过程中非个人方面的因素;非治疗性环境;治疗的成本;治疗的复杂性或治疗的持续时间;治疗的财务成本。

(三)情境因素(个体的,环境的)

1. 与获得的障碍有关。见于:活动问题;经费问题;儿童缺乏照顾;交通运输问题;恶劣气候。

2. 与同时发生的家庭成员疾病有关。

3. 与家庭、同伴和社区不支持有关。

4. 与无人照顾有关。见于:无家可归。

5. 与理解障碍有关。见于:认知缺陷;听力缺陷;焦虑;注意力降低;视力缺陷;记忆力差;疲乏;动机。

6. 与对于严重性和易感性的认知有关。

四、护理目标

坚持行为;依从行为;症状控制;治疗行为:疾病或濒死的。

(一)预期目标

个体表达愿意改变或开始改变。

(二)指标

①描述所建议治疗计划的原因; ②识别影响履行治疗计划的因素。

五、护理措施

健康教育;协助自我矫正;协助提高自身责任感;应对增强;决策支持;健康系统指南;双向目标制定;教育:疾病过程

一般护理措施

1. 利用开放式提问,鼓励个体谈论卫生保健的经验(如:住院治疗、家庭成员的死亡、诊断性试验、验血、X线照片)。

2. 直接询问个体:"你关心下列什么问题?"服用这种药物?依

从这种饮食？做血液检查？做膀胱镜检查？你的胆囊切除了吗？使用避孕膜？付手术费？"

3. 探讨个体对这些问题的理解和其对治疗及其结果的期望。确定这些想法是现实的和正确的。

4. 评估医嘱治疗中会产生问题的因素（如：时间、成本、复杂性、便利性、不良作用）。

5. 评估个体最近在生活方式方面发生的改变（个体的、工作、家庭、健康、财务等方面）。

6. 如可能，帮助减少副作用：

①对胃有刺激的药物，建议与牛奶或食物同服，还可以适当吃些酸奶酪（有禁忌除外）。②对有眩晕作用的药物，应在就寝时或傍晚时服用，减少剂量要咨询医生。

7. 讨论执行规定的治疗方案中存在的利弊。

8. 肯定个体有权利拒绝规定的全部或部分治疗方案。

56. 营养失调:低于机体需要量
Nutrition,Imbalanced:Less than Body Requirements
(1)牙齿受损(Impaired Dentition)
(2)吞咽能力受损(Impaired Swallowing)
(3)婴儿喂养不当或无效(Ineffective Infant Feeding Pattern)

56. 营养失调:低于机体需要量
Nutrition,Imbalanced:Less than Body Requirements

一、定义

非禁食的个体,处于或有可能处于不一定有体重减轻,但是有营养摄入不足或代谢需要不足的一种状态。

> **注**:这一诊断描述的是消化功能正常,但摄入食物的量不足的个体。该诊断不能用于那些禁食或不能消化食物的个体。这种情况可以用合作性问题来描述:"潜在并发症:电解质失衡";"潜在并发症:负氮平衡"。
>
> 护士要监测并发现禁食状态的并发症,与医生协商进行胃肠外营养治疗。与禁食个体有关的护理诊断:"有口腔黏膜改变的危险"和"不适"。

二、诊断依据

(一)主要依据(一定存在,一项或多项)

非禁食者自诉或存在:摄入饮食低于推荐的每日供应量,已引起或尚未引起体重下降或现存或潜在的摄入低于代谢需求。

(二)次要依据(可能存在)

体重低于标准体重和身高的 10%~20%;三头肌皮褶厚度、上臂中围和上臂肌围均小于标准测量值的 60%;肌肉松弛无力;情绪激动或模糊;血清白蛋白降低;血清转铁蛋白或总铁蛋白结合力下降。

三、相关因素

(一)病理生理因素

1. 与热量需求增加,并且难以充分摄取热量有关。见于:烧伤(急性期后阶段)、感染、化学依赖状态、癌症或外伤。

2. 与吞咽困难有关。见于:脑血管意外;肌肉萎缩性侧索硬化;脑瘫;艾滋病;帕金森病;神经肌肉失调;肌营养不良。

3. 与营养吸收降低有关。见于:Crohn 病、囊性纤维化、不耐受乳糖。

4. 与食欲降低有关。见于:意识水平的改变。

5. 与自我诱导呕吐、身体锻炼超过热量摄入或继发于神经性厌食的拒绝进食有关。

6. 与害怕中毒而不愿进食有关。见于:偏执狂行为。

7. 与厌食或双极性精神障碍引起的身体过度激动有关。

8. 与厌食和腹泻有关。见于:原生动物的感染。

9. 与呕吐、厌食和消化受损有关。见于:胰腺炎。

10. 与厌食、蛋白质和脂肪代谢障碍以及维生素储存障碍有关。见于:肝硬化。

(二)治疗因素

1. 与伤口愈合增加了蛋白质和维生素需求量和摄入减少有

关。见于：手术、药物(癌症化疗)、口腔重建手术、用金属丝固定下颌或放射治疗。

2. 与以下药物(特定的)副作用引起的吸收不足有关。见于：秋水仙碱；乙嘧啶；制酸剂；新霉素；对氨基水杨酸。

3. 与减少口腔摄入、口腔不适、恶心、呕吐有关。见于：放疗、化疗或扁桃体切除术。

(三)情境因素(个体的，环境的)

1. 与食欲降低有关。见于：厌食、抑郁、应激、社会隔离、恶心、呕吐或过敏。

2. 与不能获得食物有关(机体受限、财力或交通问题)。

3. 与无能力咀嚼有关(牙齿损伤、缺牙、不合适的假牙)。

4. 与特定因素引起的腹泻有关。

(四)成熟因素

1. 婴儿/儿童：

①与摄入不足有关。见于：缺乏情感/感觉刺激或照顾者缺乏知识。②与腹部疾病、不耐受乳糖或囊性纤维化引起的吸收不良、饮食限制和厌食有关。与(婴儿)吸吮困难和吞咽困难有关。见于：脑瘫、兔唇、腭裂。③与吸吮不足、疲乏和呼吸困难有关。见于：先天性心脏病或早产。

2. 老年人：

①与代谢率、雌激素水平和骨质密度（妇女）下降的影响有关。②与牙齿松动引起的牙周膜的退化有关。

四、护理目标

营养状态；教育：营养的。

(一)预期目标

个体每日的营养摄入量能满足日常活动和机体代谢的需要。

(二)指标

①陈述良好营养的重要性；②明确日常摄入的不足；③陈述增

加食欲的方法。

五、护理措施

营养管理;营养监测。

(一)一般护理措施

①确定每日切实的、足够的热量需求。向营养专家进行咨询。②每日测量体重;监控化验结果。③解释充足营养的重要性。与个体商议每餐和加餐(小吃)的摄入目标。④教个体使用调味品以改善食物的味道和香味(柠檬汁、薄荷、丁香、罗勒、百里香、肉桂、迷迭香、咸肉等)。⑤鼓励个体与其他人一起进餐(在餐厅或集会的地方就餐,如:社区中心、教会群体集会地)。⑥作好护理计划,防止餐前进行一些令个体不愉快或痛苦的治疗或操作。⑦提供令人愉快、舒畅的进餐环境(看不到便盆、不催促个体);尝试制造"惊喜"(例如:在餐桌摆上鲜花)。⑧合理安排护理计划或进餐前后的治疗活动,以减少或消除会引起恶心的气味。⑨指导或帮助个体在就餐前休息。⑩指导个体在可能的条件下,避免烹调的气味——油炸食物、煮咖啡的气味(可出去散步、选择可以冷食的食物)。⑪进食前后要保持良好的口腔卫生习惯(刷牙、漱口)。⑫提供少食多餐的饮食(每日可供 6 次正餐,另加点心),以减轻胃的饱胀感。⑬在个体食欲的最佳时间,给予高蛋白、高热量的营养物(例如:如果早上化疗,午后给予营养物)。⑭指导食欲降低的个体:在刚起床时吃干的食物(烤面包、饼干);如经允许,可以吃咸食;避免吃过甜、油腻或油炸食物;试着用清爽的清凉饮料;用吸管慢慢吸;在个体能忍受的情况下,尽可能地进食;少食多餐,摄取低脂肪食物。⑮尝试食用一些营养品(如营养液、干粉制剂或布丁类食物)。⑯如果个体进食失调(Townsend, 1994):与个体、医生和营养学家共同建立摄入目标。讨论依从目标的益处和不依从的后果。如果拒绝进食,要通知医生。就餐时与个体坐在一起,限制进餐时间在 30 min。餐后观察个体至少 1 h。陪伴个体进入浴室。早上起床及首次排便后称体

重。对个体的改进进行强化,但不要重点讨论食物或进食。随着个体的改进,探讨身体形象、超重和控制等问题。⑰对活动过度的个体(Townsend,1994):提供高蛋白质、高热量的方便食物和饮料。多次提供点心,避免无热量的食品(如:苏打饮料)。散步或行走时可吃些方便食品。

(二)对老年人的护理措施

1. 评价老年人准备和制作食物的能力:财力;交通;活动能力;手工操作的灵巧性。

2. 解释可利用的社区资源:餐车;老年中心;超市送货上门。

3. 建议 50 岁以上的妇女:

①增加钙的摄入量达到 1200 mg/d(如果没有进行激素替代治疗,则要达到 1500 mg/d)。②降低热量摄入至 1700 ~ 1800 cal(7140 ~ 7560 J)。③平衡摄入与锻炼。④每日应补充 β – 胡萝卜素、维生素 C 及维生素 E。

(1)牙齿受损
Impaired Dentition

一、定义

个体处于牙齿生长或出牙形态或结构完整性遭到破坏的一种状态。

> **注:** "牙齿受损"描述的是牙齿的多方面问题。护士或其他卫生保健专业人员对于如何应用这一诊断还不十分清楚。如果个体有龋齿、牙齿缺失、排列不齐或畸形,护士应将其介绍给牙医。如果牙齿的问题影响到舒适和营养,护理诊断为"不适"或"营养失调"更适合。

二、诊断依据

过多的齿斑;牙冠或牙根龋坏;口臭;牙釉质变色;牙痛;牙齿松动;牙石过多;适龄牙(乳牙或恒牙)出牙不完全;牙齿咬合错位或排列不整齐;乳牙过早脱落;牙齿磨坏或磨损;牙齿断裂;牙齿缺失或全部缺失;牙釉质的腐蚀;不对称的面部表情。

(2)吞咽能力受损
Impaired Swallowing

一、定义

个体处于主动运输液体或固体从口到胃的能力有所下降的状态。

二、诊断依据

(一)主要依据(一定存在)

观察到吞咽困难的证据或在口腔中停滞的食物、噎食、进食液体或固体食物后出现咳嗽。

(二)次要依据(可能存在)

发音含糊不清;鼻音重;流口水。

三、相关因素

(一)病理生理因素

1. 与恶心反射降低或缺如、咀嚼困难或感觉降低有关。见于:脑血管意外;大脑左半球或右半球损伤;损伤到第 5、第 7、第 9、第 l0 或第 11 脑神经;脑瘫;帕金森综合征;肌营养不良;重症肌无力;肌萎缩性侧索硬化;吉兰 – 巴雷综合征;脊髓灰质炎。

2. 与气管和食管肿瘤、水肿有关。

3. 与口咽腔受刺激有关。

4. 与唾液减少有关。

(二)治疗因素

1. 与口腔、咽喉、腭和(或)鼻的手术重建有关。

2. 与气管切开引起的机械梗阻有关。

3. 与放疗引起的食道炎有关。

4. 与麻醉引起的意识下降有关。

5. 与唾液少而稠有关(如:继发于药物、放射治疗)。

(三)情境因素(个体的,环境的)

1. 与疲乏有关。

2. 与意识受限、注意力不集中有关。

(四)成熟因素

婴儿/儿童:与感觉降低或咀嚼困难有关。

参阅"婴儿喂养型态无效"。

四、护理目标

控制误吸;吞咽状态。

(一)预期目标

个体自述吞咽能力提高。

(二)指标

①描述已知的病因;②描述治疗的基本原理和过程。

五、护理措施

防止误吸;吞咽治疗;吞咽监测;转诊;体位。

一般护理措施

1. 降低误吸的可能性。

①进食前,仔细评估个体是否清醒,是否有适当的反应,有无控制口腔活动的能力,是否存在咳嗽/呕吐反射,能否吞咽唾液。②准备好有效地吸引装置。③使个体处于正确的体位:④如可能,让个体采取坐姿(60°~90°),坐在椅子上或坐在床沿(必要时可用枕头支撑)。⑤餐前餐后安排个体保持坐姿 10~15 min。⑥指导个体将头部自中线位置向前弯曲45°,保持气管通畅。⑦使个体的注意力集中在饮食上,吞咽完每一口食物。⑧从少量食物开始,让个体逐渐掌握进食的每一步骤:碎冰。用滴管装些水。用果汁代替水。进食量为 1/4、1/2~1 茶匙的半固体。用磨碎的食物或买来的婴儿食物。1/2 片饼干。由软食到普通饮食。

2. 帮助个体将口腔里前面的食团移到后面。把食物放在口腔后面确保能吞咽的位置。

3. 避免或减少黏稠的分泌液。

4. 当误吸的危险降低时，由碎冰、水到食物逐渐增加摄入量。

5. 对于认知或意识障碍的个体：

①强调使用固体而不是液体，因为液体一般更不容易耐受。②在进食时，将无关的刺激保持在最低限度（如：不要播放电视或收音机；除非是工作需要，否则不要有话语的刺激）。③让个体集中精力吞咽。④使个体颈部稍微放松地坐在椅子上。⑤教个体在吞咽时掌握呼吸。⑥观察吞咽过程，并检查口腔内食物是否完全吞咽下去。⑦避免口腔内食物过多，因为这将影响吞咽的效果。⑧分开给予固体和液体。⑨用简单一个词的指示来强化行为。

6. 确定先前的一口食物已经吞咽后，再慢慢进食。

7. 向语言病理学家咨询。

8. 教会家属在个体吞咽梗阻时的紧急措施（如：Heimlich 操作法）。

(3)婴儿喂养不当或无效
Ineffective Infant Feeding Pattern

一、定义

婴儿(出生9个月以内)处于表现出在吸吮方面或吸吮－吞咽反应的协调能力受损、导致口腔摄入的营养不足以满足机体代谢需要的状态。

> **注**：这一诊断反映了在一般的"营养失调：低于机体需要量"这一诊断下的有关婴儿的特殊类型的营养问题。护理的任务是提供或帮助照顾者提供适宜的热量来增加孩子的体重。所有经口获得的营养常常通过一些特殊的喂养技术和降低能量消耗来实现的。一些有吸吮困难或吞咽反应困难的婴儿，是基本能满足其营养需求的，除非有一些增加热量消耗的额外因素(如感染)存在。

二、诊断依据

(一)主要依据(一定存在，一项或多项)

不能开始或维持有效的吸吮；不能协调吸吮、吞咽和呼吸；实际代谢需要量超过口腔摄入量，从而伴有体重减轻或需要额外补充喂养。

(二)次要依据(可能存在)

口腔摄入不连续(摄入量、时间间隔、摄入所需时间)；口腔运动肌肉发育迟缓；呼吸急促使呼吸更加费力；喂奶后反胃或呕吐。

三、相关因素

(一)病理生理因素

1. 与热量需求增加有关。见于:体温不稳定;生长需要;呼吸急促使呼吸更加费力;伤口愈合;感染;主要器官系统疾病或衰竭。

2. 与肌无力或肌张力过低有关。见于:营养不良;早产;急性／慢性疾病;嗜睡;先天性缺陷;主要器官系统疾病或衰竭;神经受损或迟缓。

(二)治疗因素

1. 与手术或痛苦治疗过程引起的高代谢率和增加热量需要有关。

2. 与肌肉虚弱和睡眠剥夺或用药引起的嗜睡有关 (肌肉松弛剂,如:抗癫痫药、麻醉剂、镇静剂、麻醉药)。

3. 与口腔高度敏感有关。

4. 与先前延长的禁食状态有关。

(三)情境因素(个体的,环境的)

1. 与经常更换照顾者(喂养者)有关。

2. 与照顾者(喂养者)知识缺乏或对特殊的喂养需要或喂养方法投入不够有关。

3. 与存在令人厌恶的面部刺激或缺乏口腔刺激有关。

四、护理目标

肌肉功能;营养状况;吞咽状况。

(一)预期目标

婴儿能获得足够的营养以满足适合年龄的生长和需要。

(二)指标

①父母喂养孩子的技能不断改善；②父母已明确能够增加有效喂养的技能。

五、护理措施

非营养性吞咽;吞咽治疗;预防误吸;人工喂养;养育教育:

婴儿。

对婴儿的护理措施

1. 评估婴儿的喂养模式和营养需要。①评估摄入量、持续时间和喂养期间是否费力；呼吸频率和用力程度；疲乏的征象。②评估以往热量摄入、体重增加、摄入和排出量的趋势、肾功能、液体滞留等情况。

2. 与临床营养学家合作，确定增加热量、摄入量和体重的目标。

3. 与婴儿的父母合作，掌握用于该婴儿的有效技巧。

4. 提供专门的护理措施以促进有效的喂养能力：

①非营养性吸吮。②营养性吸吮，要达到确定的时间总量。③婴儿喂养方法要保持一致性。④对口腔运动肌弛缓要有专门的护理措施(体位、设备、下颌或嘴的控制)。⑤控制不良环境刺激和对面部和嘴的有害刺激。

5. 促进睡眠和减少不必要的能量消耗。

6. 如果需要，对肠胃喂养方式做一计划，计划包括指导性的建议：当婴儿用嘴吃奶更有效时，如何增加经口喂养和减少经肠胃喂养的指导。

7. 在该计划的每一阶段，都要与父母亲保持合作关系。

8. 为有特殊需要的婴儿父母提供持续的信息支持，帮助其确定所需要的资源(用具、护理照顾、其他照顾者)。

57. 营养失调:高于机体需要量 Nutrition, Imbalanced: More than Body Requirements

一、定义

个体处于营养摄入量超过机体代谢需要量、有超重的危险的一种状态。

> **注:**肥胖症是一种与社会文化、心理、代谢因素有关的综合征。该诊断用于描述肥胖症或超重时,指与其相关的营养问题。其治疗的关键在于行为方式和生活方式的矫正。建议可用"健康维护能力不足:与摄入量超过机体代谢需要量有关"来代替这个诊断。另外,也可用"个人应对无效:与外部应激反应致食物摄入量增加有关"来代替。当体重增加与生理因素(如味觉异常)、药物因素(如皮质类固醇治疗)、怀孕期间的超重有关,则这个诊断在临床上就比较适用了。

二、诊断依据

(一)主要依据(一定存在,一项或多项)

超重(按身高与体重之比计算,体重超过正常的 10%)或肥胖(按身高与体重之比计算,体重超过正常的 20% 或更多);三头肌皮肤褶的厚度:男性 > 15 mm,女性 > 25 mm。

(二)次要依据(可能存在)

自述有不良的饮食习惯;摄入量超过代谢需要量;静止的生活方式。

三、相关因素

(一)病理生理因素

1. 与异常的过饱进食模式有关(特定的)。

2. 与味觉和嗅觉降低有关。

(二)治疗因素

与异常过饱有关。见于:药物治疗(皮质类固醇,抗组胺剂);放射治疗(降低了味觉和嗅觉)。

(三)情境因素(个体的,环境的)

1. 与妊娠期体重增长超过 11.3 ~ 13.59 kg(25 ~ 30 磅)有关。

2. 与缺乏基本的营养知识有关。

3. 与静止的生活方式有关。

成熟因素

成人/老年人:与活动量减少及代谢需要量降低有关。

四、护理目标

营养状况;体重控制。

(一)预期目标

个体能描述其有体重增加的危险的原因。

(二)指标

①描述摄入量增加与味觉、嗅觉丧失之间的关系;②讨论孕期的营养需要;③讨论运动在体重控制中的作用。

五、护理措施

营养管理;体重管理;教育:个体;行为矫正;锻炼促进。

一般护理措施

1. 增强个体对食物数量或种类消耗的意识。

①指导个体记录一周内每天的食谱:进食的内容、时间、地点及原因;是否边吃边做其他事(如:看电视、做饭);进餐前的情绪;进餐的环境气氛(是否与配偶、孩子在一起)。②与个体一起检视每天食谱,从而指出影响摄入的习惯类型(如:时间、地点、人、情绪、

食物)。③评论高热量食物和低热量食物。

2. 帮助个体制定现实的目标,即:每周减少经口摄入 500 cal (2100 J)的热量,以达到每周体重减轻 0.45~0.9 kg(1~2 磅)。

3. 教给行为矫正的技巧:

①限定在家中特定的地点进食(如餐桌)。②做其他活动时不准吃东西,例如阅读或看电视时。③只能坐着吃。④进餐前先喝 250 mL (8 oz)饮用水。⑤使用容量小的餐具(一份食物看上去多一些)。⑥准备恰好够吃一顿的食物量,把剩余的倒掉。⑦不要吃别人盘中的东西。⑧慢慢地进食,充分咀嚼后咽下。⑨在两口之间要放下餐具等待15 s。⑩必须满足口欲时,可以吃需要咀嚼的低热量的食物(如:胡萝卜、芹菜、苹果)。⑪减少流质食物的热量,喝无糖汽水和白开水。

4. 制定每日散步计划,并逐渐增加散步的速度和距离:

①开始是每天步行 0.8~1.61 km(0.5~1 mile)或 5~10 个街区,每周增加 0.16 km(0.1 mile)或 1 个街区。②逐渐增加活动量。③避免锻炼用力过度过猛,以免过度疲劳。④如果出现下列症状,要立即停止活动:胸闷或胸痛、严重的呼吸困难、头昏、头晕、丧失肌肉控制能力、恶心。⑤固定每天从事运动的时间,目标为每周 3~5 次,每次 15~45 min,心率达到负荷试验的 80% 粗略计算(20~29 岁年龄组为 170 次/min,每增加 10 岁应减少 10 次/min,如:30~39 岁为 160 次/min,40~49 岁为 150 次/min)。⑥告诉个体,每天身体间断活动的时间累计在 30 min 或以上是有益的。⑦建议利用每个机会增加活动(例如:步行下楼梯而不乘电梯;将车子停放在远离商店的地方,然后步行到目的地)。

5. 转诊到支持团体(例如:体重观察员、匿名贪吃者、素食者、瘦身俱乐部、节食工作室)。

58. 营养失调：潜在的高于机体需要量
Nutrition, Imbalanced: Potential for More than Body Requirements

一、定义

个体有可能处于营养摄入量超过机体代谢需要量的一种状态。

> **注**：这一诊断与"营养失调：有高于机体需要量的危险"相似。它描述的是一个有家族肥胖史的个体，本人表现为超重体型或有超重史（如：既往妊娠）。在临床研究将这个诊断与其他目前已接受的相似的诊断区别开来以前，使用"维护健康能力改变（现存的或潜在的）"或"有营养失调的危险：高于机体需要量"，以指导家庭或个体辨别不健康的饮食习惯。

二、诊断依据

观察或自述父母一方或双方为肥胖病的个体；在婴儿期和儿童期的生长速度超过正常个体；据述在婴儿期 5 个月前就用固体食物作为主要的食物来源；观察到利用食物作为奖励或安抚的措施；据述或观察，在每次妊娠开始时基线体重都较高；有不良的饮食习惯。

59. 父母不称职
Parenting, Impaired

一、定义

一个或多个照顾者处于现存的或潜在的不能提供一种有利于自己的或其孩子成长发育的良好环境的状态。

> **注**：当孩子或其父母面临家庭应激增加的情况时，一个家庭的职能就处于成长问题的高度危险之中。"父母"这个名词是指作为孩子最主要的照顾者。

二、诊断依据

（一）主要依据(一定存在，一项或多项)

父母不适当的或没有经过教育的养育子女行为，或缺乏作为父母的应有行为。

（二）次要依据(可能存在)

经常用言语表达对婴儿或儿童的不满或失望；用词语表达角色的挫折感；自己认识到或实际上有能力不足；减少的或不适宜的

婴儿视觉、触觉、听觉方面的刺激;明显的虐待和忽视孩子;婴儿或儿童的生长发育迟缓。

三、相关因素

个体或家庭成员有可能发展成或经历父母角色困难的危险。

1. 父母。单身;青春期;虐待的;心理障碍;酗酒;吸毒成瘾;疾病晚期;严重残疾;意外事故的受害者。

2. 儿童。意外妊娠;有不希望的特征;有精神残疾;疾病晚期;不希望的性别;有身体残疾;有活动过度的特征。

(一)情境因素(个人的,环境的)

1. 与联系过程中断有关。见于:疾病(儿童、父母)、监禁、迁移。

2. 与从核心家庭分离出有关。

3. 与用不同的照顾者或不同的技术有关。

4. 与缺乏知识有关。

5. 与缺乏可利用的角色模型有关。

6. 与下列关系问题(特定的)有关。婚姻不协调;分离;同居;离婚;赡养父母;迁移。

7. 与因疾病、新生婴儿、对年老者的照顾、经济问题或药物滥用引起的适应应激无效有关。

(二)成熟因素

青少年:

1. 与满足自己的需要超过孩子的需要有关。

2. 与同自己双亲有无效关系史有关。

3. 与父母间有相互辱骂史有关。

4. 与父母对孩子不现实的期望有关。

5. 与父母对自己不现实的期望有关。

6. 与孩子对父母不现实的期望有关。

7. 与父母未满足孩子的心理需要有关。

四、护理目标

儿童发育(特定的);家庭应对;家庭环境:内部的;家庭功能;亲子依附关系。

(一)预期目标

父母或主要的照顾者认识到父母角色技能有问题。

(二)指标

①为孩子提供一个能安全成长的环境;②确定可用于帮助提高父母技能的资源。

五、护理措施

促进养育;增强发展;预期指导;父母教育;行为管理。

一般护理措施

1. 鼓励父母分担养育的困难及平常的或最近的应激。

2. 如果怀疑有虐待,通知有关部门(见"家庭无能性应对失调")。

3. 提供关于下列的信息:①与年龄有关的发育需要;②与年龄有关的问题行为。

4. 观察父母与孩子的相互影响:①强有力的支持;②为不适宜的或问题行为做好角色示范;③强调孩子的能力或独有的特征。

5. 允许父母观察护士照顾孩子。以角色示范教给安慰的方法和感觉刺激法(语言、玩具、触摸)。

6. 鼓励父母参与照顾孩子。

7. 解释所有处理程序和相关的不适。

8. 鼓励双亲尽可能参与照护过程并安慰孩子。

9. 探讨双亲对孩子的期望,区分现实与非现实的期望。

10. 评价常规方式是否恰当及能否坚持到底。

11. 与父母探讨孩子的问题行为(Herman – Staab,1994):①频率、持续时间;②情境(时间、地点、能引起反应的刺激物);③问题行为的结果(父母的关注、纪律、反应的不一致);④父母期望的行为。

12. 讨论积极的作为父母的技巧(Herman - Staab,1994)。

①告诉孩子他们是被关爱着的。②捕捉孩子的优点,利用好的目光接触。③留出"特定的时间",此时确保父母与孩子在一起不被干扰。④通过不进行身体接触或目光接触,忽略微小的冒犯行为或对此行为仅进行讨论。⑤实行主动的倾听,描述孩子说的话,反馈孩子的情感并且不加评判。⑥当不赞同孩子的行为时,用"我"来表明态度,重点强调不满意的是这种行为,而不是孩子本人。

13. 共同讨论纪律方法。

①对于小的孩子:按每1岁就坐在椅子上1 min类推(如果孩子起身,就把孩子放回到椅子中,并且重新设定时间)。②对于年龄大的孩子:剥夺特别喜爱的娱乐活动(例如:骑车、看电视节目)。③在制止危险性触摸(如:炉子、电插头)的时候,避免打小孩;用一只手轻拍即可,不要恐吓孩子,明确惩罚,并坚持到底。④期待孩子服从。⑤双亲应该联合一致,并且要言行一致地坚持到底。

14. 讨论可利用的资源(咨询、社区、社会服务、家长课堂)。

15. 如需要,开始转诊到社区护理服务。

(1)有亲子依附关系改变的危险 Parent-Infant-Child Attachment, Risk for Impaired

一、定义

双亲或主要照顾者与婴儿之间抚育、保护和互动过程的关系处于中断的一种危险状态。

> **注**：这一新诊断描述父母或照顾者与其孩子之间可能有亲子依附困难的危险。影响依附关系的障碍可能是环境、知识、焦虑、父母或孩子的健康。这一诊断作为危险或高危诊断是适宜的。如果某护士对一个亲子依附问题下诊断，那么用"父母不称职：与不足的双亲依附有关"更为适宜，这样护士可以将重点放在改善亲子关系和防止破坏性养育模式上。

二、危险因素

参阅相关因素。

三、相关因素

(一)病理生理因素

与亲子联系过程中断有关。见于：父母生病；婴儿生病。

(二)治疗因素

与拥抱孩子受阻有关。见于：黄疸光线治疗或重症监护。

(三)情境因素(个体的,环境的)

1. 与不现实的期待有关(如：孩子或自己)。

2. 与意外妊娠有关。

3. 与对婴儿的失望(性别、长相)有关。

4. 与对因新生婴儿和其他责任造成的应激适应无效有关。见于：健康问题；精神疾病；经济问题；物质滥用；人际关系。

5. 与自己和父母的无效关系史有关。

6. 与缺乏知识或可利用的父母角色的典范有关。

7. 与父母身体残疾有关(如：失明、瘫痪、耳聋)。

(四)成熟因素

青少年：与有困难为满足婴儿的需要而推迟满足自己的需要有关。

四、护理目标

(一)预期目标

父母表现出增加的亲子依附行为,例如：抱紧婴儿、微笑、与婴儿交谈、寻求与婴儿进行目光接触。

(二)指标

①照顾婴儿的需求得到满足；②开始用言语表达对婴儿的积极情感。

五、护理措施

一般护理措施

1. 评价原因或有关因素。

①母亲的：意外妊娠；产程延长或难产；产后疼痛或疲乏；缺乏积极的支持系统(母亲、配偶、朋友)；缺乏能起正面作用的角色典范(母亲、亲戚、邻居)。②父母不适当的应对模式(单亲或双亲)：酗酒；吸毒；婚姻出现困难(分离、离婚、暴力)；与新角色有关的生活方式发生改变；青少年父母；职业发生改变(如：从职业妇女到当母亲),家庭成员患病。③婴儿：早产、有缺陷、有疾病；多胞胎。

2. 尽可能地消除或减少有关因素。

①疾病、疼痛、疲乏：与母亲建立可行性的婴儿照顾活动。给母亲提供不中断的睡眠时间：每日白天至少 2 h,夜晚 4 h。消除不适

感。②缺乏经验或缺乏能起到正面影响的母亲角色的典范:与母亲探索其对母亲的感情和态度。帮助其确认一个肯定称职的母亲,并且鼓励其寻求此人的帮助。在其住院治疗期间,提出有用的教育纲要。确定谁最初在家帮助该母亲。了解社区服务项目和参考资料,这能增加其出院后照顾孩子的知识。③缺乏积极的支持体系:识别父母的支持系统并评估其优缺点。评估对咨询服务的需要。鼓励父母表达有关经验和对未来的感觉。主动倾听父母的想法。观察父母与孩子的互动情况。

3. 给亲子依附过程提供机会。

①分娩后立即促进依附过程:鼓励妈妈在生产后就抱婴儿(可能需要一个短暂的恢复期)。在渴望时提供皮肤与皮肤的接触。保持房间温暖在 22.22℃ ~ 24.44℃(72℉ ~ 76℉)或为婴儿提供热辐射台。如果母亲请求,应该给母亲提供哺乳的机会。推迟使用硝酸银,以利于母婴的目光相互接触。让家庭成员尽可能多地在一起,同时使工作人员的打扰减少到最低(该"敏感时期"持续 30 ~ 90 min)。②鼓励父亲抱婴儿。在产后阶段促进依附过程:定期检查母亲是否有疲乏的征象,尤其是在母亲接受麻醉后。给母亲提供母婴同室的选择,一起讨论并明确其最初所需要承担的照顾婴儿的事宜,支持其提出的帮助请求。讨论将来父亲如何参与对婴儿照顾(如果愿意,讨论父亲在家照顾婴儿的可能机会)。③提供对父母的支持:倾听母亲讲述分娩的经历。鼓励父母用词语表达感觉。表示接受这种感觉。向父母指出婴儿的优点和个体特征。示范婴儿对双亲的反应。有产后随访体系,尤其是对被认为有出现问题危险的家庭(如电话随访或社区护士进行家庭随访)。④评估对教育的需要:观察父母对婴儿的兴趣。支持每个父母的优点。在父母亲感到不适应的地方,要给予帮助(角色模式)。提供婴儿照顾学习班。准备印刷品和影像带,让父母有空的时候看。评估对婴儿生长发育方面的知识水平,提供所需要的资料。帮助双亲了解婴儿的暗示和性情。

查看参考书或文献目录，以便推荐有关为人父母及照顾孩子的印刷资料。⑤当因早产或疾病需要马上把孩子与父母分开时，要尽可能地提供联结和依附的经历。在转移孩子以前，允许双亲看见和触摸孩子。如有可能，应鼓励父亲访问婴儿重症病房并带回关于婴儿的口头报告和照片。鼓励尽可能早地允许母亲探视，如果不能探视，应使其经常与婴儿的照顾者保持电话联系。

4. 必要时开始进行如下安排：

①社区机构咨询随访事宜。②让父母求助于有关部门。

(2)父母角色冲突
Parental Role Conflict

一、定义

在对外界因素(例如:生病、住院、离婚、分居)或孩子出生有特殊要求做出反应时,父母或主要照顾者处于经历或感觉到角色发生改变的状态。

> **注:**这一诊断描述的是父母一方或双方原先有效的能力受到外来因素的挑战。在某种情境下(如疾病)发生角色混乱和冲突。这一诊断不同于"父母不称职",它描述了父母单方或双方表现出或处于高度危险的不恰当的父母行为或缺乏父母依附关系的状态。如果父母双方在适应角色时没有获得外来因素的帮助,"父母角色冲突"可能就会演变为"父母不称职"。"父母"这一名词是指给孩子提供主要照顾的任何个体。
>
> 这一诊断是由护理诊断讨论组、彩虹儿童医院、Cleveland 医学院提出的。

二、诊断依据

(一)主要依据(一定存在,一项或多项)

父母对父母角色的改变表示关注;父母在日常照顾和(或)常规照顾中表现出混乱。

(二)次要依据(可能存在)

父母对不能满足正在住院或在家中的孩子身体的或情感的需要,而表达出担心或感觉到自身不足;父母表示担心孩子的疾病会影响其他孩子;父母对在家的其他孩子的照顾表示担忧;父母表示出对做出有关孩子的决定失控的认知方面的担忧。

三、相关因素

情境因素(个体的,环境的)

1. 与孩子分离有关。见于:孩子出生伴有先天性缺陷或慢性疾病;孩子因急性或慢性疾病住院治疗;疾病、预后或照顾的环境突然发生变化(如:搬入或搬出重症监护病房)

2. 与因侵入性或约束性的治疗型态(例如:隔离、插管等)导致的恐惧有关。

3. 与家庭生活受到干扰有关。见于:在家里照顾有特殊需要的孩子(窒息监护、体位引流、高营养输液);经常去医院;增加新的家庭成员(老年相关人员、新生儿)。

4. 与父母的能力发生改变有关。见于:父母患病;工作职责;再婚;死亡;旅行的需要;离婚;约会。

四、护理目标

参阅"父母角色冲突"。

(一)预期目标

父母有能力控制与孩子有关的决定,并与保健专业人员合作,参加关于儿童健康或疾病护理的决定。

(二)指标

①陈述孩子健康状况的信息和孩子的治疗计划;②参与在家里或医院内对孩子的照顾,以满足其愿望;③描述对孩子生病或住院的感觉;④明确并有效利用可获得的支持系统,以便给父母足够的时间和精力去满足孩子病中的需求。

五、护理措施

参阅"父母角色冲突"。

一般护理措施

①讨论什么影响角色的改变(如:离婚、再婚、患病[孩子或父母]、寄宿、家庭成员的增加[如新生儿、年迈的父母])。②让父母双

方共同分担挫败感。③帮助父母确定所期望的角色类型以及是否现实。④如必要,咨询关于应激和角色改变的处理方法。⑤对于患病或住院儿童:帮助父母适应其行为,允许在儿童住院治疗或患病期间继续父母的角色。提供关于医院常规和政策的信息,例如:探视时间、就餐时间、区域常规、医疗和护理常规、入住的房间。向父母解释就医程序和一些检查,帮助其向孩子介绍这些活动,讨论适合儿童年龄范围的反应。在有限的环境中教父母采取方法并表现出关爱行为(如:尽管有住院治疗和设备方面的不便,还可以进行触摸、拥抱)。当孩子处于住院治疗和儿童的慢性疾病情况时,提供信息,使父母适应父母角色的能力增强。鼓励父母之间的沟通,允许给时间提问题,经常重复信息。提供直接和坦诚的回答。带给父母新的信息,但不要使其认为对寻找信息负有责任。当父母不能与其孩子在一起时,通过打电话来促进交流信息,并允许父母打电话给主管护士或承担护理该孩子的护士。支持父母继续为儿童照顾作出的决定。给父母提供实施孩子照顾计划的机会。把父母作为有关孩子的信息资源,了解孩子通常的行为、反应和爱好。承认父母是有关其孩子的"专家"。允许父母选择在一些治疗和护理过程期间在场。⑥让双亲按照其期望程度参与照顾孩子:至少为双亲中的一位提供全天同病室陪住,并延长其他家庭成员的探视时间。与父母合作并商议其想继续做的事项、想要其他人承担的事项、想要分担的事项和其想要学习的事项,继续评估其参与照顾愿望是否有变化。让父母与孩子有在一起不受打扰的时间。⑦与父母探讨其个人的责任(例如:工作时间表、照顾孩子,管理家务的责任,对亲友的责任),帮助其建立一个时间表,允许有足够照顾孩子的时间或看望住院孩子的时间,而在满足其他角色责任方面又没有挫败感(例如:如果只有在晚上才能看望孩子,那么就推迟孩子的洗澡时间,允许父母给孩子洗澡)。⑧支持父母为自己和孩子使医院家居化、环境正常化的能力:鼓励父母从家里带衣服和玩具给孩子。如果孩子想要的话，允许父母准备家里烹饪的食物或从家带食物给孩子。鼓励家庭成员一起就餐的机会。鼓励给父母提供机会，尽可能让其带孩子请假离开医院，包括看望家里。⑨帮助父母述说有关孩子的患病或住院的感觉以及在这种情况下适应父母角色的情况。⑩给父母提供身体和情感方面的需要：评估和促进父母满足自我照顾的需要（如：休息、营养、活动、独处）。允许父母有机会确定照顾计划表，使之符合自己需要的日程安排。评估支持系统：父母之间、家庭、朋友、牧师等。⑪如需要，开始进行安排：牧师、社会服务部门、社区机构（轮流照顾）、父母自助组。

60. 有周围神经血管功能障碍的危险
Peripheral Neurovascular Dysfunction, Risk for

一、定义

个体有可能处于一侧肢体末端循环、感觉、运动中断的危险状态。

> **注**：这一诊断描述的是一种护士可以预防的情况，通过早期发现危险者，同时给予一些减低或消除诱因或起作用因素的措施。如果未能早期发现，神经血管功能障碍可能会导致腔隙综合征。腔隙综合征需要医疗干预(如筋膜切开术以及术前术后的护理。)

二、危险因素

参见相关因素。

三、相关因素

(一)病理生理因素

1. 与特定肢端容量增加有关。见于：出血(如创伤、骨折)；凝血功能障碍；静脉梗阻或淤滞；动脉梗阻。

2. 与毛细血管通透性增加有关。见于：创伤；重度烧伤(如热烧伤、电烧伤)；体温过低；冻伤；过敏反应(如昆虫叮咬)；毒物咬伤(如蛇咬伤)；肾病综合征。

3. 与限制性包扎有关。见于：肢体广泛性烧伤；过度压迫。

（二）治疗因素

1. 与容量增加有关。见于：静脉输液的渗透；运动过量；假体错位（膝、髋）；伤口引流系统阻塞。

2. 与毛细血管滤过率增加有关。见于：全膝置换；全髋置换。

3. 与限制性包裹有关。见于：止血带；血压计袖带；石膏；支架；约束带；抗休克裤；过度牵引；外周敷料；过紧的包扎；气体夹板；早产或面部缺陷的矫正器。

四、护理目标

神经学状况。

（一）预期目标

个体陈述周围感觉或运动的变化。

（二）指标

①有可触及的外周动脉搏动；②肢端温暖；③毛细血管充盈时间不超过 3 s。

五、护理措施

周围感觉管理；体位；血栓预防。

一般护理措施

1. 第一个 24 h 至少每小时对外周神经血管功能状况评估一次。如有必要，与健侧肢体进行比较：

①周围动脉搏动；②皮肤温度、颜色；③毛细血管再充盈时间。

2. 对于患侧上肢。

①评估以下能力：拇指、腕关节和其余四指过伸；伸开各指；用拇指触摸小指。②评估下列部位对尖锐点压力的感觉：拇指与食指间的指蹼；小指末梢的脂肪垫（指肚）；食指末梢的表面。

3. 对受损的下肢。

①评估下述能力：背曲（向上运动）踝关节，并跖趾关节处伸展脚趾；跖屈（向下运动）踝关节和脚趾。②评估对尖锐点压力的感觉：大脚趾与第二脚趾间的趾蹼；脚底中间和侧面（上面的 1/3）。

4. 指导个体要报告异常的、新的或不同的感觉(如:麻刺感,麻木或活动脚趾、手指的能力减弱;被动伸展时伴有疼痛;疼痛没有减轻)。

5. 减轻水肿或其对功能的影响:

①除去患肢上的珠宝饰物。②抬高肢体,除非有禁忌。③建议每小时活动病患肢体的手指或脚趾 2~4 次。④将冰袋用包布包裹并环绕受伤部位放置。⑤监测受伤或切开部位引流物的性质和量。⑥保持伤口引流系统的通畅。

6. 如果发生下列情况要通知医生。

①感觉改变;②运动能力改变;③皮肤苍白、淤斑或发绀;④毛细血管充盈时间减慢,超过 3 s;⑤脉搏减弱或缺失;⑥疼痛加剧或用药物也不能控制;⑦肌肉被动伸展时伴有疼痛;⑧抬高肢体时疼痛增加。

7. 如果出现以上的症状或体征,应停止抬高肢体和应用冰袋。

8. 促进患肢的血液循环:

①保证最适宜的补液,以达到最佳的血液循环。②监测牵引器械和夹板对静脉或神经的压迫。③如果手腕或足踝部使用约束带,应监护其对血管或神经的压迫。至少每小时松解一次,同时实施关节活动。④如允许,鼓励对未受损的身体部分主动进行关节活动和移动。

9. 髋或膝关节置换后,保持正确姿势以防止人工关节脱位。

10. 根据需要开展健康教育。

11. 教会个体和相关人员观察和报告如下症状:

①剧痛;麻木或刺痛;肿胀;皮肤变色;瘫痪或活动减弱;脚趾或手指末梢寒冷、苍白;污秽气味、局部温度增高、局部柔软或石膏上有裂缝。②强调随访评价的重要性。

61. 创伤后反应
Post-Trauma Response

一、定义

个体在经历了一个或多个不同的严重创伤事件后，处于持续1个月以上的痛苦反应状态。

二、诊断依据

(一)主要依据(一定存在,一项或多项)

在认知、情感或感觉－运动活动等方面可以发现再次经历创伤事件。例如：倒叙、侵犯性思维；反复做梦或噩梦；过多地诉说受伤的事件；为侥幸存活感到内疚或对存活所需的行为感到内疚；痛苦的感情、自责、羞愧或悲伤；易受伤或无助、焦虑或恐慌；害怕重复、死亡、失去身体控制；愤怒爆发或狂怒、受惊反应；高度警觉或过度警惕。

(二)次要依据(可能存在)

精神或情感麻木：对现实的理解力被削弱,记忆力减弱；混乱、分裂或健忘；对创伤事件模糊；注意力狭窄或疏忽或茫然；感觉麻木、压抑感情；感觉分离或疏远；对有意义活动的兴趣降低。

2. 生活方式改变：服从、被动或依赖；自伤行为(如：酗酒或滥用药物，企图自杀，违章驾驶，违法行为)；寻求刺激性活动；人际交往困难；对创伤的恐惧感加重；回避能唤起伤害记忆的情境或活动；社交孤立或退缩、消极的自我概念；睡眠紊乱、情感紊乱；易怒，对冲动的控制较差或有爆发性行为；对人们或世界失去信任或感觉生命毫无意义；慢性焦虑或慢性抑郁；躯体的反应或复杂的生理症状。

三、相关因素

情境因素(个体的,环境的)

1. 与自然起因的伤害事件有关。见于：洪水；地震；火山爆发；风暴；雪崩；流行病(可能是源于人类)；其他难以抵抗的自然灾害。

2. 与人类起因的伤害事件有关。见于：战争；飞机坠毁；严重车祸；大火；轰炸；集中营；囚禁；折磨；突袭；强奸。

3. 与工业灾难有关(核、化学或其他致命性事故)。

四、护理目标

受虐康复；应对；恐惧控制。

(一)预期目标

个体能把这次经历看作是有意义的，并且通过树立目标继续追求人生价值。

(二)指标

①自述重复体验创伤或麻木症状正在减轻；②接受创伤事件并开始谈及创伤的经历并表达感觉，如：恐惧、愤怒和内疚感；③确认支持的人或资源，并与之建立联系。

五、护理措施

咨询；减轻焦虑；情感支持；家庭支持；支持系统增强；应对增强；主动倾听；面对；减轻悲痛的方法措施；转诊。

(一)一般护理措施

①在安静的房间里，向个体询问所发生的事情，如果对方过于

不安,应中断评估。②向个体表示对所发生的事情感到遗憾、个体没有过错、很高兴个体还活着、并且个体很安全的在这里。③帮助个体最大限度地减少再现创伤经历或麻木症状:提供一个安全的治疗环境,使个体能恢复控制能力;与个体在一起,并且在其高度焦虑期间给予支持;通过设定限制、促进换气以及使多余的能量用于身体锻炼活动(例如:进行体育活动、散步、慢跑)的方式,帮助个体控制冲动的行为。④使个体确信,这些感觉和症状是经受这种伤害事件的人经常经历到的。⑤帮助个体接受创伤结果,通过谈及经历及表达出恐惧、愤怒和内疚等来努力摆脱创伤。⑥帮助个体根据自身需要与支持者和支持资源建立起联系。⑦鼓励个体恢复以往的活动,并开始一些新的活动。⑧帮助家庭和相关人员了解受害者所发生的事情。⑨鼓励倾诉其感觉。⑩提供咨询时间或者在必要时给个体联系适当的社区资源。⑪给个体及其相关人员解释:倒叙、噩梦;回避行为;分离行为;过度警觉;夸张的吃惊反射;愤怒暴发。⑫提供或安排随访治疗的地方,个体或家属能在那里不断摆脱创伤,并将这种经历整合成新的自我。

(二)对儿童的护理措施

1. 帮助儿童理解,并将这种经历与其成长阶段结合起来:

①在安全的、能得到支持的地方(诸如在游戏治疗过程中),帮助儿童描述经历和表达感觉(如:恐惧、内疚感、愤怒)。②提供准确的信息,并用孩子能理解的话语向儿童进行解释。③提供家庭咨询,以促进家庭成员了解儿童的需要。

2. 帮助家庭和相关人员。

①帮助其了解孩子发生的事情。②鼓励诉说其感觉。③提供家庭咨询服务,并在必要的时候让其与适当的社区资源联系。

(1)有创伤后反应的危险
Post-Trauma Response, Risk for

一、定义

个体在经历一次或多次不同的严重创伤事件后，可能处于持续痛苦反应的危险状态。

二、危险因素

参阅"创伤后反应"的相关因素。

三、护理目标

(一)预期目标

在伤害事件后，个体能继续正常生活。

(二)指标

①识别需要进行专家会诊的症状或体征；②表达和创伤事件有关的感觉。

四、护理措施

一般护理措施

参阅"创伤后综合征"。

(2)强暴创伤综合征
Rape – Trauma Syndrome

一、定义

个体处于在违背其意愿,和未经其允许而遭受的被迫的、粗暴的性侵犯(阴道插入或肛门插入)的状态。由这种攻击或企图攻击而引起的创伤综合征包括受害者及其家庭生活方式发生紊乱的急性期和重新调整生活方式的长期过程 (Holmstrom & Burgess, 1975)。

二、诊断依据

(一)主要依据(一定存在)

自诉或有受到性侵犯的证据。

(二)次要依据(可能存在)

如果受害者是儿童,则其父母可能经历类似的反应。

1. 急性期

①躯体反应:胃肠道激惹反应(恶心、呕吐、食欲减退);泌尿生殖系统不适(疼痛、搔痒症);骨骼肌紧张(痉挛,疼痛)。②心理反应:否认;情感震惊;发怒;害怕独处或害怕强奸者再来(儿童受害者将会害怕惩罚、报复、遗弃、拒绝);罪恶感;对看见攻击者或攻击场面感到恐慌。③性反应:不信任男人(如果受害者是妇女);性行为改变。

2. 慢性期

①如果问题没有解决,急性期的任何反应都可能会继续。②心理反应:恐惧症;噩梦或睡眠型态紊乱;焦虑;抑郁。

三、护理目标

虐待的防护;受虐康复的应对

(一)预期目标

①个体将能恢复到危机以前的功能水平。②儿童将能表达有关强暴和治疗的感觉。

(二)指标

①与他人共同体验有关感受;②描述基本原则和治疗程序;③确认支持系统的成员,并且适当地利用他们。

四、护理措施

①虐待的保护性支持;应对增强;强暴创伤治疗;支持群体;焦虑减轻;面对;情感支持;保持平静的技术;主动倾听;家庭支持;减轻悲哀的方法。②父母、配偶或相关人员能回到危机前的功能水平。

(一)短期目标

①与他人共同体验有关感受。②描述基本原则和治疗程序。确认支持系统的成员,并且适当地利用他们。

(二)长期目标

①自述睡眠良好。②自述恢复到以前的饮食状态。③自述没有或偶尔有躯体反应。④表现为平静和放松。

(三)一般护理措施

1. 促进相互信任的关系,并且在急性期和个体在一起或安排其他支持。

2. 传递信息:

①受害者在这里是安全的。②这并非个体的过错。③对所发生的事表示遗憾。④很高兴个体能活着。

3. 提供这样的类推:"每当你想对这次强暴负有责任的时候,你就去想你已被铁铲击中了头部(如:'如果我不穿那件裙子、饮酒太多、吻他、步行回家……,我就不会被铁铲击中头部')。"这可能会有助于个体认识到这是暴力犯罪和控制,而不是性的问题。

4. 解释个体将经历的检查和照顾。

①以不慌不忙的方式进行检查。②进行检查前解释每个细节。③如果这是个体的第一次骨盆部位的检查,应解释体位和使用的器具。④讨论怀孕的可能性和性传播疾病及可以采用的治疗方法。

5. 解释法律问题和警方的调查(Heinrich,1987)。

①解释有必要收集一些样本,以便将来出庭使用。②解释告发强暴的选择权在于受害者。③如果同意会见警察,则:与受害者和警察协商选择方便的时间;给受害者解释将被询问的各种问题;在会见期间与受害者在一起,不要提出问题或提供答案。

6. 记录出现的淤伤、划伤、水肿或擦伤的部位。

7. 如果可能,尽可能在强奸暴力事件发生后 1h 内提供紧急咨询服务。

8. 个体离开医院以前,提供有关随访的信息卡和当地的紧急咨询服务中心的名称及电话号码。

9. 鼓励个体认可来自性伴侣或异性成员的肯定反应或支持。

(四)对儿童的护理措施

①评估儿童的发育水平,得出儿童的反应。②解释所发生的事情,强调儿童不应受这种侵犯。③利用带有生殖器的木偶或洋娃娃进行游戏治疗。④评估有无自杀的危险,尤其是青春期的男孩。⑤对青少年:教育个体和家庭,说明强暴是一种暴力犯罪;不鼓励个体把思想集中在"如果怎样……"或者"我将怎样……"等悔恨上;阻止对强奸犯进行暴力的、非建设性的或无理性的惩罚;帮助家庭支持个体。⑥建议儿童和照顾者去进行咨询。

(五)对老年人的护理措施

评估老年人在认知伤害以及行为方面的改变(老年人,发育迟缓者)(Burgess,2000):恐惧男人的行为;回避和男人在一起;退缩行为;站在离护士站近的地方;弓形体位。

62. 无能为力
Powerlessness

一、定义

个体或群体处于感觉对会影响观念、目标和生活方式的事件或情境缺乏个体控制力的状态。

> **注:**大多数人会在不同的情境下产生不同程度的无能为力感。该诊断常用来描述个体对失去控制能力有淡漠、发怒或抑郁的反应。长期的无能为力感可以导致绝望。

二、诊断依据

(一)主要依据(一定存在)

明显的或含蓄的不满,不满是因为对观念、目标和生活方式产生负面影响的情境(如:工作、疾病、预后、照顾、治愈率)无力控制。

(二)次要依据(可能存在)

淡漠;愤怒;暴力行为;焦虑;不满意对他人的依赖;消极状态;妥协;过激行为;抑郁。

三、相关因素

(一)病理生理因素

任何疾病过程，无论是急性还是慢性，均能导致无能为力感，一些共同的病因如下：

1. 与不能沟通有关。见于：脑血管意外；吉兰－巴雷综合征；插管。

2. 与不能进行日常生活活动有关。见于：脑血管意外、颈部外伤、心肌梗死或心绞痛。

3. 与不能实施所担负的角色责任有关。见于：手术、创伤或关节炎。

4. 与进行性恶化的疾病有关。见于：多样性硬化症、晚期癌症、艾滋病。

5. 与物质滥用有关。

(二)情境因素(个体的,环境的)

1. 与继发的(特定的)感到失去控制力和生活方式受限有关。

2. 与从根治状态转变为姑息状态有关。

3. 与饮食过多有关。

4. 与高度控制的个人特征有关(如：内在的控制力)。

5. 与医院的影响或制度限制有关。

6. 与感觉无助的生活方式有关。

7. 与害怕别人会不赞成有关。

8. 与未满足的依赖性需要有关。

9. 与一贯消极的反馈有关。

10. 与长期的虐待关系有关。

(三)成熟因素

1. 青少年的父母：与孩子养育问题有关。

2. 老年人：与由于年老引起的多方面损失有关(如：退休、感觉缺失、缺乏动力、财产状况或相关人员)。

四、护理目标

抑郁控制;健康理念;健康理念:感知的控制;参与:卫生保健的决策。

(一)预期目标

个体将用语言表达有能力控制或影响情境和结果。

(二)指标

①识别自身能控制的因素;②在可能的情况下对关于自身的照顾、治疗和将来作出决定。

五、护理措施

情绪管理;教育:个别指导;决策支持;形成自我责任的方法;健康系统指导;精神支持。

(一)一般护理措施

①探讨对下列情况的影响:职业;休闲活动;角色所承担的责任;人际关系。②允许交流损失(如:独立性、角色、收入)。③帮助个体不要将自己看作是无助的。帮助个体认识个人的能力和长处。④解释所有程序、规则及选择。给出回答问题的时间,建议把要问的问题写下来,以免忘记。⑤让个体知道病情、治疗方法和结果。⑥预先考虑个体的问题或兴趣,并提供信息。⑦实事求是地指出个体情况所发生的积极变化。⑧为个体提供能控制决定的机会。⑨允许个体处理环境,比如决定什么东西可以放在什么地方(鞋放在床下,画挂在窗上)。⑩记录个体对照顾计划的特定选择,以保证其他工作人员能作为参考("不喜欢橙汁","要淋浴","计划在7:30淋浴之前更换衣服")。⑪帮助认识到每天的进步。⑫对慢性无助感的个体:鼓励承担自我照顾的责任;帮助确立现实的目标;帮助区别生活上个体能或不能控制的方面;为个体提供获取成功的机会。

(二)对儿童的护理措施

①与儿童探讨对情况的认知。②利用游戏治疗来帮助儿童得到控制紧张的方法。③鼓励个体管理个人资源。④解释全部治疗过

程，允许儿童有某些方面的控制或选择。⑤积极鼓励儿童提出问题。⑥如可能，从儿童那里，而不是从父母或照顾者那里得到信息。

(三)对老年人的护理措施

①及早参与讨论计划及选择。②提供时间对变化做出调整。③仔细倾听个体对情况的看法。

有无能为力的危险
Powerlessness, Risk for

一、定义

个体或群体处于感觉有可能对即将发生的、会影响观念、目标和生活方式的事件或情境缺乏个人控制力的危险状态。

二、危险因素

参阅"无能为力"的相关因素。

三、护理目标

(一)预期目标

个体能继续对关于自身的生活、卫生保健和未来作决定。

(二)指标

①参与讨论选择;②提出关于选择的问题。

四、护理措施

一般护理措施

参阅"无能为力"。

63. 防护无效

Protection, Ineffective

(1)组织完整性受损(Tissue Integrity, Impaired)
(2)皮肤完整性受损(Skin Integrity, Impaired)
(3)有皮肤完整性受损的危险(Risk for Impaired Skin Integrity)
(4)口腔黏膜受损(Oral Mucous Membrane, Impaired)

---

63. 防护无效
Protection,Ineffective

一、定义

个体处于抵抗内部或外部威胁(如疾病或受伤)能力降低的一种状态。

> **注:**"防护无效"代表一个广泛的诊断范畴,包含几个特定的护理诊断:"组织完整性受损","口腔黏膜改变"和"皮肤完整性受损"。这些诊断比"防护无效"更有临床使用价值。
>
> 护士在使用"防护无效"作为免疫系统低下、艾滋病、弥漫性血管内凝血、糖尿病等的新名称时应该谨慎。护士应该关注由于保护能力改变,个体机能会或可能会下降,例如:"疲乏"、"有感染的危险"、"有社会孤立的危险"。护士也应该关注需要护理和医疗措施共同处理的保护能力改变的生理并发症 (即:合作性问题,如"潜在并发症:血小板减少"或"潜在并发症:脓毒症")。

二、诊断依据

(一)主要依据(一定存在,一项或多项)

免疫缺陷;愈合受损;凝血障碍;对应激的不良适应反应;神经感觉的改变。

(二)次要依据(可能存在)

寒战;出汗;呼吸困难;失眠;疲乏;食欲减退;虚弱;咳嗽;搔痒;烦躁不安;活动障碍;定向障碍;压疮。

(1)组织完整性受损
Tissue Integrity, Impaired

一、定义

个体处于或有危险处于机体的皮肤、角膜或黏膜组织的完整性发生改变的一种状态。

> **注**："组织完整性受损"是一个概括性的诊断，包含一些特定的护理诊断："皮肤完整性受损"和"口腔黏膜完整性受损"。因为组织由上皮组织、结缔组织、肌肉组织和神经组织组成，所以组织完整性受损正确地描述了一些深入超过真皮的压疮。皮肤完整性受损仅用于描述表皮或真皮组织的潜在的或现存的破坏。
>
> 当压疮处于第四期：坏死或感染，它可能诊断为合作性问题更恰当，如："潜在并发症：4期压疮"。这表示护士要执行医嘱性和护嘱性措施。当2期和3期压疮需要敷裹伤口时，这种情况在医院里需要医生的医嘱，护士还应该继续对这种情况作出护理诊断，因为除非医院有规定，护士独立地处理溃疡是适宜的和合法的(如：在社区)。
>
> 如果个体有损伤角膜组织的危险，护士就可以用"有角膜组织完整性受损的危险"的诊断，例如：继发于无意识状态的角膜干燥和泪腺分泌减少。如果个体不能活动并且多个系统：呼吸、循环、肌肉骨骼和皮肤系统受到威胁，护士就能使用"废用综合征"来描述整个情况。

二、诊断依据

(一)主要依据(一定存在,一项或多项)

角膜、皮肤或黏膜组织破损或机体结构受到侵害(切口、皮肤溃疡、角膜溃疡或口腔破损)。

(二)次要依据(可能存在)

损伤(原发,继发);水肿;红斑;黏膜干燥;白斑;舌苔。

三、相关因素

(一)病理生理因素

1. 与皮肤－表皮结缔组织的炎症有关。见于：系统性红斑狼疮、硬皮症等自身免疫改变;糖尿病、黄疸、肝炎、肝硬化、肾功能衰竭、癌症、甲状腺功能障碍等代谢和内分泌改变;细菌性疾病(脓疱病、毛囊炎、蜂窝织炎);病毒性疾病(带状疱疹、单纯疱疹、齿龈炎、艾滋病);真菌性疾病(皮肤癣、足癣、阴道炎)。

2. 与组织的血液和营养供应不足有关。见于:糖尿病;外周血管异常;静脉淤血;动脉硬化;体温过高;肥胖;贫血;心肺功能紊乱;水肿;瘦弱;营养不良;营养失调;脱水。

(二)治疗因素

1. 与组织的血液和营养供应不足有关。见于:禁食状态;过度影响体温的治疗或手术。

2. 与用镇静剂而被迫不能活动有关。

3. 与机械性创伤有关(如:治疗用的固定装置;用钢丝固定下颌;牵引;石膏;整形外科设备或支架)。

4. 与辐射线对上皮和基底细胞产生影响有关。

5. 与机械刺激或压迫的影响有关。见于:充气的或泡沫制的防压圈;止血带;足板;约束带;绷带、胶布、溶液;外用的导尿管;鼻胃管;气管插管;口腔修复术或牙架;隐形眼镜。

(一)情境因素(个体的,环境的)

1. 与化学性创伤有关。见于:排泄物、分泌物或有害的药剂或物质。

2. 与环境刺激有关。见于:辐射－日灼;温度;潮湿;寄生虫;叮咬(昆虫、动物);吸入剂;有毒植物。

3. 与压迫或不能活动的影响有关。见于:疼痛;疲乏;动机;认知、感觉或运动缺陷。

4. 与不完善的个人生活习惯有关(卫生;口腔;饮食;睡眠)。

5. 与继发的(特定的)活动障碍有关。

6. 与体格消瘦有关。

(四)成熟因素

老年人:与年龄因素引起的皮肤干燥、皮肤变薄和皮肤的血管分布减少有关。

(2)皮肤完整性受损
Skin Integrity,Impaired

一、定义

指个体处于或有危险处于表皮和（或）真皮发生改变的一种状态。

二、诊断依据

(一)主要依据(一定存在)

表皮和真皮组织破损。

(二)次要依据(可能存在)

皮肤剥脱;红斑;损伤(原发性、继发性);瘙痒。

三、相关因素

参阅"组织完整性受损"。

四、护理目标

组织完整性:皮肤和黏膜。

(一)预期目标

个体将显示组织逐渐、愈合。

(二)指标

①参与危险因素的评估;②表示愿意参与预防压疮;③表述原因和预防措施;④解释处理措施。

五、护理措施

压迫管理;压疮的护理;皮肤监控;体位。

一般护理措施

1. 识别压疮发展的各个阶段：Ⅰ期：完整的皮肤出现局部发

红;Ⅱ期:表皮或真皮出现溃疡;Ⅲ期:溃疡累及皮下脂肪;Ⅳ期:广泛的溃疡深达肌肉、骨骼或支撑结构。

2. 评估溃疡的状态:

①大小:测量损伤表面面积。②深度:没有表皮破损;表皮剥落或有浅的裂痕;深的裂痕或凹陷;局部坏死。③边缘:粗糙;光滑;纤维增生。④基底部:< 2 cm;2～4 cm;> 4 cm;有隧道。⑤坏死组织的类型(颜色、密度、粘连)和数量。⑥渗出的类型和数量。⑦周围皮肤的颜色。⑧周围组织水肿、硬化。⑨肉芽组织。⑩上皮增生。

3. 用弱碱性的肥皂轻轻地冲洗发红的部位,彻底冲洗掉肥皂,然后拍干。

4. 轻轻按摩患部周围的健康皮肤,以促进血液循环;如皮肤变红,则不要按摩。

5. 用下面的一种方法或几种方法结合起来,保护健康皮肤:

①敷上一层薄薄液体的化学皮肤密封剂。②用能渗透湿气的薄膜敷料覆盖患部。③用一块水性胶体薄膜覆盖患部,再用2.54 cm(1 in)宽的脱敏胶布固定住;置留 2～3 d。

6. 增加蛋白质和碳水化合物的摄入量,以维持正氮平衡;每天要测量个体的体重,并且每周要测定血清蛋白水平,以便监测个体状态。

7. 使用伤口湿润愈合法的原理,制定对压疮的处理计划。

①清除坏死的组织 (与医生合作)。②用无菌生理盐水冲洗溃疡面。③保护肉芽生长创面不要受到创伤。④用一块无菌纱布覆盖在溃疡上,纱布能够使溃疡面维持一种湿润的环境 (薄纱布、薄水性胶体纱布、湿润的有孔薄纱布)。⑤避免使用干燥剂(热灯、氢氧化镁、氧化镁乳剂)。⑥监测是否出现伤口感染的临床征象。

8. 向护理专家或医生进行咨询关于对Ⅳ期压疮的处理措施。

9. 如果在家里需要帮助,可以向社区护理机构求助。

（3）有皮肤完整性受损的危险
Risk for Impaired Skin Integrity

一、定义

参阅"皮肤完整性受损"。

二、危险因素

参阅"皮肤完整性受损"中的相关因素。

三、护理目标

（一）预期目标

个体将表现出皮肤完整，没有压疮。

（二）指标

①参与危险因素的评估；②表示愿意参与预防压疮；③表述原因和预防措施；④合理解释处理措施。

四、护理措施

（一）一般护理措施

①维持足够的液体摄入以保持体内充足的水分（每天大约2500 mL，除禁忌证外）；检查口腔黏膜的湿度情况，并检测尿液，特别是尿比重。②确定排空膀胱的时间表（开始每2 h一次）。如果个体有意识障碍，确定排便失禁是哪一种型态，并在排便失禁发生之前采取措施。向个体解释出现的问题，并确保需要合作来执行计划。③如果出现排便失禁，用不会改变皮肤酸碱度的液体肥皂水冲洗阴部，然后涂上一层保护物质(排便失禁薄膜喷雾剂或擦剂)。④如可能，鼓励进行关节活动锻炼和负重活动。⑤指导个体每30 min~2 h变换一下身体重心，这取决于存在的其他相关因素和皮

肤从受压中恢复的能力。⑥如果发红的部位在翻身后 1 h 内不恢复的话,要增加翻身的次数。⑦尽可能保持床铺平整,以减少剪切力;采取 Fowler 式体位一次仅限于 30 min。⑧扶个体起床或从椅子上站起来时,要使用足够的人力,而不要推或滑动个体的皮肤表面。⑨指导个体在可能的情况下,每 10 min 扶着椅子的扶手自己向上起身或每 10～20 min 帮助个体从椅子上站起来。⑩每次改变体位的时候,要观察皮肤是否出现红斑和发白,要对局部进行触诊,观察有无组织发热或肿胀情况。⑪不要摩擦发红的部位或骨隆突处。⑫增加蛋白质和碳水化合物的摄入量,以维持正氮平衡;每天都要称个体的体重,每周要检测血清白蛋白水平以监控个体的状态。⑬指导个体和家庭在家里使用特殊的技巧来预防压疮。

(二)对老年人的护理措施

解释与年龄有关的高危因素:皮下脂肪减少。皮肤干燥。弹性降低。皮肤愈合速度减慢。皮肤强度降低(胶原的丧失)。缺乏蛋白质、维生素和矿物质。不能活动。大小便失禁。

(4)口腔黏膜受损
Oral Mucous Membrane, Impaired

一、定义

个体处于或有危险处于口腔破损的一种状态。

二、诊断依据

(一)主要依据(一定存在)

口腔黏膜破损。

(二)次要依据(可能存在)

舌苔;口干燥症(口腔干燥);口腔炎;黏膜白斑病;水肿;出血性齿龈炎;排脓性引流;味觉改变。

三、相关因素

(一)病理生理因素

与感染有关。见于:糖尿病;牙周病;口腔癌;感染。

(二)治疗因素

1. 与干燥的影响有关。见于:24 h 禁食状态;头部或颈部受到放射;长期使用类固醇或其他免疫抑制剂;使用抗肿瘤药物。

2. 与机械刺激有关。见于:气管插管或鼻胃插管。

(三)情境因素(个人的,环境的)

1. 与化学物质的刺激有关。见于:酸性食物;药物;有害物质;酒精或烟草。

2. 与机械创伤有关。见于:牙齿断裂或参差不齐;假牙佩戴不当;牙齿矫正器。

3. 与营养不良有关。

4. 与脱水有关。

5. 与张口呼吸有关。

6. 与口腔卫生不良有关。

7. 与缺乏口腔卫生知识有关。

8. 与唾液分泌减少有关。

四、护理目标

口腔组织完整性:口腔保健。

(一)预期目标

个体将表现出口腔组织的完整性。

(二)指标

①没有有害的牙菌斑以防止继发感染;②在进食或摄入液体时,没有口腔不适感;③表现出令人满意的口腔卫生。

五、护理措施

恢复口腔健康;化疗管理;保持口腔健康。

(一)一般护理措施

①讨论每天进行口腔卫生和定期进行牙齿检查的重要性。②评价个体施行口腔卫生的能力。③指导进行正确的口腔护理。每天取出并清洁假牙或牙套。使用牙线(每天);刷牙(饭后或睡前)。检查口腔是否有损伤、红肿或过量出血的情况。④需要经常为失去意识或有误吸危险的个体进行口腔卫生护理。⑤教会有发展成口腔炎危险的个体进行预防性口腔卫生。在饭后或睡前进行口腔卫生护理(如果分泌物过多,则早餐前也应进行口腔护理)。在 24 h 内只用牙线一次。如果发生过量出血就不用牙线剔牙,并且对血小板计数小于 50 000 的人一定要非常谨慎。避免用高酒精含量的液体、柠檬或甘油棉签擦洗口腔或避免长期使用双氧水。使用氧化剂松解黏稠的分泌物(含漱后吐掉),例如:1/4 浓度的双氧水(避免长期使用)或一茶匙碳酸氢钠溶于 236 mL(8 oz)温水中(可以用漱口水调味或加一滴冬青油),含漱后用生理盐水漱洗一下口腔。

每 2 h 或需要的时候,在嘴唇上涂润滑剂(如:羊毛脂、A&D 软膏、凡士林)。⑥如果个体不能忍受刷牙或擦牙,则教会其如何冲洗口腔(每 2 h 或需要的时候):用苏打水(4 茶匙溶于 1 L 温水中)使用一个灌注袋(标明只限口腔使用),上面带有灌注软管端口。把软管端口放在个体口中,站立,拿着盛水盆或把盛水盆置于颌下位置,然后慢慢增加流量。在冲洗之前要求取出假牙,如果个体有严重的口腔炎就不要再戴上假牙。⑦每天用压舌板和灯光检查 3 次口腔;如果有严重的口腔炎,每 4 h 检查一次口腔。教给个体如何检查口腔。⑧在个体醒着的时候,确保每 2 h 进行一次口腔卫生;晚上每 6 h(如果严重,每 4 h)进行一次。⑨指导个体:避免市售漱口水、柠檬果汁、辛辣食物、食物过冷或过热、有壳或粗糙食物、酒精或含酒精的漱口水。食用温和无刺激的凉的食物(冰冻果汁露)。如需要,每 2 h 饮一些清凉的液体。⑩可以向医生或高级执业护理师进行咨询:关于口腔止痛液。每 2 h 及饭前使用 2% 的利多卡因含漱液及祛痰剂(如果嗓子疼痛,可以咽下此溶液。咽下以后,利多卡因会产生局部麻醉,并影响呕吐反射)。混合等量的利多卡因、0.5% 苯海拉明水溶液*和氢氧化镁。如需要,每 2 h~4 h 含漱并吞咽此混合液。混合等量的 0.5% 苯海拉明水溶液*和白陶土,如需要,每 2 h~4 h 含漱并吞咽此混合液。⑪告知引起和加重口腔炎的因素。⑫让个体描述或示范家庭护理方法。

(二)对儿童的护理措施

①如果出现鹅口疮(口腔念珠菌病):每次进食后用清水漱口。把奶嘴和奶瓶煮沸至少 20 min。每天把安慰婴儿用的橡皮嘴煮沸一次。按医嘱施行局部用药。②给 2 岁儿童解释在饭后和睡前如何刷牙的必要性。③鼓励父母把刚学走路的小孩带到牙医诊所和

---

*原文为 0.5 aqueous diphenhydranine solution,经译者斟酌译为 0.5% 苯海拉明水溶液。

工作人员见面。④讨论对牙齿进行常规检查的重要性,从 3～4 岁开始,每 6 个月检查一次。

(三)对孕妇的护理措施

①强调保持良好的口腔卫生和坚持定期口腔检查的重要性。②要提醒牙科医生:个体为孕妇。③解释在妊娠期间牙床增生和轻微触痛是正常的。

(四)对老年人的护理措施

①告知并说明与年龄有关的高危因素(Miller,1999):退行性骨病;口腔血液供应减少;口干;维生素缺乏。②告知并说明那些会引起口干的药物:轻泻剂;抗生素;抗抑郁剂;镇痛剂;硫酸铁;心血管药;抗乙酰胆碱药。③确定对牙齿保健所存在的障碍:经济上的;活动能力;灵活性;缺乏知识。

64. 迁移应激(综合征)
Relocation Stress(Syndrome)

一、定义

个体所经历的从一个环境迁移到另一个环境而产生的生理上和(或)心理上紊乱的一种状态。

> **注**:迁移代表了所有涉及的个体所感到的一种扰乱感。它可能发生在从一个单元搬到另一个单元的时候,也可能发生在从一个机构换到另一个机构的时候。它涉及永久的搬到一个长期的护理设施处所或一个新家。所有年龄组都会受到迁移的扰乱。如果生理的和心理的紊乱使身体功能下降,那么,"迁移应激(综合征)"这个诊断就适用。
>
> 对迁移应激综合征来说最理想的方法是采取预防措施,使用"有迁移应激的危险"作为诊断。
>
> 此诊断已被 NANDA 作为综合性诊断收录。"迁移应激"作为综合性诊断并不符合综合性诊断的指标。综合性诊断的指标是以一群现有的或潜在的护理诊断作为诊断依据。与迁移应激有关的特征是观察到的或个体自述的现存的有关迁移应激的情况,而不是"迁移应激综合征"的特征。作者建议从诊断名称

中删去"综合征"。

在文献中发现的用于描述迁移应激的其他术语有：迁移应激，迁移后危机，迁移危机，迁移休克，迁移创伤，搬迁应激，搬迁创伤，搬迁综合征和搬迁休克。

二、诊断依据(Harkulich & Brugler,1988)

(一)主要依据(80%～100%)

对搬迁或迁移有下列反应：孤独；抑郁；意识模糊加重（老年人）；不安；焦虑；发怒。

(二)次要依据(50%～79%)

以前的饮食习惯发生改变；以前的睡眠型态发生改变；表现出依赖性；表现出不安全感；表现出缺乏信任感；胃肠道功能紊乱；对需要的语言表达增加；对确定因素的过分要求；坐立不安；难过；把变动前与变动后的工作人员进行不利的比较；说出对变动的担忧或沮丧；说出对新的生活环境有不安全感；警觉；体重改变；退缩。

三、相关因素

(一)病理生理因素

与对改变的适应能力下降有关。见于：身体健康状况下降；心理健康状况下降；迁移前出现增加的应激或感知的应激；抑郁；自尊降低。

(二)情境因素(个体的,环境的)

1. 与适度或过度的环境改变有关。见于：对个体照顾的控制减少；可利用的照顾者减少和（或）改变；个体检测设备减少或增加；在迁移后的环境中出现噪音或活动增加；丧失隐私。

2. 与以前迁移的负面经历有关。见于：不愿意搬迁；在短时间内频繁搬迁；傍晚或夜晚时进行搬迁。

3. 与当前的、最近及过去发生的人际关系损失有关。见于：幼年与相关人员（成年人以及儿童）分离的负面经历；失去社会和家庭的联系;遭受遗弃;感觉或实际受到照顾者排斥;预料在新环境会长时间或永久居住;经济上的保障受到威胁;家庭成员之间的关系发生改变。

4. 与对即将搬迁几乎没有或根本没有准备有关。见于:对新的环境缺乏预测能力;通知搬迁的时间十分紧迫;个体或家庭成员对设施和工作人员有不现实的期望;搬迁的人缺乏作出决策和控制的能力。

(三)成熟因素

学龄儿童和青少年:

1. 与因搬迁造成的损失有关。见于:害怕遭到排斥;失去同学;与学校相关的问题。

2. 与因在新同学和学校中,自身的安全感降低有关。

四、护理目标

控制焦虑;应对;孤独;心理社会调整:生活改变;生活质量。

(一)预期目标

①个体能积极地描述关于离开以前环境的原因和接受新环境的状态。②在生理和心理状态不受干扰的状态下,调整并适应新环境。

(二)指标

①参与关于新环境的决策活动;②在新环境中建立关系;③参与新环境中的活动;④表达对搬迁的担心;⑤描述对新环境的真实的期望。

五、护理措施

减轻焦虑;增强应对;咨询;促进家庭参与;增强支持系统;预期的指导;促进家庭完整性。

一般护理措施

①减少新老环境之间的差异,促进在新环境中进行连续性的照顾:在迁移前和迁移后一段时间内,要维持个体的活动和饮食

在相同的水平上。如可能,将个体迁移到一个熟悉、邻近的地方。在迁移前逐渐脱离任何监控设备。随个体一起带走个体的全部物品(如:辅助活动器具、眼镜、助听器、假牙、假肢和行李物品)。在白天搬迁。②在整个搬迁经历中,给个体提供作决策的机会。③如可能,促进个体对新环境的了解,如:装修方式和家具的使用信息。④鼓励家庭成员间分享对搬迁的认知。⑤帮助个体通过打电话、写信和相关人员保持联系,并且在合适的时候拜访原来的邻居。⑥从搬迁前的地方到搬迁后的地方,护士对个体进行随访。⑦如可能,让严重焦虑的个体先住在搬迁前的地方,直至焦虑减轻。⑧通过以下选择出来的生理反应来确定个体有可能处于高度危险的状态:肌肉骨骼疾病或神经疾病。年龄过长。感染。定向力改变。心血管疾病。⑨评估搬迁前个体的生命体征和定向水平。

(二)对儿童的护理措施

①教给父母帮助孩子们应对搬迁的技巧:在搬迁前、搬迁中和搬迁后,要保持积极的态度,并且接受孩子的不乐观态度。②和孩子们一起探讨在以前的环境中是怎样与朋友或家庭沟通的。③在新环境中保持常规的活动。④认同青少年失去伙伴时的痛苦。⑤联系孩子以前归属的那些组织(如:女童子军、体育运动组织)。⑥计划在上课和午餐期间到学校看一看,以减少对学校环境不熟悉的害怕。⑦请新学校的老师和咨询员将同学们介绍给刚转学来的学生。

(三)对老年人的护理措施

促进搬迁到提供长期照顾的护理场所之后的整合作用:尽量允许多种选择。鼓励个体从家里带来熟悉的东西。鼓励个体与新环境中的其他人进行交往。帮助个体维持从前的人际关系。

有迁移应激(综合征)的危险
Risk for Relocation Stress (Syndrome)

一、定义

个体处于因从一个环境迁移到另一个环境而出现生理上和心理上紊乱的危险状态。

二、危险因素

参阅"迁移应激综合征"的相关因素。

三、护理目标

(一)预期目标

个体或家庭将能不断报告对新环境的调整和适应。

(二)指标

①描述迁移的积极方面;②参与关于新环境的决策。

四、护理措施

一般护理措施

参阅"迁移应激综合征"。

65. 有呼吸功能受损的危险 *

Respiratory Function, Risk for Impaired

(1)功能障碍性脱离呼吸机反应(Dysfunctional Ventilatory Weaning Response)

(2)有功能障碍性脱离呼吸机反应的危险(Dysfunctional Venti latory Weaning Response, Risk for)

(3)清理呼吸道低效或无效(Ineffective Airway Clearance)

(4)低效性呼吸型态(Ineffective Breathing Patterns)

(5)气体交换受损(Impaired Gas Exchange)

(6)不能维持自主呼吸(Inability to Sustain Spontaneous Ventilation)

65. 有呼吸功能受损的危险 *
Respiratory Function, Risk for Impaired

一、定义

个体处于一种空气通过呼吸道以及肺和血管系统之间的气体交换(O_2 和 CO_2)受到威胁的状态。

> **注**:作者加入这个诊断是用来描述一种整个呼吸系统都可能受影响的状态,而不只是局部,如:清理呼吸道和气体交换。

---

* 此诊断目前尚未列入 NANDA 护理诊断中,但由于其表述清楚或有用而被包括在此。

吸烟、过敏和不能活动都是影响呼吸系统的例子,因此使用"气体交换受损:与不能活动有关"的护理诊断是不对的,因为不能活动也影响清理呼吸道和呼吸型态。建议不要使用"有呼吸功能受损的危险"去描述一个实际的问题,实际的呼吸功能异常是合作性问题,而不是护理诊断。

如果护士肯定能改变影响呼吸功能的致病因素,如:低效或无效性咳嗽、不能活动或应激,可以使用"清理呼吸道低效或无效"和"低效性护呼吸型态"这两个护理诊断。护士要注意不要使用这个诊断去描述急性呼吸疾病,这是医生和护士共同的职责(即合作性问题)。这可以被表述为"潜在并发症:低氧血症"或"潜在并发症:肺水肿"。

二、危险因素

能改变呼吸功能的现存的危险因素(见相关因素)。

三、相关因素

(一)病理生理因素

1. 与分泌物过多或过稠有关。见于:感染;囊性纤维化或流感。

2. 与不能活动、分泌物淤积和低效性咳嗽有关。见于:神经系统疾病(吉兰－巴雷综合征、多发性硬化、重症肌无力);中枢神经系统抑制或头部创伤;脑血管意外(卒中);四肢麻痹症。

(二)治疗因素

1. 与不能活动有关。见于:药物镇静作用(特定的);全身麻醉或脊髓麻醉。

2. 与继发的咳嗽反射受抑制有关(特定的)。

3. 与吸入空气的氧含量降低有关。

(三)情境因素(个体的,环境的)

1. 与不能活动有关。见于:手术或创伤、疼痛、恐惧、焦虑、疲乏、感知或认知障碍。

2. 与湿度过大或过小、暴露在冷的环境中、大哭、过敏症、吸烟、大笑有关。

四、护理目标

(一)预期目标

个体将能达到最良好的肺功能。

(二)指标

①需要时每小时进行深呼吸 Z 练习和咳嗽训练；②叙述每日进行肺功能锻炼的重要性。

五、护理措施

(一)一般护理措施

①评估最佳的止痛效果,疲乏感或呼吸受抑制的时间最短。②尽快按照护理计划鼓励个体下床走动。③如果个体不能行走,确定一种治疗方案,让个体每天下床,坐在椅子上数次 (如:饭后 1 h 及睡前 1 h)。④逐渐增加活动,告知个体呼吸功能将会改善,呼吸困难会随着锻炼而减轻。⑤帮助个体经常变换姿势,从一侧翻向另一侧(如可能,每小时翻身 1 次)。⑥鼓励每小时进行 5 次深呼吸和控制咳嗽训练。⑦教会个体在醒的时候,每小时使用一次吹气瓶或呼吸量测定器 (对于神经和肌肉严重损伤的个体,在晚上也要唤醒他们这样做)。⑧每 8 h 听诊一次肺区;如果呼吸音出现改变,增加听诊次数。

(二)对儿童的护理措施

①观察是否存在鼻翼扇动或发绀。②让孩子选择吹气瓶内水的颜色。③监测机体出入量和尿比重。④用孩子能理解的语言解释深呼吸训练。

(1)功能障碍性脱离呼吸机反应 Dysfunctional Ventilatory Weaning Response

一、定义

个体处于一种不能适应低水平的机械通气支持，从而影响和延长脱离呼吸机过程的状态。

> **注:**DVWR 是"有呼吸功能受损的危险"范畴内的一个特定的诊断。"清理呼吸道无效"、"低效或无效性呼吸型态"和"气体交换受损"也会在脱离呼吸机过程中见到，既可以作为机体还没有准备好脱离呼吸机的指示，也可以作为 DVWR 发作的相关因素。DVWR 是个体的一种脱离机械呼吸的状态，其明显的原因和治疗来自于个体与机械通气分离的过程。

二、诊断依据

DVWR 是一种进展状态，有经验的护士已确定出三种水平的脱离呼吸机时发生的诊断依据(Logan & Jenny,1991)：

(一)轻度

1. 主要依据(一定存在,一项或多项)

不安;呼吸频率稍高于基线。

2. 次要依据(可能存在)

表示出氧气需要增加、呼吸不舒服、疲劳和发热的感觉;询问机器是否有障碍;对呼吸的注意力增加。

(二)中度

1. 主要依据(一定存在,一项或多项)

血压轻微增高,高于基线 < 20mmHg;心率轻微加快,超过基线 < 20 次/min;呼吸频率增加,超过基线 < 5 次/min。

2. 次要依据(可能存在)

对活动过度敏感;对训练不能作出反应;不能合作;忧虑;发汗;睁大双眼(的表情);听诊时可听到空气入肺的声音减少;皮肤颜色改变:苍白、轻微发绀;辅助呼吸肌轻度使用。

(三)重度

1. 主要依据(一定存在,一项或多项)

躁动;动脉血气严重恶化;血压增高,超过基线 > 20mmHg;心率加快,超过基线 > 20 次/min;呼吸浅快,> 25 次/min。

2. 次要依据(可能存在)

辅助呼吸肌全部启用;浅快呼吸;反腹式呼吸;偶发的呼吸音;发绀;大汗淋漓;呼吸与呼吸机不协调;意识水平降低。

三、相关因素

(一)病理生理因素

1. 与肌肉无力和疲劳有关。见于:不稳定的血流动力状况;意识水平降低;贫血;感染;代谢紊乱或酸碱失衡;体液和电解质失衡;重病时;慢性呼吸疾病;慢性神经肌肉无力;多系统疾病;慢性营养不良;身体衰弱。

2. 与清理呼吸道低效或无效有关。

(二)治疗因素

1. 与呼吸道梗阻有关。

2. 与肌肉无力和疲乏有关。见于:过多服用镇静药、镇痛药;未控制的疼痛。

3. 与营养不足有关(热量不够,糖类过多,脂肪和蛋白质摄入不足)。

4. 与长期依赖呼吸机有关(> 1 周)。

5. 与以前脱离呼吸机不成功的尝试有关。

6. 与脱机过程速度太快有关。

(五)情境因素(个体的,环境的)

1. 与缺乏脱机过程的知识有关。

2. 与能量需求过度有关(自理活动、诊断和治疗过程、来访者)。

3. 与社会支持不够有关。

4. 与不安全的环境有关(嘈杂、烦恼的事件、房间拥挤)。

5. 与睡眠型态紊乱引起的疲乏有关。

6. 与自我实力感不足有关。

7. 与呼吸费力引起的中度至重度焦虑有关。

8. 与害怕脱离呼吸机有关。

9. 与感到无能为力有关。

10. 与感到绝望有关。

四、护理目标

焦虑控制;呼吸状况;生命体征状况;知识;脱机;能量保持。

(一)预期目标

①个体能达到逐渐脱离呼吸机的目标。②保持拔掉插管的状态。③对下次脱机试验表现出一种积极的态度。

(二)指标

①愿意配合脱机计划;②在脱机过程中能交流舒适感;③尝试控制呼吸型态;④尽力控制情绪反应。

五、护理措施

减轻焦虑;预先的感觉信息;呼吸监测;辅助通气;面对;耐受力。

一般护理措施

1. 如可行,评估造成以前尝试脱离呼吸机但没成功的因素。

①能量基础不足:氧气、营养和休息。②舒适状况不够。③过多

的活动要求。④自尊、自信和自控感下降。⑤缺乏在脱机过程中对自己角色的了解。⑥与工作人员之间缺乏信任关系。⑦负面情感状态。⑧不良脱机环境。

2. 确定对脱机做好了准备(Geisman,1989)。

①呼吸机的氧浓度≤50%。②呼气末正压 < 5 cmH$_2$O。③呼吸频率小于 30 次/min。④分钟通气量 < 10 L/min。⑤动态压和静态压要低,至少保持在 35 cmH$_2$O。⑥呼吸肌力量足够。⑦休息,减少不舒适感。⑧愿意尽力脱离呼吸机。

3. 如果已决定做脱机的准备,让个体参与制订计划。

①解释脱机的过程。②共同商议逐渐脱机的目标。③解释每天都会与个体一起重新检查这些目标。

4. 具体脱机程序参照制订的方案。

5. 解释个体在脱机过程中的角色。

①增强自尊感、自我实力感和控制感。②对个体脱机的能力表现出有信心。③采用能保证成功、失败可能性最小的脱机速度,以维护个体的自信心（也许需要有医嘱）。④促进个体对工作人员和环境的信任感。

6. 减轻焦虑和疲乏的负面影响。

①经常监测个体的状态,以避免过度疲乏和焦虑。②在疲乏加重之前提供规律的休息。③如果个体开始变得激动不安,留在床边尽力帮助其平静下来。④如果脱机试验已经中止,与个体交谈对脱机失败的感受,反复强调这次尝试是一次很好的练习及有用的训练形式。

7. 创造一个良好的脱机环境,使个体增加安全感。

8. 协调必要的活动,以便有足够的休息和娱乐时间。

9. 协调止痛的时间安排与脱离呼吸机的时间安排。

10. 当个体有足够休息之后,就开始进行脱机尝试,通常安排在早上,个体睡了一夜之后。

11. 与其他临床医师讨论脱机过程的要素，以最大可能地保证脱机成功。

①开始时间。②脱机速度。③坚持执行护理计划。④脱离后的活动(如:病房外走动)。⑤活动和休息的时间安排。

(二)对儿童的护理措施

在尝试脱机之前 2 h 及拔管后 2 h 限制经口进食。

(2)有功能障碍性脱离呼吸机反应的危险 Dysfunctional Ventilatory Weaning Response,Risk for

一、定义

在脱离呼吸机过程中，个体处于没有能力适应低水平的机械通气支持的危险状态，与身体上和心理上没有做好脱机准备有关。

二、危险因素

(一)病理生理因素

1. 与呼吸道阻塞有关。

2. 与肌肉无力和疲乏有关。见于:呼吸功能受损;贫血;意识水平下降;感染;代谢异常;体液和电解质失衡;不稳定的血流动力状态;心律不齐;精神混乱;发热;酸碱异常;严重疾病过程;多系统疾病。

(二)治疗因素

1. 与清理呼吸道无效有关。

2. 与过多服用镇静剂、镇痛药有关。

3. 与未控制的疼痛有关。

4. 与疲乏有关。

5. 与营养不足有关(热量不够、糖分过多、脂肪和蛋白质摄入不足)。

6. 与长期依赖呼吸机时间超过 1 周有关。

7. 与以前多次尝试脱机不成功有关。

8. 与脱机过程速度太快有关。

(三)情境因素(个体的,环境的)

1. 与肌肉无力和疲乏有关。见于:长期营养不足;肥胖;无效的睡眠型态。

2. 与缺乏脱机过程的知识有关。

3. 与脱机引起的自我感觉实力不足有关。

4. 与呼吸费力引起的中度至严重焦虑有关。

5. 与害怕与呼吸机分离有关。

6. 与感到无能为力有关。

7. 与抑郁的情绪有关。

8. 与感到绝望有关。

9. 与能量需求未受控制有关(自理活动、诊断和治疗过程、来访者)。

10. 与社会的支持不足有关。

11. 与不安全的环境有关(嘈杂、烦恼的事件、房间拥挤)。

三、护理目标

参照"功能障碍性脱离呼吸机反应"。

(一)预期目标

个体表示愿意开始脱机。

(二)指标

①对能够成功脱机表示积极的态度;②保持情绪的控制;③配合脱机计划。

四、护理措施

参照"功能障碍性脱离呼吸机反应"。

一般护理措施

1. 评估造成对脱机准备的自我实力感不足的原因和诱因:

①不断说出对呼吸机支持的需要。②找借口推迟脱机开始的时间。③对适应低水平的呼吸机支持和脱机成功的能力表现出担

心。④一提到脱机就感到焦虑不安。⑤当讨论脱机时会血压升高、脉搏和呼吸加快。

2. 减少危险因素。

与医务人员商议推迟开始脱机的时间，并制定一个进度缓和的计划，以保证每一步都成功。参阅"功能障碍性脱离呼吸机反应"。

(3)清理呼吸道低效或无效
Ineffective Airway Clearance

一、定义

个体因不能有效地咳嗽,处于一种呼吸状况受到威胁的状态。

二、诊断依据

(一)主要依据(一定存在,一项或多项)

咳嗽无效或没有咳嗽;不能排除呼吸道分泌物。

(二)次要依据(可能存在)

呼吸音异常;呼吸速率、节律、深度异常。

三、相关因素

参阅"有呼吸功能受损的危险"。

四、护理目标

误吸控制;呼吸状况。

(一)预期目标

个体将不发生误吸。

(二)指标

①显示咳嗽有效;②表现出肺部气体交换增加。

五、护理措施

增强咳嗽;吸痰;体位,体能管理。

(一)一般护理措施

①指导对方掌握可能控制咳嗽方法:尽量坐直身体,进行深而缓慢的呼吸;采用腹式呼吸;屏住呼吸 3～5 s,然后缓慢地通过口腔尽量多呼气 (降低肋弓并且腹部应该往下沉);再吸一口气,屏住

气,然后从胸腔向上使劲咳嗽(不是从口腔后部或咽喉咳出),进行两次短促有力的咳嗽。②评估目前的镇痛治疗方案。"是个体太迟钝吗?他(她)仍感疼痛吗?"③当个体精神状态和躯体活动处于良好状态并感到疼痛显著减轻的时候,就开始进行咳嗽。④用手、枕头固定住腹部或胸部切口处(或两处使用)。⑤维持足够的体液(如果没有心输出量减少或肾病的禁忌,每日增加液体摄入量 1892～2838 mL(2～3 qt))。⑥吸入的空气要保持足够的湿度。⑦计划休息时间(咳嗽后,饭前)。⑧用正面强化的方式全力进行训练及鼓励咳嗽。⑨通过不断地强化护理原则进行健康教育。⑩承认并鼓励个体的良好努力和进步。

(二)对儿童的护理措施

①置于防止误吸的姿势。②如需要,从呼吸道吸出分泌物。③提供足够湿度的空气。

(4)低效性呼吸型态
Ineffective Breathing Patterns

一、定义

个体处于因呼吸型态改变而引起现存的或潜在的丧失充分通气的一种状态。

> **注**：这一诊断除了描述肯定需要护士进行处理的过度通气情况外，其在临床应用有限。对于患有慢性肺病的人的"低效性呼吸型态"，参阅"活动无耐力"。有周期性呼吸暂停和低通气的人存在一个合作性问题，可以被称为"潜在并发症：低氧血症"，表示其被检测有各种呼吸障碍。如果个体更有可能有某种特定的并发症，护士可将合作性问题写成"潜在并发症：肺炎"或"潜在并发症：肺栓塞"。过度通气是焦虑和恐惧的表现。护士可以使用"过度通气：与焦虑(特定的事件)有关"或"过度通气：与恐惧(特定的事件)有关"，作为一个更具有描述性的诊断。

二、诊断依据

(一)主要依据(一定存在,一项或多项)

呼吸率或型态改变(从基线)；脉搏(速率、节律、质量)发生改变。

(二)次要依据(可能存在)

端坐呼吸；呼吸急促，呼吸过度，过度通气；不规则呼吸；限制性呼吸。

三、相关因素

参阅"有呼吸功能受损的危险"。

四、护理目标

呼吸状况;生命体征状况;焦虑控制。

(一)预期目标

个体表现出有效的呼吸速率,并感到肺部气体交换有了改善。

(二)指标

①如果知道,说出发生的原因;②说出应对诱因的适应方式。

五、护理措施

呼吸监测;渐进性肌肉放松;教育;焦虑减轻。

(一)一般护理措施

对于过度通气:①使个体相信,正在采取措施以保证生命安全。②通过让个体与护理者保持目光接触,来分散个体的焦虑状况。可以说"现在看着我,像我这样缓慢地呼吸"。③考虑使用纸袋,进行再呼吸已呼出的气体。④留在个体身边,训练更缓慢的、更有效的呼吸。⑤解释即使在原因尚不明确的时候,个体也可以通过有意识地控制呼吸来学会克服过度通气。⑥讨论身体上和情绪上可能的原因,以及有效的应对方法(见"焦虑")。

(二)对儿童的护理措施

如果儿童易发生支气管痉挛,需要根据指示用药。

(5)气体交换受损
Impaired Gas Exchange

一、定义

个体处于一种现存的或潜在的肺泡与血管系统之间气体（O_2和 CO_2）的通过量降低的状态。

> **注**：这一诊断不代表一种需要护士指出明确处理的情况。护士不需要处理气体交换受损，但需要处理因降低的氧合作用而影响的功能健康型态，诸如活动、睡眠、营养及性功能。因此，"活动无耐力：与日常生活活动的氧合作用无效有关"，更好地说明护理的工作重点。如果个体有危险或有过呼吸功能障碍，护士对此可描述为"潜在并发症：呼吸的"，或者更具体一些"潜在并发症：栓塞"。

二、诊断依据

(一)主要依据(一定存在)

用力时感到呼吸困难。

(二)次要依据(可能存在)

意识模糊或紧张不安；有表现出三点体位的倾向（坐位、手放在膝上、向前屈身）；缩唇呼吸，呼气时间延长；嗜睡及疲乏；肺血管阻力增加（肺动脉压增高或右心室压增高）；胃蠕动减慢、胃排空时间延长；经血气检查测定：氧含量降低、氧饱和度降低、二氧化碳分压增高；发绀。

三、相关因素

参阅"有呼吸功能受损的危险"。

(6)不能维持自主呼吸
Inability to Sustain Spontaneous Ventilation

一、定义

个体处于不能维持足够的呼吸以支持生命。这是通过动脉血气降低、呼吸做功增加及体能降低来测定的。

> **注**：这一诊断表示呼吸功能不足，相应的代谢发生危及生命的改变。这种情况需要立即进行护理和医疗处理，特别是需要进行复苏抢救及机械换气。不能维持自主换气不适合作为护理诊断—它是低氧血症，属于合作性问题。低氧血症是指因肺泡通气过低、肺部血管分流或通气/灌注失调而引起的血氧饱和度不足。作为合作性问题，其切实的治疗方案由医生来确定；然而，处理时既需要护嘱性措施，又需要医嘱性措施。护理的责任是持续的监控个体的状态，并根据记录采用适当的护理措施，对病情发生的变化进行处理（关于"潜在并发症：低氧血症"的处理措施，参阅 Carpenito – Moyet, L. J (2004)，《护理诊断：临床实践应用》（第 10 版），第三部分。Philadelphia, Lippincott Williams & Wilkins）。

二、诊断依据

(一)主要依据(一定存在)

呼吸困难；代谢率增加。

(二)次要依据(可能存在)

坐立不安加重；忧虑或恐惧；辅助呼吸肌使用增加；潮气量下降；心率增快；PO_2 降低；PCO_2 降低；合作能力降低；SaO_2 降低。

66. 角色紊乱
Role performance,Ineffective

一、定义

个体处于或有可能处于与标准和期望相对应的角色能力发生改变的一种状态。

> **注:**此诊断以前属于"自我概念紊乱"的一个分支。目前此诊断的使用说明可能存在问题。如果一个妇女因病不能继续尽家务职责而其他家庭成员却认为她应该尽这些职责,那么,可能出现的情况最好描述为"有自我概念紊乱的危险:与近来因疾病造成角色职责丧失有关"及"有持家能力障碍的危险:与家庭成员知识缺乏有关"。在临床研究对此诊断给出更明确的定义之前,可使用"角色能力改变"作为"自我概念紊乱"的原因或使用"有持家能力障碍的危险"。如果角色紊乱与养育有关,可考虑使用"父母角色冲突"。

二、诊断依据

(一)主要依据(一定存在)

角色的理解或执行有冲突。

(二)次要依据(可能存在)

角色的自我概念改变;角色否认;其他人对角色的认知改变;恢复角色的身体能力发生改变;缺乏角色知识;职责的常规型态改变。

67. 久坐的生活方式
Sedentary Lifestyle

一、定义
个体或群体生活习惯以低体力活动为特征一种状态。

> 注：这是 NANDA 首次接受来自另一国家护士的护理诊断。祝贺西班牙巴伦西亚的 J. Adolf Gulirao – Goris。

二、诊断依据
主要依据(一定存在,一项或多项)

选择一种缺乏日常体力锻炼的生活方式；表现出缺乏体力；自诉更喜欢低体力的身体活动。

三、相关因素
(一)病理生理因素
与由肥胖引起的耐力下降有关。

(二)环境因素(个人的,外界环境)
1. 与有益健康的体力活动知识不足有关。
2. 与日常锻炼的知识不足有关。
3. 与资源不足有关(金钱,设施)。
4. 与缺乏对时间的感知有关。
5. 与缺乏动机有关。
6. 与缺乏兴趣有关。
7. 与缺乏伤害有关。

四、护理目标

知识:健康行为;身体健康。

(一)预期目标

个体自诉有参加或增加体力活动的愿望。

(二)指标

①建立每周锻炼的目标;②确定一种个体愿意参与的活动或锻炼。

五、护理措施

促进锻炼;锻炼治疗。

一般护理措施

1. 讨论锻炼的益处。

减少热量的摄入;保持瘦肌肉质量;减少沮丧、焦虑、应激;改善体态;提供乐趣、消遣、娱乐;抑制食欲;提高氧耗;提高热量的消耗;保持体重;提高新陈代谢率;增强自尊;增加有效的睡眠;提高抗衰老能力。

2. 帮助个体确立可实施的锻炼计划。

个性化;每天练习的时间;安全;体型;生活方式;季节;费用;身体条件;时间因素;职业;年龄。

3. 讨论启动锻炼计划的相关问题。

①开始时简单易行,通过医师得到明确的方案。②选择一项可以活动身体各部位并且能引起"健康疲劳感"的活动。③阅读,请教专家,和一起练习的朋友或同事交谈。④制定每日步行计划:开始每天在 5~10 个街区步行 0.8~1.61 km(0.5~1 英里);每周增加 1 个街区或 0.16 km(0.1 英里);逐渐提高步行的频率和距离,记住要缓慢进展;如果出现以下情况立即停止:胸痛或体重减轻、严重的气喘、头昏眼花、肌肉抽搐、恶心。⑤如果在停止练习后,5 min 内脉搏在 120 次/min 或 10 min 后脉搏在 100 次/min,或者呼吸急促,那么降低步行的频率或者距离。⑥如果个体不能

走 5 个街区或走 0.8 km(0.5 mile)有明显的费力表现,那么减少步行的距离,回到出现表现前的 1 周所定的距离,然后继续开始每周增加 1 个街区或 0.16 km(0.1 mile)。⑦匀速步行,戴上秒表或有秒针的手表,到达 10 个街区 1.61 km(1 mile)后,试着提高速度。⑧记住,一次只能提高速度或距离中的一项指标。⑨建立练习的规律时间,每周 3~5 次,每次 15~45 min,心率是极限的 80% (20~29 岁极限是 170 次/min,其后每 10 岁下降 10 次/min,例如,30~39 岁:160 次/min,40~49 岁:150 次/min)。⑩鼓励相关人员参加步行计划。⑪增加其他活动 (例如:离目的地较远的地方停车、园艺活动、爬楼、在周末参加需要步行活动)。⑫每天练习 1 h,每周至少练习 4 次。每个练习周期缺勤最多不能超过 2 次。

4. 帮助个体提高兴趣和动机。

①逐步制定 (可约束制订计划各方的) 可实施的、有约束力的短期和长期目标。②记录摄入量或活动量。③通过与有健康观念的朋友和同事交谈以及阅读增加知识。④结交有健康观念的新朋友。⑤让一位朋友也加入计划或成为支持者。⑥保持理性(例如:以缺乏时间为借口就是缺乏锻炼的前提条件)。⑦记录积极的结果。

68. 自理缺陷综合征

Self-care Deficit Syndrome

(1)进食自理缺陷(Feeding Self-Care Deficit)

(2)沐浴/卫生自理缺陷(Bathing/hygiene Self-Care Deficit)

(3)穿衣/修饰自理缺陷(Dressing/Grooming Self-Care Deficit)

(4)如厕自理缺陷(Toileting Self-Care Deficit)

(5)使用器具自理缺陷(Instrument Self-Care Deficit*)

68. 自理缺陷综合征
Self-care Deficit Syndrome

一、定义

个体处于运动功能或认知功能受损，而导致完成各种自理活动能力下降的一种状态。

> **注**：自理包括满足日常需要的各种活动，通常被称为日常生活活动。这些活动是习得的，并成为终生的生活习惯。广义的自理活动包括日常需要做的事情（卫生、沐浴、穿着、如厕、进食）、怎样做这些事情、何时以及何地与谁一起做这些事情。"自理缺陷综合征"目前尚未列入 NANDA 护理诊断中，附加在此是为了描述个体五种自理能力的全面下降。护士将评估五种自

---

*该诊断目前尚未列入 NANDA 护理诊断中，但列在此是因为它清晰或有用。

理活动中各个自理活动的功能并确定个体自理活动的能力水平。护理目标是维持自理能力或者增加个体自理活动的参与和独立性。此综合征的特征是在全部五种自理能力缺陷时,提供集中的护理措施(如:确保个体佩戴符合医嘱要求的眼镜)。它也允许专用于五种自理活动中的任意一种提供护理措施 (如:把衣服按穿着顺序摆放好)。

使用"自理缺陷"诊断的危险之处在于,护士可能过早地判定一个人不能参加任何水平的活动。这将排除以康复为重点的护理。护士必须对个体的功能水平进行分类,以帮助提高个体的独立性。

二、诊断依据 †

主要依据(在每种活动中一定存在一项缺陷)

1. 进食自理缺陷。不能切食物或打开食物包装;不能将食物送入口中。

2. 沐浴自理缺陷(包括洗全身、梳头、刷牙、护理皮肤和指甲以及使用化妆品)。不能或不想洗全身或身体某些部位;无能力得到水源;无能力调节水温和水流大小;不能感知或接受对卫生措施的需求。

3. 穿衣自理缺陷 (包括穿平常穿的服装或适应各种不同场合的服装,而不是穿睡衣)。穿或脱衣服的能力受损;不能系扣衣服;不能满意地修饰自己;不能拿取或更换衣物。

---

† 用以下量表评价每种日常生活活动:
  0 = 完全独立
  1 = 需要使用辅助器具
  2 = 需要少量帮助
  3 = 需要帮助或一些监护
  4 = 需要完全监护
  5 = 完全依赖或不能协助

4. 如厕自理缺陷。

不能或不愿意去厕所或使用便器；不能或不愿意进行适当的卫生活动；不能到达和离开厕所或便器；解便时不能穿脱衣服；不能冲洗厕所或倒空便器。

5. 使用器具自理缺陷。

打电话困难；使用交通工具困难；洗烫衣服困难；备餐困难；购物困难；管理钱财困难；用药困难。

三、相关因素

(一)病理生理因素

1. 与继发的(特定的)缺乏协调有关。

2. 与继发的(特定的)肌肉僵直或肌肉松弛有关。

3. 与继发的(特定的)肌肉无力有关。

4. 与继发的(特定的)部分或全身瘫痪有关。

5. 与继发的(特定的)萎缩症有关。

6. 与继发的(特定的)肌肉挛缩有关。

7. 与继发的(特定的)视觉障碍有关。

8. 与肢体丧失功能或失去肢体有关。

9. 与衰退到早期的发育水平有关。

10. 与过多的拘谨行为有关。

11. 与躯体形态的缺陷有关(特定的)。

(二)治疗因素

1. 与外用器具有关(特定的)。如石膏、夹板、背架、静脉插管设备。

2. 与术后的疲乏和疼痛有关。

(三)情境因素(个体的,环境的)

1. 与认知缺陷有关。

2. 与疼痛有关。

3. 与动机下降有关。

4. 与疲乏有关。

5. 与意识障碍有关。

6. 与因残疾造成的焦虑有关。

(四)成熟因素

老年人:与视力和运动能力下降或肌肉无力有关。

(五)评估

主观的或客观的资料

观察到的或对象自诉不能(或有困难)进行以上5种自理领域内任意一种活动。

五、护理目标

参阅"沐浴和卫生、进食、穿着和修饰、如厕和(或)使用器具自理缺陷"。

(一)预期目标

个体能从事或参与进食、穿着、如厕、沐浴自理活动。

(二)指标

①确定自理活动中的习惯(如:时间、物品、地点);②经过护理帮助后,表现出最佳的卫生状态。

六、护理措施

参阅"进食、沐浴和卫生、穿着和修饰、如厕和(或)使用器具自理缺陷"。

一般护理措施

1. 评估导致或促成因素:

视觉缺陷;认知障碍;动机下降;活动障碍;知识缺乏;社会支持不够;退行性变;过于拘谨。

2. 增强参与活动的积极性。

3. 促进自尊和自我决策。

在自理活动中,优先满足个体的选择和需求。

4. 评价个体参与各种自理活动的能力。

5. 鼓励对方表达出对自理能力缺陷的感受。

6. 对于伴有心理障碍的自理缺陷者：

①鼓励个体独立和参与自理活动,对参与给予称赞。②对自理活动提供帮助而不作任何判断。③当个体有能力做自理活动时,不要替个体去做,以免增加其依赖性。④了解个体对其不能自理及需要帮助的感受。逐渐了解能力丧失的情况以及由此产生的对于护理的需求。

7. 参阅每个诊断中的护理措施,包括进食自理缺陷、沐浴和卫生自理缺陷、穿着和修饰自理缺陷、如厕自理缺陷及使用器具自理缺陷。

（1）进食自理缺陷
Feeding Self-care Deficit

一、定义

个体处于为自己进行或完成进食活动能力受损的一种状态。

二、诊断依据

不能切食物或打开食物包装;不能将食物送到口中。

三、相关因素

参阅"自理缺陷综合征"。

四、护理目标

营养状况;自理:进食;吞咽状况。

（一）预期目标

个体表现出自我进食的能力增强或自述其需要帮助。

（二）指标

①表现出在需要的时候能使用合适的器具；②表现出增加了进食的兴趣和愿望；③说出处理措施的原理和步骤；④说出引起进食缺陷的原因。

五、护理措施

进食;协助自理:进食;吞咽治疗;教育:预防误吸。

一般护理措施

1. 向个体或其家人了解确定个体喜欢或不喜欢的食物。

2. 让个体在同样的环境进餐,周围环境令人赏心悦目而不嘈杂。

3. 保持正确的食物温度(该热的则热,该冷的则冷)。

4. 提供措施缓解疼痛,因为疼痛会影响食欲和进食能力。

5. 饭前饭后提供良好的口腔卫生服务。

6. 鼓励个体戴假牙和眼镜。

7. 让个体处于最适宜于其身体情况的最正常的进餐位置 (最好坐在饭桌前的椅子上)。

8. 为个体提供与家人或群体一起进餐的条件。

9. 对于有感知缺陷的个体:

①选择不同颜色的盘子,帮助个体进行识别(如:红色的托盘、白色的碟子)。②了解个体日常进餐方式,并按其喜好提供食物(或将食物摆放成表盘状);在护理计划上记录食物的摆放顺序(例如:肉在 6 点位置;土豆在 9 点位置;蔬菜在 12 点位置)。③鼓励个体吃"用手拿的食物"(如:面包、熏肉、水果、热狗),以促进个体的独立性。

10. 为了最大可能地增强个体的独立性,提供必要的、适合的器具:

①使用带有防护装置的盘子,以防把食物推出盘外。②下面带有吸引装置的盘子或碗,以便使盘碗稳固。③装有把柄的餐具,使之更容易抓牢。④腕部或手部装有夹钳的夹板,以夹住餐具。⑤特殊的饮水杯。⑥有摇杆的切食物的餐刀。

11. 如果需要,帮助个体准备开始吃饭:打开容器、餐巾、调味品;切肉;往面包上抹奶油。

12. 对于有认知缺陷的个体:

①提供安静的隔离环境, 直到个体能够进食而不容易分散注意力为止。②让个体了解进餐设备的位置和使用目的。③使个体处于能够采取的最正常的进餐位置。④鼓励个体参与自我进食,但要注意个体是否出现疲乏、挫折感或忧虑。

13. 对于害怕中毒的个体：

①让个体打开罐装食品。②先吃一块饼干。③选择有家庭风格的进餐方式。

14. 评价以确保个体和家属都了解所有护理措施的原因和目的。

(2)沐浴/卫生自理缺陷
Bathing/Hygiene Self-Care Deficit

一、定义

个体处于自我进行或完成沐浴/卫生活动能力受损的一种状态。

二、诊断依据

自我沐浴缺陷(包括洗浴全身、梳头、刷牙、护理皮肤和指甲以及使用化妆品);无能力或不愿意洗全身或身体某些部分;无能力获得水源;无能力调节水温和水流大小;不能感知对卫生措施的需求。

三、相关因素

参阅"自理缺陷综合征"。

四、护理目标

自理:日常生活活动;自理:沐浴;自理:卫生。

(一)预期目标

个体将能按预期的最高水平完成沐浴活动或尽管活动受限而自述对沐浴活动满意。

(二)指标

①自述对身体的清洁感到舒适和满意;②表现为有能力使用合适的器具;③说出引起沐浴缺陷的原因。

五、护理措施

协助自理:沐浴和卫生;健康教育:个体。

一般护理措施

1. 鼓励个体遵医嘱佩戴正确的眼镜或助听器。

2. 保持浴室温暖;确保水温令个体满意。

3. 提供沐浴的隐私场所。

4. 使所有沐浴器具都易于拿取。

5. 确保浴室内安全(防滑垫、抓扶把手)。

如果个体身体状况允许,鼓励使用浴缸或淋浴器,这取决于家里装有什么样的设施 (个体在医院时应该进行练习,以便为回家做好准备)。

6. 需要时提供适当的设备:

①在浴缸里或淋浴器下放一把椅子或凳子。②能够洗得到背部或下肢的带长把的海绵擦。③浴室墙上安装可帮助移动身体的抓握把手。④帮助移向浴缸椅子或凳子的洗澡木板。⑤在浴室、浴缸或淋浴间的地板上,有安全凸纹地面或防滑垫。⑥能装肥皂的洗澡手套。⑦合适的牙刷。⑧手拿的淋浴喷头。

7. 对于有视觉缺陷的个体:

①把沐浴设备放置在最适合于个体的位置。②如果个体单独沐浴,把呼叫器放在手边可达到的地方。③给视觉受损的个体和其他人一样的隐私权和尊重。④在进入或离开沐浴室的时候,要口头告知其他人。⑤观察个体是否能找到所有洗浴器具。⑥观察个体进行口腔护理、梳头和刮胡子的能力。⑦为个体提供易于取放干净衣服的地方。

8. 对于有患肢或失去肢体的个体:

①在早晨起床后或晚上睡觉前进行沐浴,以避免不必要的穿脱衣服。②鼓励个体在沐浴过程中用镜子观察瘫痪部位的皮肤。③鼓励截肢的个体观察残余的末端或残肢,看看皮肤完整性是否良好。④为使个体再次学会使用肢端或适应残疾,仅对其提供必要的监护和帮助即可。

9. 对于有认知缺陷的个体：

①提供不变的沐浴时间作为沐浴常规计划的一部分，以帮助减轻认知混乱。②指导语要简洁明了，避免分散个体注意力；使个体清楚沐浴设备的用途。③如果个体没有能力洗浴全身，让个体只洗身体某一部分，直到能做得正确为止；对于成功要给予积极的强化。④在个体能安全地沐浴而不用帮助之前，一定要监督其沐浴活动。⑤鼓励个体关注这项活动，但要注意观察个体是否出现疲乏，因为疲乏会加重认知混乱。

10. 评价家庭中的沐浴设施，并帮助确定是否需要进行改装；向职业治疗或社会服务机构咨询，以得到必需的家庭设备。

(3)穿衣/修饰自理缺陷
Dressing/Grooming Self-Care Deficit

一、定义
个体处于进行或完成自我穿衣和自我修饰活动的能力障碍的一种状态。

二、诊断依据
自我穿衣缺陷（指除穿睡衣以外的其他场合着装困难）；穿脱衣服能力受损；不能穿衣；不能满意地自我修饰；不能拿取或更换衣服。

三、相关因素
参阅"自理缺陷综合征"。

四、护理目标
自理：日常生活活动；自理：穿衣；自理：修饰。

(一)预期目标
个体表现出自我穿衣的能力提高或在他人帮助下穿衣能力提高。

(二)指标
①表现出有能力学会使用合适的器具，以促进独立、最佳地完成穿衣任务；②表现出对穿着外出服装的兴趣增加；③描述出引起穿衣缺陷的因素；④说出与治疗相关的原理和步骤。

五、护理措施
协助自理：穿衣或修饰；教育：个体穿衣。

一般护理措施

1. 鼓励个体佩带符合医嘱的眼镜和助听器。

2. 通过不断的、独立的练习，促进个体穿衣的独立性。

3. 选择宽松的衣服，袖子和裤腿宽大，从前面系扣。

4. 让个体有足够的时间穿脱衣服，因为其过程可能会令人疲倦、疼痛或感到困难。

5. 为个体制订计划，学会一个活动的某一步骤，然后再进行下一步。

6. 把衣服按个体需要穿的顺序摆放好。

7. 必要时提供辅助器具(常用的包括穿衣棒、开关棒、拉链、扣钩、长柄鞋拔、带有塑料鞋带的鞋扣、粘贴扣或扣舌；所有的长衣服都应该用粘贴扣)。

8. 鼓励个体穿着除睡衣以外的便装或适应各种不同场合的服装。

9. 在穿衣过程中提供隐私场所。

10. 对于有视觉缺陷的人：

①让个体了解放置衣服最方便的地方，并适应环境，完成穿衣的活动（如：除去不必要的障碍）。②在进入或离开穿衣区域的时候，要口头告知一声。

11. 对于有认知缺陷的人：

①确定连续规律的穿衣方式，以提供固定的计划，以免个体不知所措。②尽量使用简洁的指导语，并反复重复；避免分散注意力。③一次指导穿一件衣服。④鼓励重视穿衣活动；注意观察是否出现疲乏。疲乏可能会加重认知缺陷。

12. 评价个体和家庭对以上指导和处理原理的了解和知识。

(4)如厕自理缺陷
Toileting Self-Care Deficit

一、定义

个体处于进行或完成如厕活动的能力有障碍的一种状态。

二、诊断依据

不能或不愿如厕或使用坐便器；不能或不愿进行适当的卫生；不能完成进出厕所或到达便器的移动；在如厕时不能穿脱衣服；不能冲洗厕所或倒空便器。

三、相关因素

参阅"自理缺陷综合征"。

四、护理目标

自理：日常生活活动；自理：卫生；自理：如厕。

(一)预期目标

表现出如厕能力增强或说出需要有人协助来完成如厕。

(二)指标

①表现出有能力使用适当的器具协助如厕；②描述出引起如厕缺陷的原因；③说出处理措施的原理和步骤。

五、护理措施

协助自理：如厕；协助自理：卫生；教育：双方目标设定。

一般护理措施

1. 鼓励个体佩带医嘱规定的眼镜和助听器。

2. 向个体或相关人员了解排便史（参阅"便秘"或"排尿型态改变"）。

3. 明确个体用来表达如厕需求的交流方式。

4. 保持排大小便的记录,以确定如厕的型态。

5. 多与个体讨论和询问肠蠕动的情况,避免产生"肠蠕动停滞"。

6. 警惕个体如厕时跌倒的可能(准备好如厕场所使用的地板避免个体和护理者受伤)。

7. 通过不断地、独立地练习,使个体能独立如厕。

8. 给个体一定的时间,以避免个体出现疲乏(如厕时间不足可能会引起排便失禁或便秘)。

9. 如果可能,避免使用留置导尿和阴茎套式导尿。

10. 对视觉缺陷个体:

①让个体很容易拿到呼叫器,这样个体会很快得到如厕的帮助;要马上对呼叫作出应答,以免个体着急。②如果有必要,使用床上用的便盆或尿壶,一定要将它放在个体伸手就可以拿到的地方。③在陪护者进入或离开厕所时,一定要口头告知。④观察个体是否有能力拿到器具或在没有帮助的情况下,能否自己上厕所。⑤保持去厕所的通道安全通畅。

11. 对于肢体残缺的人:

①为再次学会使用或适应假肢而提供必要的监督和帮助。②鼓励个体在如厕过程中查看患部或患肢。③鼓励使用专业治疗师和物理治疗师教给的移动技巧(护士应该让其熟悉计划中的移动方式)。④提供必要的、适当的器具,最大限度地增强个体的独立性。(坐便器、防溅出的尿壶、骨折的个体使用的床上便盆、升高的座厕、如厕时可抓握的扶杆)。⑤去厕所的通道要保持安全通畅。

12. 对于有认知缺陷的人:

①每 2 h、饭后和睡前要提醒个体上厕所。②当个体能够表示需要如厕时,每隔 2 h、饭后和睡前都要进行如厕。③对呼叫要立即应答,以避免失望感或由于憋不住尿而排便。④鼓励穿便装(很

多意识混乱的个体着便装时都能够节制排便）。⑤避免使用床上便盆和便壶；如果身体状况允许，在浴室里提供一个正常的排便环境(使用的厕所应该保持不变，以使个体熟悉)。⑥用语言指点个体应该做什么，并对成功给予肯定的强化。⑦其他关于排便失禁，参阅"排尿型态改变"。

13. 了解个体家庭的如厕需求；如果想获得必要的设备，可以向专业治疗师或社会服务机构寻求帮助。

(5)使用器具自理缺陷*
Instrumental Self-Care Deficit

一、定义

个体处于进行某些活动的能力或管理家务所需得到某些服务的能力出现障碍的状态。

> **注**："使用器具自理缺陷"描述了在进行某些活动或在社区生活中需要得到某些服务时出现的问题（如：使用电话、购物、管钱）。对于社区护士考虑履行计划及进行评估时，此诊断是非常重要的。

二、诊断依据

(一)主要依据(一定存在,一项或多项)

观察到或自述有以下方面困难：使用电话；使用交通工具；洗衣、熨烫衣服；备餐；购物(食物、衣服)；管理钱财；用药。

三、相关因素

参阅"自理缺陷综合征"。

四、护理目标

自理：使用器具的日常生活活动。

(一)预期目标

个体或家庭将满意家庭事务管理。

＊该诊断目前未列入 NANDA 护理诊断中，但因其清晰或有用而被包括在此手册内。

(二)指标

①表现出会使用适当的器具(例如:打电话、帮助做饭);②说明一种可以确保持续治疗用药方案的方法;③自述有打电话和接电话的能力;④自述自己或其他人能定期洗衣服;⑤自述每天吃两顿营养餐;⑥确定去商店、保健中心、教堂及参加社会活动可使用的交通方式;⑦表现出进行简单的货币交易的管理能力;⑧确定出能够协助理财的个体。

五、护理措施

健康教育:个人;促进家庭参与。

一般护理措施

1. 评估致病因素。

①视觉、听力缺陷。②认知障碍。③活动障碍。④缺乏知识。⑤社会支持不足。

2. 帮助个体确定自我帮助的器具。

3. 对有认知缺陷的人,要促进其自理能力和安全感。

①评价能完成的活动。②评价每天获得、选择和准备营养食物的能力。③教给怎样坚持用药(如:能分装 7 d 用药的药盒,以便于每次取出用药)。④评价个体对钱、预算和账单的理解能力。

4. 确定有关交通的资源(如:教堂组织、邻居)。

5. 确定社会支持的资源(交通、洗衣、财务事务等事宜)。

6. 讨论明确需要帮助的重要性(社会服务部、老年人机构)。

69. 自我概念紊乱
Disturbed Self-concept*

(1) 自我形象紊乱（Disturbed Body Image）

(2) 自我认同紊乱（Disturbed Personal Identity）

(3) 自尊紊乱（Disturbed Self-Esteem）

(4) 慢性低自尊（Chronic Low Self-Esteem）

(5) 情境性低自尊（Situational Low Self-Esteem）

(6) 有情境性低自尊的危险（Risk for Situational Low Self-Esteem）

---

69. 自我概念紊乱
Disturbed Self-concept

一、定义

个体在怎样感觉、怎样思考或怎样看待自己方面处于或有处于消极变化的危险状态。这种状态可以包括自我形象、自尊和自我认同等方面的变化（Boyd，2005）。

> **注**："自我概念紊乱"代表一个宽泛的概念，它下面包含着更为确定的概念。在护士没有足够临床资料确认一个具体的诊断是属于"长期低自尊"还是"自我形象紊乱"时，在没有资料支持更为确定的诊断之前，可以运用"自我概念紊乱"。

---

* 该诊断目前未列入 NANDA 护理诊断中，但因其清晰或有用而被包括在此手册内。

二、诊断依据

由于自我概念紊乱可以包括三个方面：自我形象、自尊、自我认同中任何单一的或混合的变化，以及引起这些变化的原因是如此的多样，以至于没有"典型"的临床反应支持这一诊断的提出。临床反应表现可以包括如下方面：拒绝触摸或查看身体某一部位；拒绝照镜子；不愿讨论身体缺陷、畸形或毁容问题；拒绝接受康复治疗；不适当地尝试进行自我治疗；否认畸形或毁容的存在；对他人依赖与日俱增；有流泪、绝望、愤怒等悲痛征象；有自毁行为(酗酒、药物滥用)；对健康持有敌意；评估身体与环境关系的能力改变。

三、相关因素

自我概念紊乱可作为对于健康问题、情境和冲突等各种问题的反应而出现。其常见病因如下。

(一)病理生理因素

与由下列问题导致的在外表、生活方式、角色等方面的变化及其他反应有关。见于身体部位的丧失；身体机能的丧失；严重的创伤；慢性疾病；疼痛。

(二)情境因素(个体的,环境的)

1. 与由下列问题引发的失败和遭遗弃的感觉有关。见于离婚、分居或相关人员的死亡或与其分离；丧失工作或工作能力。

2. 与移动不便或丧失身体机能有关。

3. 与对相关人员关系的不满有关(父母关系、配偶关系)。

4. 与改变日常职责模式有关。

(三)成熟因素

老人： 与多种失去有关(工作、角色等)。

四、护理目标

生活质量；应对；抑郁；控制暴力；自尊。

(一)预期目标

个体显示出健康的适应能力和应对技巧。

（二）指标

①在各种情境下用现实的方式公正的评价自我；②用言语表达或显示不断增强的对自我概念的感觉。

五、护理措施

灌输希望；情绪管理；澄清价值；咨询；转诊；支持小组；增强应对。

（一）一般护理措施

1. 鼓励个体表达自己的感受，尤其是怎样感觉、思考、看待自我方面的感受。

2. 鼓励个体询问有关健康、治疗、治疗进程、预后等方面的问题。

3. 提供可靠信息资料，并且强化已经给予的信息。

4. 引导出其希望改变的方面，鼓励对解决问题的方案进行选择。

5. 澄清其对自我、照料和给予照料者的误解。

6. 避免负面评说。

7. 提供可谈及隐私的安全环境。

8. 如需要，请参阅"自尊紊乱"和"自我形象紊乱"项下的治疗措施。

9. 如需要，告知其可以找什么样的社区资源寻求帮助（例如心理健康中心以及如 Reach for Recovery 和 Make Today Count 这样的自助团体）。

（二）对儿童的护理措施

1. 允许小孩把自己的经历带进特定的情境（如：有些小孩说打针就像虫子叮咬一样，有的则说他们没有任何感觉）。"我们做完这个之后，你可以告诉我感觉如何。"

2. 使用具体和描述性的语言，避免用"好"或"坏"来描述行为

（例如："如果你好好在这里待着，你可帮我大忙了。谢谢你的帮助。"）。

3. 把小孩现在和以往经历过的事情相联系（例如："X光照相和上次的看起来不一样。工作台将会移动，你不要动，保持安静。"）。

4. 用一些积极的有关自己的话题来向小孩传递乐观的情绪（例如："我今天真忙，我能不能做完我所有的活呢？我打赌我会的"。"当你手术完回来，需要躺在床上，当你回来后你想要做什么呢？"）。

5. 帮助小孩选择和制订计划度过玩耍时间，鼓励其做手工并制出一些产品。

6. 鼓励其与同伴和有帮助的成人交流来往。

7. 鼓励其用个人物件和手工艺品装饰房间。

(1)自我形象紊乱
Disturbed Body Image

一、定义

个体处于或有危险处于对自己身体的感知方式混乱的一种状态。

二、诊断依据

(一)主要依据(一定存在)

对于现实的或察觉的身体结构或功能变化有言语的或非言语的否定反应(如:害羞、窘迫、内疚、厌恶)。

(二)次要依据(可能存在)

不愿察看(检查)身体局部;不愿触摸身体局部;掩藏或过分暴露身体局部;社交活动中的变化;对身体有否定的感觉:如无助、无望、无力及脆弱感;总是想着身体改变或丧失的事情;拒绝去查证现实的变化;对身体的某部分或丧失持排斥态度;自毁行为(如:自残、企图自杀、饮食过量、饮食不足)。

三、相关因素

(一)病理生理因素

1. 与下列因素引起的外表变化有关。见于慢性疾病;肢体或器官的丧失;身体功能的丧失及严重创伤。

2. 与下列因素引起对外表不真实的看法有关。见于精神病;精神性厌食症;贪食症。

(二)治疗因素

与下列因素引起的外表变化有关。见于住院;手术;化疗或放疗。

(三)情境因素

1. 与下列因素引起的生理创伤有关。见于性虐待或强奸(认识的或不认识的罪犯所为)。

2. 与由特定情况引起的外观效果有关(例如:肥胖、怀孕、不活动)。

(四)成熟因素

与发育改变有关。

四、护理目标

身体形象;儿童发育(特定年龄);排解悲痛;心理社会调整;生活改变;自尊。

(一)预期目标

个体能实施新的应对模式并能用言语表示或显示对外表的接受(穿着、打扮、姿势、饮食方式、自我表现)。

(二)指标

①表现出愿意和有能力去恢复自理或承担角色责任;②建立新的或恢复旧的支持系统。

五、护理措施

增强自尊;咨询;面对;积极倾听;改善身体形象;帮助解除悲痛;推荐支持小组。

(一)一般护理措施

1. 鼓励个体表达自己的感受,尤其是与其感觉、思考和看待自我的方式有关的感受。

2. 鼓励个体询问与健康、治疗、治疗进程、预后有关的问题。

3. 提供可靠信息资料,并强化已经给予的信息。

4. 澄清个体对自我、照料或给予照料者的误解。

5. 使相关人员对生理和情绪的变化有所准备,在家庭适应过程中给予支持。

6. 鼓励个体的同伴和相关人员去看他,并让个体了解自己在他们心目中的价值和重要性。

7. 鼓励跟家庭和同伴的接触(信函、电话)。

8. 提供和有相同经历的人在一起的机会。

9. 对于丧失身体部分或身体功能者:

①评估这种丧失对于本人和相关人员的意义,如:我们所提到的丧失的视力、丧失的功能以及要付出的情感投资等。②预计其本人对于这种丧失可能会做出的反应,如:否认、震惊、愤怒和抑郁等。③注意他人对这种丧失的反应效果,鼓励与相关人员相互交流各自的感觉。④让个体倾诉其感觉和悲痛。⑤用角色扮演的方式帮助个体和相关人员共同经历这种感觉。⑥寻找现实的选择,并提供鼓励。⑦与个体共同开发能力和资源。

10. 帮助决定采用外科整形手术来改变形象。

①尽可能快地用假肢或假体来替换丧失的身体部位。②鼓励局部观察。③鼓励局部触摸。

11. 对于由化疗引起的异常(Cooley 等,1986):

①讨论脱发、停经、短期或永久不孕、雌激素减少、阴道干燥、黏膜炎的可能。②鼓励其交流各自的担心、恐惧和这些影响生活方面的看法。③解释哪些部位毛发可能脱落(头、眼睫毛、眉毛以及腋下、阴部和腿部的毛)。④解释这些毛发在治疗后会再生,但也许在质地和颜色上会有所变化。⑤建议个体买假发并在头发脱落之前戴上它,向美容师请教怎样使假发看起来多样的诀窍(如梳子、发夹的使用等)。⑥鼓励没戴假发时戴上头巾、帽子。⑦通过以下方法教导其尽量减少头发的脱落:避免过多使用洗发剂;每周使用护发素两次;轻柔地把头发擦干;避免使用电吹风和卷发器;避免使用发带、发夹撕扯头发;不要染发;避免使用任何喷洒在头发的喷发水、染发剂;使用宽齿梳子,不要用力梳理头发;向美国癌症协会咨询有关新、旧假发的使用情况,告诉个体假发是可抵税的商品。

12. 和个体讨论他人(配偶、朋友、同事)接受这些明显可见的变化可能引起的困难。

13. 允许相关人员有机会共同经历这种感受或恐惧。

14. 帮助相关人员确认个体的积极方面和分享这些积极方面的方式。

15. 如果必要教导个体向哪些社区机构寻求帮助(如心理健康中心以及自助团体)。

(二)对儿童的护理措施

1. 和父母亲讨论自我形象是怎样形成的? 以及怎样的互动有利于影响孩子的自我认识:

①告知身体各部位的名称和功能。②承认变化(如身高)。③允许在穿什么样的衣服上有所选择。

2. 要求小孩在浴后(裸体)画一幅关于其自己身体的图画,然后令其描述这幅图画。

3. 让小孩留意身体方面的变化(如:"你小时候不能做,那现在能做的是什么呢?")。

(三)对青少年的护理措施

1. 和父母亲讨论满足青少年需要的问题。

①不要太快拒绝青少年对一些事情的关注。②如果可能,要保持弹性和妥协(如:衣服是可以随时扔掉的,文身却不是)。③协商需要时间去考虑(例如 4~6 周)。④拒绝时要给予理由,也要探明孩子的理由,如可能,做出折中(如:父母要求孩子晚上 11:00 回家,孩子则说 12:00,最后折中 11:30 回家)。

2. 当父母不在时,应提供机会讨论其关心的问题。

3. 要求其谈论最喜欢的和不喜欢的影片。

4. 为即将发生的发育变化做好准备。

(四)对母亲的护理措施

1. 告知夫妇双方预期的生理变化以及在性反应方面的可能变化。

2. 允许女性有机会讨论有关身体变化方面的感觉。

(2)自我认同紊乱
Disturbed Personal Identity

一、定义
个体处于或有危险处于无能力区分自我和非我的一种状态。

> **注**:这一诊断是"自我概念紊乱"下的一个亚类,有待临床研究去定义和区分与其他诊断的不同。评估标准和措施请参阅"自我概念紊乱"或"生长发育延迟"。

二、诊断依据
参阅"自我概念紊乱"或"生长发育迟缓"中的相关部分。

(3)自尊紊乱
Disturbed Self-Esteem

一、定义
指个体处于或有危险处于对自我或自我能力持否定性评价的一种状态。

> **注**：自尊是自我概念中的子范畴，"自尊紊乱"是一个笼统的诊断概念。"长期低自尊"和"情境性低自尊"代表着其更确定的种类，也相应有更确定的措施。最初护士也许没有足够的资料去确定一个特定的诊断是属于"长期低自尊"还是"情境性低自尊"。为达此目的，请参阅它们主要的诊断依据。

二、诊断依据
公开的或隐蔽的：自我否定的言语表达*；表现出害羞或内疚*；没有能力处理事件的自我评价*；推脱或拒绝来自他人关于自己的正面反馈，夸大负面反馈*；不能制定目标；优柔寡断；解决问题的能力缺乏或不良；有抑郁的表现（总是睡、吃）；过分寻求他人的赞同或安慰；不良的身体语言（姿势、眼神、动作）；自虐行为（自残、自杀企图、咬指甲、物质滥用、有意成为受害者）；尝试新事物或环境时犹豫不决*；明显否认自己有问题；把问题的责任或谴责想象成是他

---

*Norris, J., & Kunes – Connell, M. (1987). Self – esteem disturbance: A clinical validation study. In A. Mclane(Ed.), Classification of nursing diagnoses: Proceedings of the seventh NANDA national conference. St. Louis: C. V. Mosby.

人的*;找理由为个人失败开脱*;对轻微的批评也高度敏感*;夸大一切*。

三、相关因素

自尊紊乱既可以是持续的、长期的,又可以是间发性的。多重压力或无法解决一个问题均可引起长期低自尊。其发生的时间及相关因素已在"长期低自尊"中指出。

(一)病理生理因素

与外表变化有关。见于:身体部位的丧失;身体功能的丧失;毁容(创伤、手术、先天缺陷)。

(二)情境因素(个体的,环境的)

1. 与依赖性需求没有得到满足有关。

2. 与缺乏他人的积极反馈有关。

3. 与由下列情况引起的遭抛弃的感觉有关。见于:相关人员的死亡;小孩被绑架或谋杀;与相关人员分离。

4. 与失败感有关。见于:失业;经济问题:失去工作或工作能力;夫妻不和;分离;继父或继母;体重的增加或减少;关系问题;姻亲;经前综合征。

5. 与学业失败有关。

6. 与和自己的父母关系不当或无效史有关(长期低自尊)。

7. 与虐待关系史有关(长期低自尊)。

8. 与父母对小孩不现实的期望有关(长期低自尊)。

9. 与自我不现实的期望有关(长期低自尊)。

10. 与小孩对父母不现实的期望有关(长期低自尊)。

11. 与父母的拒绝有关(长期低自尊)。

12. 与不一致的惩罚有关(长期低自尊)。

13. 与由下列引起的无助或失败感有关:住进机构(如:精神病院、监狱、孤儿院、中途休养院)。

14. 与无数的失败史有关(长期低自尊)。

(三)成熟因素

1. 婴儿/幼儿/学龄前期:

①与缺乏相关人员、朋友的亲近和鼓励有关。②与和父母或相关人员的分离有关 (长期低自尊)。③与来自父母持续不断的否定性评价有关。④与父母支持不当有关(长期低自尊)。⑤与对相关人员的不信任有关(长期低自尊)。

2. 学龄期:

①与不能取得相应年级的目标有关。②与失去同伴群体有关。③与重复不断的负反馈有关(长期低自尊)。

3. 青少年期:

①与特定情况引起的丧失独立和自主有关。②与和同伴关系破裂有关。③与学业问题有关。④与丧失相关人员有关。

4. 中年期:

与衰老引起的问题有关。

5. 老年期:

与各种各样的丧失有关(相关人员、身体功能、金钱、退休)。

四、护理目标

(一)预期目标

个体能够表达对未来积极的期望和恢复以前的功能水平。

(二)指标

①确定威胁自尊的因素并处理这些问题;②确定自我积极的方面;③分析自己的行为以及行为引起的结果;④确定个体改变的积极方面。

五、护理措施

一般护理措施

1. 个体与护士之间建立信任关系。

①鼓励个体表达自己的感受,尤其是有关思考和看待自我的

方式方面的感受。②鼓励个体询问有关健康、治疗、治疗进程、预后方面的问题。③提供可靠的信息资料，强化已经给予的信息资料。④澄清个体有关自我、照料和给予照料者方面的误解。⑤避免负面评说。⑥提供可谈及隐私的安全环境。

2. 促进社交互动：

①帮助个体接受他人的帮助。②在限制对个体苛求的同时避免过度保护。③鼓励活动。④帮助其家庭适应这些变化。

3. 与个体共同开发能力和资源。

4. 讨论期望：

①讨论是否现实。②寻找不同的现实的选择。

5. 寻求社区机构的帮助（例如：咨询建议、社交技巧课程）。

(4)慢性低自尊
Chronic Low Self-Esteem

一、定义
个体长期处于对自我和自我能力持负面评价的一种状态。

二、诊断依据(Norris & Kunes – Connell,1987)

(一)主要依据(80%～100%)
持续的或长期的:自我否定的言语表达;害羞或内疚的表达;处事无能的自我评价;推脱或拒绝其他人对自我的正面反馈,夸大负面反馈;尝试新事物或环境时犹豫不决。

(二)次要依据(50%～79%)
在工作和其他生活事件中经常缺乏成功的经历;过分盲从、依赖他人意见;用不良的身体语言(眼神、姿势、动作)表现自己;凡事不肯定或被动或优柔寡断;过分寻求他人安慰。

二、相关因素
参阅"自尊紊乱"。

三、护理目标
抑郁水平;自尊;生活质量。

(一)预期目标
个体能够确定自己积极的方面并且报告自己已无抑郁症状。

(二)指标
①调整过分的和不现实的自我期待;②用言语表达对限制的接受;③用言语表达对自我的非评判性的看法;④停止自虐行为;⑤开始冒言语上和行为上的风险。

五、护理措施

灌输希望；减少焦虑；自我增强；增强应对；增强社交能力；转诊。

(一)一般护理措施

1. 帮助个体减少现有的焦虑水平。

2. 提高个体的自我感觉。

①留心倾听。②尊重个人的空间。③确认对个体所做所言的理解("这是你的意思吗？")。

3. 当个体尝试学习技巧或完成任务时给予鼓励，让个体尽可能独立地去做事。

4. 帮助个体表达其思想和感觉。

5. 鼓励看望或联系最亲密同事和有关人士(信件、电话)。

6. 在一对一的交往中起角色榜样作用。

7. 参与集体活动,尤其是运用自己长处的活动。

8. 不要让个体孤立封闭自己(进一步的措施参阅"社交隔离")。

9. 限制诸如自杀、冥想、攻击、不讲卫生等问题行为。如果经过评估为有问题,则参阅"有自杀的危险"和"有暴力行为的危险"。

10. 鼓励参与运动大肌肉的活动(例如:散步、骑车、游泳),避免竞争性活动。

11. 提供培养社交技巧和职业技能的活动。

12. 如果必要,提供职业方面的咨询。

(二)对儿童的护理措施

1. 提供小孩成功和感觉被需要的机会。

2. 用相片、物品和制作手工艺品的方式使小孩的环境个人化。

3. 提供有组织和随意的玩耍时间。

4. 确保在医院和家里的学习不中断,做功课时不受打扰。

（三）对老年人的护理措施（Miller,2004）

1. 打招呼时称呼名字。

2. 使用跟年轻同伴在一起时用的语气语调。

3. 避免使用与婴儿有关的词（如:尿片）。

4. 询问有关家庭照片、个人物品、过去的经历等问题。

5. 不要将其缺陷归咎于"年老"。

6. 敲卧室和浴室的门（当进入时）。

7. 让其有足够的时间去按自己的节奏完成任务。

(5)情境性低自尊
Situational Low Self-Esteem

一、定义

以往自尊正常的个体处于由于某特定事件（丧失、变化）引起的一种自我否定的感觉状态。

> **注**：尽管"情境性低自尊"是偶发性事件，但这种否定的自我评价重复或连续发生，就可导致"慢性低自尊"（Willard，1991；个人沟通）。

二、诊断依据（Norris & Kunes－Connell，1987）

(一)主要依据（80%～100%）

以往自我评价良好的人由于生活中的事件引起的偶发的自我否定评价；用言语表达否定的自我感觉(无助、无用)。

(二)次要依据（50%～70%）

自我否定的言语表达；害羞或内疚的表达；处事无能的自我评价；决断不力；自我忽视；社交隔离。

三、相关因素

参阅"自尊紊乱"。

四、护理目标

决策；排解悲痛；心理社会调整；生活改变；自尊。

(一)预期目标

个体能够表达对前景的积极看法和恢复以前的功能水平。

（二）指标

①确认威胁自尊的因素，并处理这些问题；②确认自我的积极方面；③分析自己的行为和结果；④对变化的任何积极方面给予肯定。

五、护理措施

积极聆听；面对；咨询；认知重建；家庭支持；支持小组；应对增强。

一般护理措施

1. 帮助个体确认和表达自己的感觉。

2. 练习自言自语（Murray 2000）。

①写下一个关于改变及改变产生的结果的简要说明（如：我的配偶已有了婚外情，他（她）背叛了我）。②写出有益于这种情况的三件事。

3. 与人沟通可以使个体把握这样的改变。

4. 挑战自我去设想积极的未来和结果。

5. 找寻并强调其积极的能力和特点（如：爱好、技能、学业、关系、外表、忠诚、勤奋）。

6. 积极参与锻炼大肌肉的活动（如：散步、游泳、骑自行车），避免竞技性活动。

7. 帮助个体接受肯定和否定的感受。

8. 鼓励检讨当前的行为和结果（如：依赖、拖拉、封闭）。

9. 帮助确认其否定的习惯想法和过分地由此及彼的推论。

10. 控制事态的发展和帮助确认其责任（如：当不断地埋怨他人时）。

11. 评估和动员使用现有的支持系统。

12. 如有必要，寻求社区机构的帮助。

(6)有情境性低自尊的危险
Risk for Situational Low Self-Esteem

一、定义

以往自尊正常的个体处于有由于某特定事件（丧失、变化）引起的自我否定的感觉的危险状态。

二、危险因素

参阅"情境性低自尊"。

三、护理目标

(一)预期目标

个体能不断的表达出对前景积极的看法并且确定自己积极的方面。

(二)指标

①确认对自尊的威胁；②确认个体改变的任何积极方面。

四、护理措施

参阅"情境性低自尊"。

一般护理措施

参阅"情境性低自尊"。

70. 有自我伤害的危险*
Risk for Self-Harm

(1)有自虐的危险(Risk for Self-Abuse*)

(2)自残(Self-Mutilation)

(3)有自残的危险(Risk for Self-Mutilation)

(4)有自杀的危险(Risk for Suicide*)

---

70. 有自我伤害的危险*
Risk for Self-Harm

一、定义

个体处于一种有造成直接自我伤害的一种危险状态。这种伤害可包括下列的一种或多种情况:自虐、自残、自杀。

> **注**:"有自我伤害的危险"是一个包含自虐、自残和自杀危险在内的宽泛的诊断。尽管它们看起来相同,区分它们的关键则在于目的。"自虐和自残是一种解除压力的病态尝试(暂时的解脱),而自杀则是要结束生命(永久性的解脱)"。当缺乏足够资料去区分这三者时,"有自我伤害的危险"则不失为一个有用的前期诊断。

---

*该诊断目前未列入 NANDA 护理诊断中,但因其清晰或有用而被包括在此手册内。

二、诊断依据

(一)主要依据(一定存在,一项或多项)

表达了伤害自我的意向和愿望;表达了想死或自杀的愿望;有尝试自我伤害的既往史。

(二)次要依据

报道或观察到:抑郁;自我概念不良;幻想或幻念;物质滥用;绝望;冲动控制不良;焦虑;无助;缺乏帮助;情绪性的痛苦;敌意。

三、相关因素

"有自我伤害的危险"可由各种各样的健康问题、环境和纠纷问题引起,相关因素如下。

(一)病理生理因素

与由下列情况引发的无助、孤独和绝望的感觉有关。见于:残疾;终末疾病;慢性疾病;长期疼痛;对化学药品的依赖;滥用药品;精神损害(器质性的或外伤的);精神异常,包括精神分裂症、人格异常、双相性精神障碍、青少年适应失常、创伤后应激综合征、躯体型障碍;新出现的 HIV 阳性诊断。

(二)治疗因素

1. 与治疗效果不满意有关(药物、手术、心理)。

2. 与对诸如透析、胰岛素注射、化疗或放疗、呼吸机等的长期依赖有关。

(三)情境因素(个体的,环境的)

1. 与下列因素有关。抑郁;无效的个人应对技巧;家庭中的虐待;虐待儿童(过去的,现在的);父母或婚姻冲突。

2. 与下列情况引起的真正的或臆想的丧失有关。金钱或工作;遭抛弃的威胁;相关人员的死亡;地位或声望;分居或离婚;某位重要人物的离家。

3. 与对真正的或臆想的伤害(身体或自尊)的复仇意愿有关。

4. 与有 AIDS 相关的多种丧失有关。

（四）成熟因素

1. 青少年期：

①与遭到抛弃的感觉有关。②与父母对小孩不现实的期望有关。③与来自同伴的压力或拒绝有关。④与抑郁有关。⑤与迁徙有关。⑥与重大损失有关。

2. 老年期：

与退休、社交隔离、重大损失或疾病引起的多重损失有关。

四、护理目标

攻击行为控制；冲动控制。

（一）预期目标

个体能够选择无害的替代方式。

（二）指标

①认识到自我伤害的想法；②如果发生，承认自我伤害的行为；③能够确认个体的诱发因素；④学会确定和适当地容忍不舒服的感觉。

五、护理措施

面对；愤怒控制；环境管理：暴力预防；行为矫正；安全增强；治疗小组；应对提高；冲动控制训练；危机干预。

一般护理措施

1. 通过非判断性的言行表示对个体作为一个有价值的人的接受：

①积极地倾听或当个体沉默时陪伴在其身旁。②对行为归类分析，而非对本人。

2. 帮助个体认识到希望和选择的存在。

3. 按要求辅导个体，指出其感觉和环境误区，不要小看其恐惧，也不要对其言语表达进行否定。

4. 帮助更新其旧的思维或感觉模式：

①帮助确认其思维－感觉－行为概念。②帮助评估其自我伤

害行为的好处和坏处。③鼓励其对个人敏感的刺激进行确认。④帮助其形成新的行为。

5. 确认其已有的良好应对技巧。

6. 鼓励应用积极的主张、沉思、放松技巧及其他建立自尊的活动。

7. 鼓励写日记,记录诱发因素、想法、感觉及有效或无效的办法。

8. 帮助形成身体认知,作为一种方式去确认刺激和即将来临的自我伤害的程度。

9. 和个体签署协议。

10. 帮助用角色扮演来解决问题情境或关系。

11. 避免过分的刺激。

12. 及早介入,使个体恢复自我控制,避免事态扩大,允许用最低限制的方式治疗。

13. 促进使用不同方法:

①强调永远有选择。②强调自我伤害是一种选择,而并非不可控制。③让其有用言语表达思想和感觉的机会。④提供可以接受的让其身体进行发泄的途径。

14. 如果必要向社区寻求帮助。

15. 指导家庭:

①建设性的表达感觉。②如何认识即将来临的自我伤害程度。③如何用适当的干预进行帮助。④如何处理自我伤害的行为或结果。

16. 提供 24 h 紧急情况热线电话号码。

17. 推荐适当的咨询服务:

①休闲或职业咨询。②专业护理机构。③其他社区资源。

(1)有自虐的危险*
Risk for Self-Abuse

一、定义

个体有处于故意采取针对自己的、虐待而非自杀行为的一种状态,这种行为也许可能或不能造成对身体的伤害。

二、诊断依据

主要依据(一定存在,一项或多项)

表达了自我伤害的意图和愿望;自虐的证据,例如:撞头、掴脸、掐、刮抓、非致命的药品或毒药的使用、厌食性或贪食性行为、吞咽异物(玻璃、针、安全别针、直形别针、各种各样的硬物如钉子、螺丝钉)。

三、相关因素

参阅"有自我伤害的危险"。

四、护理目标

预期目标

参阅"有自我伤害的危险"。

五、护理措施

(一)一般护理措施

参阅"有自我伤害的危险"。

(二)对儿童的护理措施

1. 转移注意,使其参与活动或完成任务。

2. 表扬其对活动的专心。

3. 如果有效,不要理睬个体,不要有眼神接触。

4. 如果需要使用安静的房间,尽可能限制时间。

(2)自残
Self-Mutilation

一、定义
个体有意采取一些伤害自己而不是企图自杀的行为，这些行为可导致直接的组织损害。

二、诊断依据
表示出自我伤害的愿望或企图。

有自我伤害的既往史,包括:割、砍、刺、抓、挖。

三、相关因素
参阅"有自我伤害的危险"。

四、护理目标
预期目标

参阅"有自我伤害的危险"。

五、护理措施
一般护理措施

参阅"有自我伤害的危险"。

(3)有自残的危险
Risk for Self-Mutilation

一、定义

个体处于一种有意采取一些伤害自己而不是企图自杀的行为的危险状态,这些行为对身体会产生直接的组织伤害。

二、诊断依据

主要依据(一定存在,一项或多项)

表达了自我伤害的意图和愿望;企图自我伤害的既往史,例如:割、砍、刺、抓、挖、掐。

三、相关因素

参阅"有自我伤害的危险"。

四、护理目标

预期目标

参阅"有自我伤害的危险"。

五、护理措施

一般护理措施

参阅"有自我伤害的危险"。

(3)有自杀的危险*
Risk for Suicide

一、定义
个体处于一种想结束自我生命的危险状态。

> **注:**"有自杀的危险"现在还没有包括在 NANDA 目录内,但已被加入研究之列。"有暴力行为的危险:自我服药",是包括在有暴力行为的危险项目下。暴力一词是指迅捷而强烈的力量或者粗暴而有伤害性的身体力量。自杀可以是有暴力的,也可以是无暴力的(巴比妥类的过量服用)。暴力这一词的使用,不幸地可能会忽略了有自杀的危险,因为认为有自杀危险的个体是不能产生暴力的。
>
> "有自杀的危险"清楚的表明一个人处在自杀的高度危险当中并且需要保护。这一诊断的处理包括确诊、协议和保护。至于由抑郁和绝望而引起的自杀危险的处理应该用其他的护理诊断来阐述(例如:"个人应对能力失调"、"绝望")

二、危险因素
(一)主要因素(一定存在,一项或多项)
自杀意念;曾有自杀企图。
(二)次要因素(可能存在)
参阅"有自我伤害的危险"。
三、相关因素
参阅"有自我伤害的危险"。

四、护理目标

冲动控制;自杀;自我克制。

(一)预期目标

个体将不再自杀。

(二)指标

①有生存愿望;②能够表达愤怒、孤独、绝望各种情感;③如果出现自杀的想法确定个人的联系;④确定可选择的应对机制。

五、护理措施

积极倾听;应对增强;自杀预防;冲动控制训练;行为控制训练;行为管理:自我伤害;灌输希望;监督:安全。

(一)一般护理措施

1. 评估危险水平(表 I-3)(高、中、低)。

2. 评估长期危险的程度:生活方式、计划的致命性、常用的应对机制、可能的支持。

3. 为高危个体提供密切监护环境。

①限制玻璃、指甲挫、剪刀、指甲磨光器、镜子、针、剃须刀、汽水罐、塑料袋、打火机、电动设备、腰带、挂钩、刀子、钳子、酒精、枪支。②饮食应该在受到严密监管的地方提供。③给予口服药时,应检查确保药物被吞下。④按医院规定为个体提供检查。⑤除非有医生的特别指示,限制个体在病区内。当其离开时,应有工作人员陪同。⑥告诫探访者不要携带限制使用的物品。⑦有强烈自杀意愿的个体可以要求其统一穿着医院服装,以免未经许可外出。⑧按医院规定定时检查病房。⑨如果必要,可以采取隔离和限制措施(参阅"有暴力行为的危险")。⑩如果仍处在自杀危险中的个体离开医院,通知警察。

4. 告知所有的工作人员:此人有自杀的危险。

5. 与个体签订不自杀的协议(如果个体在家时,与家庭签订不

表 I – 3 评估自杀的危险程度

行为或症状	危险程度		
	低	中	高
焦虑	轻微	一般	严重或紧张状态
抑郁	轻微	一般	严重
封闭或离群	有封闭感觉，但并不离群	有绝望感、离群	绝望、离群、自我否定、封闭
日常功能	有效	情绪化	压抑
	*学业良好	*学业不稳定	*成绩差
	朋友亲密	有一些朋友	无亲密朋友或很少。
	以前无自杀企图	曾有自杀念头	曾有自杀企图
	工作稳定		工作反复无常或有不良工作记录
生活方式	稳定	基本稳定	不稳定
酗酒或药物滥用	不常过度	经常过度	持续过度
曾有自杀企图	没有或不致命（小量服药）	一次或多次（服药或割腕）	一次或多次（整瓶服药、枪杀、上吊）
相关事件	没有或有一次争吵	*纪律处分	关系破裂、深爱的一个人死亡
		*成绩下降	
		工作问题	失业
		家人生病	怀孕
行动目的	无目的或目的不清晰	解除害羞或内疚	想死
		为了惩罚别人	为逃避而寻死
		为了引起注意	令人衰弱的疾病
家庭反应和结构	相互支持	反应复杂	生气的和不支持的
	家庭完整	离婚或分居	不团结
	应对良好、心理健康	应对一般、也能理解	固执或虐待
	无自杀史		家庭有自杀史
自杀计划（方法、地点、时间）	自杀无计划	常有自杀念头，偶有自杀计划	有具体计划

*仅适用于儿童或青少年。

（改编自 Hattton, C. L 和 Mcbride, S [1984]《自杀：评估和措施》, Norwalk, CT: Appleton–Century–Crofts 出版和 Jackson, D. B. & Saunders, R. B. [1993]《儿童健康护理》, Philadelphia：J. B. Lippincott 出版。）

自杀协议)。

①书面契约。②医患双方同意。

6. 鼓励适当表达愤怒和敌意。

7. 限制其对自杀或过去的自杀企图进行冥想。

8. 帮助其认识、分析自杀的原因:"在你开始有这种想法时,发生了什么事?"

9. 帮助其检讨分析生活压力和过去的应对机制。

10. 探索寻求其他可供选择的行为。

11. 预想未来的压力,帮助制订多种选择方案。

12. 让个体参与制定治疗目标和评价进展。

13. 指导相关人员怎样认识危险增加:行为异常、言语的或非言语的交流联系异常、离群、抑郁。

14. 提供 24 h 紧急热线电话号码。

15. 寻求社区机构的帮助以继续治疗。

(二)对儿童的护理措施

1. 认真对待其所有的自杀威胁。

2. 让父母、朋友、老师都参与有关个体的行为协议:"保持安全"。

3. 探寻自杀的感受和原因。

4. 就最合适的治疗环境咨询精神病专家。

5. 在学校举办讲座讲解抑郁的症状和自杀行为的迹象。

(三)对老年人的护理措施(Miller,2004)

1. 直截了当(例如:"您正在想要伤害自己吗?")。

2. 用关心的方式表示理解其用意,持非评判性态度。

3. 帮助其确认其他的选择。

4. 接受、理解其无助、绝望的感觉。

5. 与其家庭探讨这个问题。

71. 感觉知觉紊乱
Disturbed Sensory Perception

一、定义

个体或群体处于或有危险处于对所受刺激的量、形式或解释异常的一种状态。

> **注**："感知觉紊乱"描述了一个受生理因素(如疼痛、睡眠剥夺、不能移动、外界有效刺激过多或不足)影响而认知发生改变的个体。"思维过程异常"显示的也是认知异常。"感知觉紊乱"是由于某些外在因素或障碍干扰了个体对刺激的正确理解能力而引起的。如果是由于人格或精神紊乱而影响了这一理解能力,用"思维过程异常"来诊断比"感知觉紊乱"更为准确。
>
> "感知觉紊乱"这个诊断有6个子概念:视觉的、听觉的、运动觉的、味觉的、触觉的和嗅觉的。当一个人有视觉或听觉缺陷时,护士怎样处理"感知觉紊乱"这一诊断呢? 视觉缺陷与青光眼有关吗? 护理目标是什么呢? 护士应评估其因视觉丧失而带来的反应,尤其应分析、总结这些反应,而不是去过多的分析缺陷本身。
>
> 当没有明确特殊的官能时,使用"感知觉紊乱"这个诊断尤其具有临床意义。具体的感官缺陷所引起的反应举例如下:
>
> 视觉的:"有受伤的危险"、"自理缺陷"
>
> 听觉的:"沟通障碍"、"社交孤立"
>
> 运动觉的:"有受伤的危险"
>
> 嗅觉的:"营养失调"

触觉的:"有受伤的危险"

味觉的:"营养失调"

二、诊断依据

(一)主要依据(一定存在,一项或多项)

对环境刺激的解释不精确和(或)对遭受刺激的数量或形式呈现否定性的变化。

(二)次要依据(可能存在)

丧失对时间和地点的定向力;幻听或幻视;解决问题的能力异常;易怒;行为或沟通模式异常;不安;对人的定向力丧失;注意力不集中。

三、相关因素

生活中有许多因素可以导致感知觉紊乱。一些常见的因素列举如下。

(一)病理生理因素

1. 与由下列引起的错误解析有关。①感觉器官异常,见于:视觉的、听觉的、味觉的、触觉的以及嗅觉的缺陷。②神经系统异常,见于:脑血管意外、脑病、脑炎/脑膜炎。③代谢异常,见于:液体和电解质失衡、酸中毒、血尿素氮升高、碱中毒。④氧气输送障碍,见于:脑的、呼吸的、心脏的、贫血。

2. 与由截瘫或四肢瘫痪而引起的行动受限制有关。

(二)治疗因素

1. 与由下列引起的错误解析有关。见于:药物(镇静剂、安定药)、手术(青光眼、白内障、视网膜剥离)。

2. 与人身受到隔离有关(保护性隔离、传染病、监禁)。

3. 与不能活动有关。

4. 与移动受限制有关(卧床休息、牵引、石膏、Stryker 床、循环电床)。

(三)情境因素(个体的,环境的)

1. 与由疼痛或应激引起的误解有关。

2. 与受社会制约的环境有关。

3. 与过量噪音有关。

4. 与复杂环境有关(噪音、灯光、变化不定、活动过多、不断的要求、命令)。

5. 与单调的环境有关。

6. 与失去社交活动有关。

四、护理目标

认知定向;扭曲的思维控制。

(一)预期目标

个体能够通过特定证据表明其感官超负荷症状减少。

(二)指标

①如有可能,确认和消除潜在的危险因素;②描述其治疗方式的理论依据。

五、护理措施

认知刺激;现实定向。

一般护理措施

1. 减少过多的噪音或灯光。

2. 跟个体一起探讨噪音的来源。

3. 使用带耳机的收音机,以便提供柔和、放松的音乐。

4. 与其他工作人员讨论个体减少噪音的需要，至少为个体提供 2~4 h 不受打扰的睡眠时间。

5. 通过解释设备产生的噪音、需要这些设备的目的,来减少个体的恐惧和担忧。

6. 鼓励个体讲述对噪音的感知。

7. 指导个体三个方面的定向力(人、地点、时间)。

8. 对每个任务进行简单的解答。

9. 允许个体自己动手,如洗脸。

10. 促使其上下床活动。

11. 避免个体独处,每天改变环境(如:搬进大厅)。

12. 每 24 h 至少提供 4 次 100 min 不受打扰的睡眠和休息时间。

13. 采用各种方法进行感官刺激(如:香水、宠物、窗前走动)。

14. 要求家人带来熟悉的物件。

15. 限制镇静剂的使用。

16. 如果有受伤的危险,参阅"有受伤的危险"。

72. 性生活型态改变
Sexuality Patterns, Ineffective

一、定义

是指个体处于或有危险处于性健康改变的一种状态。性健康是指性生活中躯体、情感、智力以及社交各方面的综合协调,它能充实和提高一个人的人格、沟通和情爱。

> **注:**"性生活型态改变"或"性功能障碍"这两个诊断很难区分。前者是一个更广泛的概念,后者是前者的一部分。性健康是指性生活中躯体、情感、智力以及社交各方面的综合协调,它能充实和提高一个人的人格、沟通和情爱(世界卫生组织)。
>
> 在性治疗方面有特殊训练的护士可能更适合运用"性功能障碍"这个诊断。在能够区别"性功能障碍"和"性生活型态改变"之前,大多数护士没有必要使用"性功能障碍"这个诊断。

二、诊断依据

(一)主要依据(一定存在)

在性功能或性认同中有现存的或预见的负面改变。

(二)次要依据(可能存在)

表达对性功能和性认同的担心;言语的或非言语的不适当的

性行为;原发的和(或)继发的性特征改变。

三、相关因素

性生活型态改变可以是对各种各样健康问题、情境和冲突的反应。一些常见的原因如下:

(一)病理生理因素

1. 与由下列生化情况影响精力和性欲有关。①内分泌方面疾病见于:糖尿病,激素分泌减少,肢端肥大症,甲状腺机能亢进,艾迪生病,黏液性水肿。②泌尿生殖方面疾病见于:慢性肾功能衰竭。③神经肌肉和骨骼系统方面疾病见于:关节炎,多发性硬化,肌萎缩性(脊髓)侧索硬化,大脑、脊髓、感官神经和自主神经的神经传导紊乱。④心脏、呼吸系统方面疾病见于:心肌梗死,充血性心力衰竭,外周血管异常,慢性呼吸系统疾病。

2. 与对特定(性传播疾病)的恐惧有关。见于:HIV／艾滋病、疱疹、梅毒、人类乳头状瘤病毒、衣原体、淋病。

3. 与酒精对行为的影响有关。

4. 与由特定情况引起的阴道润滑程度下降有关。

5. 与对早泄的恐惧有关。

6. 与性交痛有关。

(二)治疗因素

1. 与药物或放疗作用有关。

2. 与由外表改变而引起的自我概念异常有关(外伤、根治性手术)。

(三)情境因素(个体的,环境的)

1. 与伴侣的特定问题有关。见于:不愿意;不知道;虐待;没时间;分居;离婚。

2. 与缺乏隐私处所有关。

3. 与由下列原因引起的应激有关。见于:工作问题;财务困难;价值观念或宗教冲突。

4. 与缺乏知识或误导有关。

5. 与疲乏有关。

6. 与担心因肥胖被拒绝有关。

7. 与疼痛有关。

8. 与担心性生活失败有关。

9. 与担心怀孕有关。

10. 与抑郁有关。

11. 与焦虑有关。

12. 与愧疚有关。

13. 与有不满意的性经历有关。

(四)成熟因素

1. 青少年：

①与不良角色典范有关。②与负面性教育有关。③与缺乏性教育有关。

2. 成人：

①与身为父母之后的心理、角色调整有关。与怀孕之后对精力和身体形象的影响有关。②与价值观冲突有关。

四、护理目标

身体形象；自尊；履行角色；性认同：接受。

(一)预期目标

个体能恢复以前的性生活或为达到令人满意的性生活而有所行动。

(二)指标

①确定应激、丧失或改变对性功能的影响；②修正行为，减少应激；③明确因健康问题所致的性活动受限；④针对性生活受限的反应做出适当地调整；⑤自述对性活动满意。

五、护理措施

行为管理：性；咨询；性咨询；情感支持；积极倾听；性教育。

(一)一般护理措施

1. 了解性生活史。

①通常的性生活型态。②满意程度(个体及伙伴)。③性知识。④问题(性爱、健康)。⑤期望。⑥情绪。⑦精力。

2. 鼓励个体询问可能使其烦恼的有关性爱或性功能方面的问题。

3. 了解其跟伴侣的关系。

4. 明确是否由于应激或有压力的生活方式而使性功能下降：

①帮助个体改变生活方式以减少应激。②鼓励个体确认目前生活中的应激，将其分为可控制的和不可控制的两类：③可控制的：迟到、拖拉；参加社区活动。④不可控制的：工作报告没有及时完成；女儿生病。

5. 为减少应激制定一个有规律的运动计划。干预措施参阅"寻求健康行为"。

6. 当伴侣不能或不愿意时，确认可供选择的方式以排遣性压抑。

①如果个体接受,采用手淫。②告知定期体育活动对身体和心理的益处(每周至少 3 次,每次 30 min)。③如果伴侣已亡故,寻找机会和他人相识交往(夜校、单身俱乐部、社区工作)。

7. 如果由于身体部位的异常或丧失消极地影响了性功能：

①评估个体和伴侣对这种丧失的适应阶段(否认、抑郁、愤怒、解决,见"悲痛")。②解释对这种丧失上述反应的正常性。③向个体解释与伴侣共同分享的必要性：想象伴侣的反应；对拒绝的恐惧；对未来丧失的恐惧；对生理上伤害伴侣的恐惧。

8. 鼓励其伴侣讨论他们关系中的积极因素，并且评估这种丧失对关系中积极因素的影响。

9. 鼓励个体尽可能按以往方式恢复性活动。

10. 确认对满足性功能的障碍 (如：缺氧、疼痛、移动障碍、怀孕、药物副作用)。

11. 教授技巧：

①减少氧气消耗。②如果需要,在性生活时吸氧。③在经过间歇性正压呼吸治疗或者体位引流之后再行性生活。④选择个体一天中休息最充分的时刻行房事。⑤选择舒适以及呼吸不受限制的性交姿势。

12. 减少心脏负荷。

13. 心脏病患者应避免在下列情况下进行性生活：

①温度过低或过高时。②在饭后或酒后立即行房事。③当极度兴奋时。④疲劳时。⑤和陌生伴侣。⑥在充分休息之后再行房事(早晨最好)。

14. 如果胸口不舒服或呼吸困难时,心脏病患者应立即终止性生活。

15. 降低或消除疼痛。

①如果阴道润滑不足时使用水溶性润滑剂。②开始性生活前服药止痛。③性交前使用各种方法使个体放松(热敷、热水浴)。

16. 如果必要, 给予健康指导和推荐其他服务；和个体或夫妇俩一起讨论寻求自助团体的帮助 (例如：Reach for Recovery, United Ostomy Association。)

(二)对儿童的护理措施

1. 说清楚讨论的保密性。

2. 努力做到敞开心扉、热情、客观、令人慰藉,不要令人尴尬。

3. 探寻其感觉和性经历,鼓励提问,澄清有关性的神秘感。

4. 讨论病菌是怎样传播的(阴道、肛门、口腔)。

5. 对年轻女性解释性病和骨盆炎、不孕以及异位妊娠的关系。

6. 示范生殖系统结构图。

7. 强调大多数性病最初没有任何症状。

8. 从性的角度试论禁欲(例如：说"不"的权利、责任、意外怀孕、性病)。

9. 区分各种可行的避孕方式(例如：避孕药丸、环戊丙酸甲孕酮、宫内节育器、避孕套、避孕泡沫剂,避孕膜、杀精剂)并且讨论：

①它们是怎样发挥作用的。②它们的效果。③费用。④预防性病。

10. 解释其选择的方式并提供文字指导。

(三)对母亲护理措施

1. 讨论怀孕期间身体的变化。

2. 鼓励夫妇双方交流感受。

3. 安慰个体除非存在问题(早产、曾经流过产、出血或胎膜破裂),在分娩前性交都是允许的。

4. 为避免腹部压力,向怀孕后期者建议可供选择的性交姿势(例如：侧躺姿势、女性跪下姿势、女性在上姿势)。

5. 解释生产后的变化,告知这只是一种暂时性的现象,2~3个月之后就可解决。

6. 解释在整个怀孕过程中性欲会经历从非常渴望到只想要拥抱的变化。

7. 鼓励讨论促进夫妻关系的技巧(Polomeno,1999)。

8. 探究恐惧和焦虑(分别地)。

9. 讨论以揭示恐惧和焦虑的问题所在。

10. 以角色扮演的方式来暴露问题。

11. 鼓励个体分享代表关爱的小事情。

12. 指导贴心交谈,伴侣谈话 5 min 而不被另一方打断或引起争论,然后再给配偶说话的机会。在结束时,夫妻俩拥抱并说"我爱你"(Polomeno,1999)。

13. 指导性交流(Gray,1995),有用的问题有：

①你喜欢与我做爱吗? ②你喜欢更多的性爱吗? ③你喜欢较长时间还是较短时间的做爱前调情? ④有没有一种你喜爱的我触摸你的方式?

13. 讨论保持浪漫的方法(Gray,1995):

①经常为彼此留出独处的时间。②握手。③发出伴侣期待的信息。

14. 说出怀孕中的疲乏,尤其是怀孕的前三个月、最后一个月以及产后。

15. 鼓励个体为自己的性爱关系和其他关系做出时间上的安排。

16. 教会夫妇在下列情况出现时停止性交或任何其他性活动,并且向保健提供者寻求建议(Pillitteri,2003):阴道出血;多胎妊娠;前置胎盘;早产史;宫口过早开放;胎头衔接或轻松感;胎膜破裂;流产史。

(四)对老年人的护理措施

1. 解释正常的衰老影响生育能力但对性功能几乎没有影响。

2. 探寻其关于对性功能的爱好、活动、态度和知识。

3. 如果相关,讨论慢性疾病对性功能的影响。

4. 解释某些药物对性功能的影响(例如:心血管药、抗抑郁药、抗组胺药、胃肠道药、镇静剂、酒精)。

5. 如果性功能障碍与药物有关,寻求其他选择(例如:换药、减少剂量)。

6. 和女性讨论阴道润滑的质量以及可用的水溶性润滑剂。

7. 鼓励询问。如果需要,参考泌尿专家或其他专业人士的意见。

性功能障碍
Sexual Dysfunction

一、定义

个体处于或有危险处于无法满足或不充足的性功能改变的一种状态。

> **注:**参阅"性生活型态无效或低效"。

二、诊断依据

(一)主要依据(一定存在,一项或多项)

个体自述性功能有问题;自述由于疾病或治疗造成性行为受限。

(二)次要依据(可能存在)

恐惧将来会有性行为受限;性误导;缺乏性以及性功能方面的知识;性表述上有观念冲突(文化的、宗教的);与相关人员的关系发生变化;对性角色不满(认知的或实际的)。

73. 睡眠型态紊乱
Disturbed Sleep Pattern

一、定义

个体处于或有危险处于一种其休息方式的量和质改变，且导致不舒适和影响正常生活的状态。

二、诊断依据

成人

(一)主要依据(一定存在)

入睡或保持睡眠状态困难。

(二)次要依据(可能存在)

白天或醒着时疲乏;烦躁;白天打盹;情绪改变。

儿童

儿童的睡眠紊乱通常与恐惧、尿床或者与父母对小孩诸如晚点睡之类改变作息规律的请示答复不一致有关。不情愿就寝;晚上经常醒着;渴望与父母一起睡。

三、相关因素

生活中的很多因素可以引起睡眠型态紊乱，一些常见因素如下:

(一)病理生理因素

与经常觉醒有关。见于：心绞痛；尿潴留；周围动脉硬化；呼吸系统疾病；循环系统疾病；腹泻；便秘；失禁；排尿困难；尿频；甲状腺功能亢进；胃溃疡；肝脏疾病。

(二)治疗因素

1. 与不能采用习惯睡姿有关。见于：石膏、牵引、疼痛、静脉注射治疗。

2. 与由于药物而引起的白天睡眠过多有关。见于：安定药物；安眠药；镇静剂；催眠药；抗抑郁药；皮质类固醇；巴比妥盐；单胺氧化酶抑制剂；抗高血压药；苯丙胺。

(三)情境因素

1. 与活动过度有关。见于：双相型精神障碍、恐怖性焦虑或注意力缺陷等。

2. 与白天睡眠过多有关。

3. 与白天活动不足有关。

4. 与抑郁有关。

5. 与疼痛有关。

6. 与焦虑反应有关。

7. 与怀孕引起的不适有关。

8. 与生活方式受干扰有关(如职业、情感、社会、性爱、财物)。

9. 与环境变化有关(如住院相关的噪音、室友的打扰、恐惧等或者旅行)。

10. 与生物钟规律变化有关。

11. 与恐惧有关。

(四)成熟因素

1. 小孩：与恐惧黑暗有关。

2. 成年女性：与激素变化有关(如围绝经期)。

四、护理目标

休息;睡眠;健康。

(一)目标

个体自述取得休息和活动的最佳平衡。

(二)指标

①描述阻碍或抑制睡眠的因素;②确认诱导睡眠的技巧。

五、护理措施

精力管理;睡眠增加;环境管理。

(一)一般护理措施

1. 减少噪音。

2. 精心安排治疗过程,以最大限度地减少对个体在睡眠期间的干扰(例如:在个体醒着时给药,同时进行治疗和测量生命体征。)。

3. 如果夜间排尿干扰睡眠,让个体限制夜间液体摄入量,并在上床前排尿。

4. 和个体制定一个白天活动时间安排表(散步、理疗)。

5. 如果白天睡眠过多(例如:超过 1 h),限制白天睡眠次数和时间。

6. 和个体及其家人或父母评估其平常的睡眠规律,包括睡眠时间、个人卫生、睡前习惯(阅读、玩具),并且尽可能地坚持这一规律。

7. 午后限制进食含咖啡因饮料。

8. 向个体和相关人员解释睡眠或休息紊乱的成因和可能的避免方法(Boyd,2004):

①避免饮酒。②起居有规律。③睡前放松 (如草药茶、热水浴)。④保持卧室清凉。⑤如果有噪音,戴上耳塞。⑥睡前 3 h 内不要运动。

(二)对儿童的护理措施

1. 向儿童解释夜晚(如:星星和月亮)。

2. 讨论某些人是怎样在夜晚工作的(如:护士、工厂的工人)。

3. 比较下列对照:当其夜晚降临时,对另一个国家的其他人来说则是白天来临。

4. 如果做噩梦,可能的话鼓励儿童谈论它。安慰儿童那只是一个梦,即使它似乎非常真切。告诉儿童自己也做梦。

5. 夜里给儿童提供灯光或手电筒以帮助其战胜黑暗。

6. 告诉儿童你将整晚都会陪伴在其周围。

7. 跟儿童解释睡眠中可能出现的问题。

(三)对孕妇的护理措施

1. 解释怀孕期间影响睡眠的原因(如:腿抽筋、背痛)。

2. 教她们在侧躺姿势中如何垫放枕头(两腿中间一个、肚子下面一个、上肢下一个、头下一个)。

3. 告知在睡前 2~3 h 之内避免大量进食和饮用含咖啡因饮料。

4. 告知每天活动且睡前行热水浴。

(四)对老年人的护理措施

1. 解释饮酒对睡眠的影响(如:噩梦、经常惊醒)。

2. 解释安眠药(医生处方的或非处方的)在一个月后将不再有效,并且其会干扰睡眠质量和白天的功能。

3. 避免使用非医生处方的安眠药,因为它们具有抗组胺效应。

4. 如果安眠药只需服用几天,建议向其初级保健提供者咨询,以获取具有较短半衰期的药物。

睡眠剥夺
Sleep Deprivation

一、定义

个体处于长期缺乏持续、自然、周期性的相对睡眠的一种状态。

> **注**：这一诊断分类代表的是不能获得足够睡眠的一种情境。它是睡眠型态紊乱最常见的一种形式，而且可能在大部分临床实践中被采用。

二、诊断依据

参阅"睡眠型态紊乱"。

三、相关因素

参阅"睡眠型态紊乱"。

四、护理目标

预期目标

参阅"睡眠型态紊乱"。

五、护理措施

一般护理措施

参阅"睡眠型态紊乱"。

74. 社交障碍
Social Interaction,Impaired

一、定义

个体处于或有危险处于一种在社交互动中有负面的、无效的或不满意反应的状态。

二、诊断依据

(一)主要依据(一定存在,一项或多项)

自述不能建立和(或)维持稳定的支持性关系;不满意社交关系网。

(二)次要依据(可能存在)

社交隔离;肤浅的人际关系;躲避他人;被排斥感;被误解的感觉;就人际问题埋怨他人;工作中人际关系感到困难;其他自述的有问题的交往方式。

三、相关因素

社交障碍是由各种各样的情境和健康问题引起的,这些情境和问题影响到建立和维持满意的人际关系的能力。常见因素如下:

(一)病理生理因素

1. 与窘迫、身体移动受限或者精力不足有关。见于:身体功能的丧失;疾病晚期;身体部位的丧失。

2. 与交流障碍有关。见于:听力缺陷;心理发育迟缓;视力缺陷;语言障碍或者慢性心理疾病。

(二)治疗因素

1. 与由手术带来的形态改变有关。

2. 与治疗性隔离有关。

(三)情境因素(个体的,环境的)

1. 与和人疏远有关。见于:不断地抱怨;冥思;公开敌视;操纵性行为;怀疑或不信任;无逻辑的理念;自私行为;攻击性反应;情感幼稚;极度焦虑;冲动行为;幻想;幻觉;思维无条理;依赖性行为;强烈的自认为不受欢迎;压抑性行为。

2. 与语言或文化障碍有关。

3. 与缺乏社交技巧有关。

4. 与继发于离婚、搬迁或死亡等常见社交方式的变化有关。

(四)成熟因素

1. 儿童青少年:

①与冲动控制有关。②与外表改变有关。③与语言障碍有关。

2. 成年:

与失去工作能力有关。

3. 老年:

与通常的社交形态改变有关。见于:配偶死亡;功能障碍;退休。

四、护理目标

家庭环境:内部;社交技巧;社交参与。

(一)预期目标

个体或家庭自述对社会交往满意度增加。

(二)指标

①说出影响社交方面的问题行为;②使用建设性的行为代替破坏性的社交行为(特定的);③描述提高社交效果的策略。

五、护理措施

预期指导;行为矫正;家庭完整性:促进;咨询;行为管理;家庭支持;自我职责;促进。

(一)一般护理措施

1. 提供个人的、支持性的关系。

2. 帮助认识应激是怎样促发问题的。

3. 支持个体健康的防卫。

4. 帮助确认不同的应对行为。

5. 帮助分析最有效的途径。

6. 角色扮演有问题的情境;讨论感受。

7. 如果是集体治疗:

①对症治疗。②建立群体规范,阻止不适当行为。③鼓励验证新的社交行为。④治疗期间使用零食或者咖啡来降低焦虑。⑤用角色扮演确定可接受的社交行为(例如:对友好的问候要反应而不是忽略)。⑥促进个体建立在相互真诚和心灵开放基础之上的关系。⑦用提问和观察的手段来鼓励缺乏社交技巧的人。⑧鼓励成员们与他人确认自己的看法。⑨在群体中确定个体的长处,并忽略其弱点。

8. 对于有慢性精神病患个体的家庭成员:

①协助相关人员理解和提供支持。②为其提供真实的、与疾病治疗和进展有关的信息。③确认家庭成员在处理日常问题上的沮丧感。④在环境刺激过度或不够方面为其提供指导。⑤允许家庭成员讨论其负疚感和其行为是如何影响个体的。⑥和家庭成员建立互助合作关系。⑦安排定期轮护。

9. 对慢性精神疾患的个体,教育(McFarland & Wasli,2000):

①明确其作为个体的责任(清楚明白地表达自己的要求、参与治疗)。②安排一天的活动并集中精力完成。③怎样接近他人并与之交流。④确认那些会赢得他人对自己注意和尊重的社交类型。⑤确认怎样才能承担好日常家庭生活中的角色和责任。⑥认识焦虑的症状和避免焦虑的方法。⑦在选择建设性行为中识别积极的、令自己满意的行为和经历。

10. 如果必要,向社区机构求助(例如:社会服务、职业咨询、家庭治疗、危机干预)。

(二)对儿童的护理措施

1. 如果冲动控制成为问题则:

①制定坚定、负责的限制措施。②不要滔滔不绝地说教。③简单陈述,使其恢复平静。④维持常规。⑤限制只跟一个玩伴在一起玩耍,以便学到适当的交往技巧(例如:亲戚、成人、安静的小孩)。⑥逐渐增加玩伴的数量。⑦及时不断地给予反馈。

2. 教会父母:

①避免尖刻批评。②不要在孩子面前表现出意见分歧。③在教孩子做什么之前先与孩子进行眼神接触,并要求复述其说的话。

3. 教导大一点的孩子自己监管自己的行为并培养自立能力。

4. 如果出现反社交行为,帮助孩子:

①让其知道哪些行为阻碍和他人交往。②用角色扮演方式,提供不同的反应。③限制其社交圈至能处理控制的范围。④说明同伴对其正面和负面行为的反应。

75. 社交隔离
Social Isolation

一、定义

个体或群体感到或处于其有需要或想要去增加与他人交往，但却做不到的状态。

> **注**：在 1994 年 NANDA 增加了一个新诊断："有孤独的危险"。虽然这个诊断只处于四个发展阶段的第一阶段，但它更准确地符合 NANDA 的"反应"的定义。"社交隔离"不是一种反应而是一种原因或一种对孤独的影响因素。此外，一个正处于人群中的人仍会感到孤独。我建议在临床应用上不采用"社交隔离"而采用"孤独"或"有孤独的危险"。

二、诊断依据

因为社交隔离是一种主观状态，所以有关个体孤独的推测都需验证才能确立，因为其原因多变，且人们孤独的方式也不一样。

(一)主要依据(一定存在,一项或多项)

表述孤独或被排斥的感觉；渴望更多地跟其他人接触；自述在社会情境中缺乏安全感；自述缺乏有意义的人际关系。

(二)次要依据(可能存在)

时间过得慢("星期一对我来说是如此漫长。")；不能集中精神，缺乏决断；无用的感觉；被排斥感；活动过少(身体的或言语表达上的)；压抑、焦虑或愤怒的表情；跟周围的人交往不成功；悲伤、呆滞神情；不能沟通；退缩；很少与人进行眼神接触；思维或记忆中表现出先入为主。

三、相关因素

社交隔离可由一系列情境或健康问题引起，导致已有的关系丧失或无法建立关系。一些常见因素如下：

(一)病理生理因素

与害怕被排斥有关。见于：肥胖；癌症(头、颈部手术的形态改变，其他人的迷信)；身体残疾(截瘫、截肢、关节炎、偏瘫)；情感障碍(高度焦虑、抑郁、妄想狂、恐惧症)；便失禁(尴尬、气味)；传染病(艾滋病、肝炎)；精神病(精神分裂症、双向情感障碍、人格异常)。

(二)治疗因素

治疗性隔离。

(三)情境因素(个体的，环境的)

1. 与相关人员的死亡有关。

2. 与离婚有关。

3. 与毁容有关。

4. 与害怕被排斥有关。见于：肥胖；失业；住院或者疾病晚期(死亡过程)；极度贫穷。

5. 与进入另外一种文化有关(如：不熟悉的语言)。

6. 与有不愉快的既往史有关。见于：药物滥用；酗酒；幼稚行为；不能接受的社交行为；幻想。

7. 与失去常用的交通方式有关。

(四)成熟因素

1. 儿童：

与保护性隔离或传染病有关。

2. 老年：

与丧失通常的社交来往有关。

76. 长期悲伤
Sorrow，Chronic

一、定义

个体处于或有危险处于永久悲伤的一种状态，悲伤反应的强度因某事件或某情况造成相关人员的永久性变化，以及正常状态的持续丧失而有所不同(Teel,1991)。

> 注:"长期悲伤"是由 Olchansky 在 1962 年确立的。"长期悲伤"与"悲痛"不一样。后者是有时间限制的,在适应了这种丧失之后悲痛就结束了。"长期悲伤"的程度是变化的,但只要个体的残疾或者引起悲伤的情况没有消失,它就会持续存在(Eake,1995)。长期悲伤也可以见于经受慢性病损害而失去正常生活能力的个体(如:截瘫、艾滋病、镰状细胞(贫血)病)。

二、诊断依据

①由于相关人员残疾或丧失正常功能而引起的持续终生的悲伤。②悲伤程度不同。

三、相关因素

情境因素(个体的,环境的)

1. 与孩子长期丧失正常功能有关。见于:孤独症;唐氏综合征;严重的脊柱侧凸;艾滋病;Ⅰ型糖尿病;智力障碍;精神疾病;脊柱裂;镰状细胞(贫血)病。

2. 与终生丧失生育能力有关。

3. 与身体退行性改变引起的持续丧失有关。见于：多发性硬化,老年性痴呆。

4. 与过早地丧失挚爱的人有关(如:孩子)。

5. 与由照顾一个无法治愈的孩子引起的丧失有关。

四、护理目标

抑郁控制;应对;情绪管理;接受:健康状况。

(一)预期目标

个体将能被帮助预见那些诱发极度悲伤的发展性事件。

(二)指标

①表达悲伤;②定期讨论这种丧失。

五、护理措施

预期指导;增强应对;转诊;积极倾听;面对;促进恢复。

一般护理措施

1. 解释长期悲伤和悲痛的区别:

①正常反应。②重点在正常的丧失。③没有时间限制。④持续终生。

2. 鼓励个体与他人交流自变化以来的感受(如:生育、事故)。

3. 逐渐地鼓励个体与他人交流已逝的梦想或希望。

4. 帮助确认那些在发育阶段里由于不正常,可能会加重悲伤的重要活动事件(如:学校演出、运动、舞会、约会)。

5. 鼓励加入对其他经受慢性悲伤的人帮助的团体。

6. 为家庭提供适当的服务(例如:家庭健康、轮流咨询)。

7. 告知其情感会随着岁月发生变化(加重、减弱),但悲伤仍然不会消失。

8. 强调支持系统和友谊亲情的重要性。

9. 与个体共同分担所面临的困难:

①生活困难。②像对待别的孩子那样对待自己的孩子。③继续奋斗和努力。

10. 参阅"照顾者角色紧张"。

77. 精神困扰
Spiritual Distress

一、定义

个体或群体处于或有危险处于带给人力量、希望和生活意义的信仰和价值观系统紊乱的一种状态。

二、诊断依据

(一)主要依据(一定存在)

经历信仰系统的紊乱。

(二)次要依据(可能存在)

质疑生活、死亡和遭受痛苦的意义。质疑信仰系统的可信度。表现出沮丧或绝望。不去履行通常的宗教仪式。对信仰有矛盾的感觉(怀疑)。表达出自己没有生存下去的理由。感觉精神空虚。表现了自己和他人的情感分离。表达对愤怒和怨恨的关注,对生活意义、遭受痛苦、死亡的恐惧。信仰系统紊乱,寻求精神上的帮助。

三、相关因素

(一)病理生理因素

与对信仰系统的挑战或与精神纽带的分离有关。见于:身体部分或功能的丧失;疼痛;疾病晚期;创伤;使人虚弱的疾病;流产或死胎。

(二)治疗因素

与信仰和医生所要求的特定的疗法之间的矛盾有关。见于:堕胎;外科手术;输血;饮食限制;隔离;截肢;药物;医疗操作。

(三)情境因素(个体的,环境的)

1. 与相关人员的死亡和患病有关。

2. 与在履行宗教仪式时的窘迫有关。

3. 与履行宗教仪式障碍有关。见于:监护病房的限制;限制在床上或房内活动;缺乏隐私;不能获得特殊的食物或膳食。

4. 与家庭、同伴及健康照顾者反对其信仰有关。

5. 与离婚、和爱人分离有关。

四、护理目标

希望;精神健康。

(一)预期目标

个体表现出对精神状态的满意。

(二)指标

①继续进行对健康无损害的精神活动;②表达内疚和焦虑的感觉有所减轻。

五、护理措施

促进精神成长;灌输希望;主动倾听;面对;情感支持;精神支持。

(一)一般护理措施

1. 表达对各种精神信仰和活动的接受。

2. 表达不作评判的态度。

3. 承认精神需要的重要性。

4. 表达保健小组愿意帮助满足精神需要的意愿。

5. 提供日常祈祷、会见宗教领袖、精神阅读和沉思所需的宁静和隐私的环境。

6. 如果需要，联络宗教领袖以澄清实践和履行宗教仪式或服务之间的联系。

7. 如果对健康无害，保持其宗教在膳食方面的限制。

8. 鼓励对健康无害的宗教仪式。

9. 提供机会让个体和他人一起祈祷或由其教友或护理人员为其阅读。

10. 如果必要，允许个体和护士通过提出精神幸福的话题来讨论与精神有关的问题。

11. 通过询问过去的信仰和经历来帮助个体把这一生活事物纳入更广阔的视野。

12. 如果无碍，和个体一起祈祷/沉思/阅读，或者安排其他更合适的人员进行这项工作。

13. 倾听个体表达的自我怀疑、内疚或其他负性情感。

14. 如果个体不能和其通常的宗教领袖交流感受，联络其他可以提供精神支持的人员(例如:牧师服务、医院牧师)。

(二)对儿童的护理措施

1. 提供机会让儿童进行正常的与精神有关的活动(例如:睡前祈祷、去小教堂)。

2. 讨论是否因生病而改变了其信仰(例如:祈祷要求)。

3. 告诉儿童疾病和事故不是对"坏行为"的惩罚。

4. 支持正在尝试想要理解宗教教义的青少年。

5. 对于那些就儿童的治疗存在矛盾看法的父母:

①如果父母拒绝对儿童的治疗，鼓励其考虑其他可供选择的

治疗方法（例如：启用一位基督教科学派护士和医生；特殊的手术室和技术进行无输血的手术）；即使决定和医护人员的价值观相冲突，也要支持个体做出被告知的决定。②如果治疗仍遭拒绝，医生和医院行政人员可向法院申请指定临时监护者签字同意进行治疗。③请宗教领袖支持父母（也包括儿童）。④鼓励表达不良的感觉。

(1)有精神困扰的危险
Spiritual Distress, Risk for

一、定义

个体或群体有处于一种带给人力量、希望和生活意义的信仰和价值观系统紊乱的危险的状态。

二、危险因素

参阅"精神困扰"的相关因素。

三、护理目标

希望;精神健康。

(一)预期目标

个体能表达持续的精神和谐状态。

(二)指标

①持续进行有益的宗教仪式;②接受帮助之后舒适感增加。

四、护理措施

参阅"精神困扰"。

一般护理措施

参阅"精神困扰"的护理措施。

(2)有促进精神健康增强的愿望
Spiritual Well-Being, Readiness for Enhanced

一、定义

个体经历着这样的状态，其确认自己的生命与超然的力量（这一力量随个体定义而不同）、自我、社区和环境有联系，这种联系培育着和赞美着整个生命的统合（全国老年信仰同盟，1980；正如Carson 所引用的那样，1989）。

> **注**：参阅"精神困扰"。

二、诊断依据(CARSON，1989)

培育内在的力量：洞察的感觉；宗教资源；信任关系；内心平静；凝聚力。无形的动机和承诺引导着爱、意义、希望、美丽和真理的最大价值。建立人际互信关系，或处于一种超越境界，该境界提供了人生经历的意义和希望的基础，提供了个体所处人际关系挚爱的意义和希望的基础。个体的存在有意义和目的。

三、危险因素

参阅相关因素。

四、相关因素

这是一个具有积极作用的诊断，所以相关因素不要求。

五、护理目标

希望；精神健康。

（一）**预期目标**

个体表达出增强的精神和谐统一。

（二）**指标**

①保持先前与超然力量的联系；②继续进行对健康无害的精神活动。

六、护理措施

促进精神成长;精神支持。

一般护理措施

支持个体的精神活动,参阅"精神困扰"中的"减少宗教活动的障碍"。

(3)虔信受损
Religiosity , Impaired

一、定义

个体或群体处于实践特定教派或信仰社团的信仰以及参与相关仪式方面的能力受损的一种状态。

二、诊断依据

个体因在坚持宗教习惯方面存在困难而感到困扰。例如:宗教仪式。饮食规定。一定的衣着。祷告。要求做礼拜。假期庆祝仪式。由于与第五社区居民分离而出现忧虑情绪。在宗教信仰和(或)社会宗教网络方面表现出忧虑情绪。表达与先前的信仰类型和习惯重新连接的需要。对宗教信仰类型和习惯有疑问。

三、相关因素

(一)病理生理因素

1. 与疾病有关。

2. 与遭受痛苦有关。

3. 与疼痛有关。

(二)情境因素

1. 与活动相关的个人危机有关。

2. 与对死亡的恐惧有关。

3. 与参加宗教仪式时感觉尴尬有关。

4. 与进行宗教仪式时存在障碍有关。见于:加强监护的限制;限制在床上或房间内;缺乏隐私;不能获得特殊的食物或饮食。

四、护理目标

精神健康。

(一)预期目标

个体表达对自我精神状态满意。

(二)指标

①继续进行无损健康的精神活动；②内疚和焦虑的感觉有所缓解。

五、护理措施

精神支持；参加宗教活动。

一般护理措施

1. 了解个体是否愿意参加许可的宗教或精神实践活动或仪式，如果愿意，应向其提供这样的机会。

2. 表达对个体宗教或精神信仰及实践的重要性的理解和接受。

3. 评估原因和诱发因素。

①医院或疗养院的环境。②与疾病发展过程和治疗方案的限制有关（例如：不能跪下进行祈祷，医院饮食与平常的宗教饮食不同）③对医务人员在精神仪式方面的要求感到恐惧并试图加以对抗。④对精神信仰和习惯感到尴尬(特别是青少年较普遍)。⑤从文章、书本及重要宗教环境中隔离出来。⑥不能前往精神拜祭场所或是缺少这样的服务。⑦由于紧急情况或缺乏时间，宗教领袖不能提供相应的帮助。

4. 如果可能，消除或减少诱因。

①来自医院和家庭护理方面的限制。为每日的祷告提供隐秘和安静的环境，走访宗教领袖，诵经、沉思。拉上窗帘或关上门。关闭电视或收音机。如果可能，告知前台保留电话。在 Kardex 上记录精神干预措施和护理计划。如果可以，联系宗教领袖以说明进行宗教活动和服务的相关事宜。就个体的现状和宗教领袖沟通。称呼罗

马天主教会、东正教会、新教牧师为"Father(神父)"，其他基督教神职人员为"Pastor(牧师)"，犹太教教法师为"Rabbi(拉比)"。如果可能，尽量防止访问被打扰。提供铺有清洁白布的桌子和台子。描绘访问过程和个体的反应。②告知机构内的宗教服务和可提供的材料。③与疾病发展过程和治疗方案的限制有关。鼓励进行不损害健康的精神活动。协助在祷告时或在精神仪式上身体条件受限的个体(如：如果适宜，帮助手持念珠祈祷，帮助保持跪拜姿势)。协助建立个人清洁卫生习惯。如果胡须对个体有重要意义，应避免刮胡须。尽可能允许个体穿着宗教服装或佩戴珠宝。举行特殊仪式以埋葬手术切割下来的肢体或器官。允许家庭成员或宗教领袖进行对躯体的护理仪式。如果需要进行其他重要的宗教仪式，应做好安排工作(如：包皮环切)。当对健康无害时，可继续坚持宗教的饮食限制习惯。咨询营养师；如可能，允许短时期内的禁食；如有必要，可改变治疗饮食(可能需要有初级保健专业人员的医嘱)；如果可能，让亲友提供特殊的食物；让宗教组织的成员上门为个体提供食物；在进食方法、进食次数等方面尽可能做到灵活。④恐惧强迫或尴尬。对各种不同的宗教信仰和宗教活动表示接受。传达非判断性的、尊敬的态度。承认精神需要的重要性。表达为满足精神需要，保健小组可给予帮助的意愿。为了保密，提供给个体隐蔽的环境。⑤与文章、书本及重要宗教环境隔离。询问个体有关未读的宗教或精神文章或读物。从医院的神职人员处、宗教领袖、家庭和教会组织成员那里获取没读过的文章或书籍。尊重这些文章和书籍。允许个体尽可能多的保存宗教文章和书籍，并放置在容易看到的地方。防止破损和丢失(如：别在外套上的纪念章会在洗衣时丢失)。认识到无明显宗教意义的文章也可能会对个体产生精神上的显著影响(如：婚庆乐队)。如果条件合适，使用大号字体印刷的或盲文印刷的祈祷文或使用录音带。为个体提供机会与其他人一起祷告或者让来自其宗教组织的成员或保健小组成员中乐意从事这些活动的人为其朗读。犹太教徒和基督复临安息日会的教友,可分别因时因地颂唱圣歌 23,24,42,63,71,103,121 及 127;基督徒愿意吟诵《科林斯 13》、《马太福音 5:3－11》、《罗马书 12》及《主祈祷文》。⑥缺乏交通手段。送个体到医院里的小礼拜堂或安静的环境。将在家里的个体运送到教堂或集会的场所。适当的时候,提供收音机或电视让个体获取宗教节目。⑦由于情况紧急或时间少而不能见到宗教领袖。希腊正教,新教,罗马天主教的父母亲给患严重疾病的新生儿洗礼。如果可能,选择其他相关的宗教仪式。

六、基本原理

1. 由于个体对祈祷或其他形式的精神活动赋予很高的价值,这些活动可以提供给个体生活的意义和目标,而且可以成为舒适和力量的源泉。(Carson,1989)

2. 对个体表示非评判的态度有利于减轻个体因为其信仰和行为带来的不安。

(4)有虔信受损的危险
Religiosity, Risk for Impaired

一、定义
个体处于有实践特定教派或信仰社团的信仰以及参与相关仪式的能力受损的一种危险状态。

二、危险因素
参阅"宗教虔信受损"。

三、护理目标
精神健康。

(一)预期目标
个体总是表示对宗教信仰活动满意。

(二)指标
①一直参加宗教仪式;②评估后,记述为舒适度增加。

四、护理措施
一般护理措施
参阅"宗教虔信受损"的措施。

78. 有婴儿猝死综合征的危险
Sudden Infant Death Syndrome, Risk for

一、定义

小于 1 岁的婴儿有发生根据病史不能预测以及根据尸体解剖无法解释的突然死亡的一种危险状态。

二、危险因素

有危险因素存在(参阅相关因素)

三、相关因素(McMillan 等, 1999)

(一)病理生理因素

1. 与易感性增加有关。见于: 紫绀; 喂养不良; 心动过速; SGA (小样儿)*; 体温过低; 易激惹; 死前 2 周有腹泻、呕吐或者淡漠病史; 呼吸急促; 早产*; 发热; 呼吸窘迫; 低出生体重*; Apgar 评分低 (< 7 分)。

2. 与易感性增加有关。见于母亲产前: *贫血; 性传播疾病; 尿路感染; 体重增加不正常。

(二)情境因素(个人的, 环境的)

1. 与易感性增加有关。见于母亲: 吸烟*; 产前保健不足*; 多产; 怀孕期间用药; 受教育水平低*; 母亲年龄过小* (< 20 岁); 缺乏母乳喂养*; 单亲母亲*; 第一次怀孕加上母亲年龄小*。

2. 与易感性增加有关。见于: 生活环境拥挤*; 俯卧位睡眠*; 环境寒冷; 家庭经济条件差。

3. 与易感性增加有关。见于: 男性*; 多胎出生; 黑人或美国

---

*获得研究者广泛接受和普遍认可。

原居民*;家族中既往有 SIDS 死亡史。

四、护理目标

知识:母婴健康;危险因素控制:吸烟;危险因素控制知识:婴儿安全。

(一)预期目标

照顾者能够减少或者消除可以矫正的危险因素。

(二)指标

①让婴儿仰卧;②在家里、接近婴儿时以及妊娠期间不吸烟;③参与产前和新生儿医疗保健;④改善母亲的健康状况(例如:治疗贫血、促进理想的营养);⑤必要时参与戒毒、戒酒计划;⑥避免给予婴儿非处方药物。

五、护理措施

一般护理措施

1. 向照顾者解释婴儿猝死综合征并确定现有的危险因素。

2. 减少或消除能够矫正的危险因素。

3. 确定是否需要家庭心肺监护仪。向儿科医生或新生儿、儿科执业护士咨询。(McMillan 等,1999)

4. 告诉孩子的父母当警报声音响起时,要关注婴儿而不是关注报警机器。

5. 教会评估:

①婴儿的肤色是否是粉红色? ②婴儿是否在呼吸?

6. 指导环境护理以减少婴儿猝死综合征。

①让婴儿仰卧。②孩子睡眠时避免过热。③避免使用软床(如床垫)。④不用枕头。⑤不要和婴儿一起睡(Anderson,2000)。

7. 需要时,启动健康教育和咨询计划。

①如果合适,在使用家用监护仪上给予指导。②必要时,建议个体参与戒毒、戒酒计划。③讨论戒烟的方法。(参阅"戒烟项")。④必要时提供急救电话号码。⑤必要时介绍给相关社会机构。

79. 术后恢复延迟
Surgical Recovery, Delayed

一、定义

个体处于或有危险处于手术后至能进行自理活动之间的时间延长的一种状态。

> **注**:这是一个新近被接受的诊断,表示一个人没有在手术后预期的时间内恢复。当查阅 NANDA 中该诊断的诊断依据时,可看到诊断依据(体征和症状)和相关因素有些混淆。那些带*号标志的句子不是诊断依据而是引起术后恢复延迟的因素。这一诊断现在还没有充分发展到可以临床运用。本作者推荐使用其他诊断,例如"自理缺陷"、"急性疼痛"或者"营养失调"。

二、诊断依据(NANDA,2001)

活动恢复延迟(家庭、工作方面);感觉需要更多时间恢复;需要帮助来完成自理活动;伤口愈合中断的证据*;无食欲*(伴有或不伴有恶心);移动困难*;自述疼痛或不舒服*。

80. 思维过程异常
Thought Processes,Disturbed

一、定义

个体处于与应对、人格和（或）精神的异常有关的诸如意识思维、现实定向、问题解决、判断和理解等心理活动崩溃的一种状态。

> **注**："思维过程异常"这一诊断描述的是个体由于感知和认知的异常，使日常生活受到影响。其原因是生化或心理方面的紊乱（例如：抑郁、人格障碍）。护理的重点是减少思维紊乱和促进现实定向。
>
> 当把这个护理诊断"笼统"地作为对所有具有思维紊乱或意识混乱个体的诊断时，护理人员应当小心。老年人意识混乱，经常被认为是衰老的缘故。而实际上，老年人意识混乱可以由单一或多重因素引起（例如：痴呆、药物副作用、抑郁或代谢紊乱）。抑郁比痴呆更经常地引起老年思维障碍（Miller，2004）。更多的资料请参阅"意识障碍"。

二、诊断依据

(一)主要依据(一定存在)

对内部或外部刺激的不正确理解。

(二)次要依据(可能存在)

认知缺陷:包括抽象思维、问题的解决、记忆缺陷;猜疑;妄想;幻觉;恐惧症;强迫症;意识模糊或失去定向力;行为刻板;冲动;社交行为不当;注意力分散;缺乏相互确认。

三、相关因素

(一)病理生理因素

1. 与生理变化有关。见于:戒毒或戒酒。

2. 与生化改变有关。

(二)情境因素(个体的,环境的)

1. 与情感创伤有关。

2. 与虐待有关(身体、性、心理)。

3. 与折磨有关。

4. 与孩提时的创伤有关。

5. 与压抑的恐惧有关。

6. 与极度的焦虑有关。

7. 与持续的低度刺激有关。

8. 与由抑郁、焦虑、恐惧、忧伤等引起的注意力以及信息处理能力下降有关。

(三)成熟因素

老年人:孤独,晚年抑郁。

四、护理目标

认知能力;认知定向力;注意力;扭曲思维的控制;信息处理;记忆;决策。

(一)预期目标

个体能保持现实定向力、正常与他人沟通。

（二）指标

①认识在思维或行为方式上的改变；②能识别发生在幻觉或错觉前的情境；③应用应对策略积极应对幻觉或错觉（特定的）；④参与小组活动（特定的）；⑤较少表达妄想的事物。

五、护理措施

认知刺激；痴呆管理；现实定向；家庭支持；决策支持；幻觉管理；减轻焦虑；记忆训练；环境管理：安全。

（一）一般护理措施

1. 以一种平静、细心照料的方式与个体接近。

2. 认可个体对他人是否值得信任而进行的测试。

3. 避免许下不能兑现的诺言。

4. 医护人员和好猜疑的个体接触时，开始时应少而简单。待其疑虑减少时再增加接触。

5. 核实对个体感受的理解（如："我知道你对他人有恐惧感"）。

6. 通过沟通，帮助维持个体的自我概念（如：用"我"取代"我们"）。

7. 对于有幻觉的个体：

①观察其言语的和非言语的幻觉表现：不适当的笑、言语反应迟缓、眼睛运动、嘴唇默动而不发声、动作增加、傻笑。②指导其把注意力从表达妄想转移到以讨论现实为中心的情境。③鼓励个体区分来自内心的刺激和来自外界的刺激（如：当个体说"我听到有声音"，告诉他"那是电视里的人在说话"或者"我现在没听到任何人说话，那是你自己的想法而已"）。④避免让个体以为你确认或同意扭曲的现实；要巧妙地表示质疑。⑤限制重复地讨论妄想内容（如："你已经告诉过我这些了；让我们讨论一些现实的事情"）。⑥识别个体由妄想或幻觉来达到的潜在的需要。⑦帮助个体认识错误信念与焦虑的增加有关联。

8. 帮助个体更有效地沟通。

①问其说话的含义,不要假设你明白。②确认对其所说的话的理解("这是你的意思吗?")。③澄清所有的全称代名的含义,如我们、他们("他们是谁?")。④当个体在解释过程中或思维过程中改变话题时,帮助其回到原话题。⑤当你跟不上个体的思路时,告诉个体。⑥不要模仿或重复你不理解的字或词组。⑦教个体和他人确认保持一致。⑧询问用"是"、"否"回答的问题或多项选择题。⑨使用句子简洁明了。

9. 帮助个体限制自己的行为。

①讨论可供选择的应对方法(如:用散步代替哭)。②与那些认为倒退行为是不可接受的人交往。③帮助其延缓满足(如:"在你重复请求帮你铺床之前,我想让你再等 5 min")。④鼓励其实现现实的期望。⑤期望要合理,以免挫折。

10. 在个体做出决策的过程中,予以鼓励和帮助。

①赞扬个体承担了更多的责任。②提供机会让其参与自己的治疗计划。③帮助个体建立现实的目标,检查实现目标中存在的问题,并提供多种选择。

11. 帮助个体区分需要和要求。

①解释需要和要求的区别 (如: 食物和衣服是需要;如果自己能穿衣和吃饭,却期望别人来为自己做,则是要求)。②帮助检查其行为对别人的影响;如果带来负面反应,则鼓励改变其行为。

12. 帮助个体认清会导致拒绝的行为。

①确认那些可以减少彼此焦虑的活动 (如: 运动,控制呼吸运动)。②坚定而温和地限制破坏性行为。③允许用言语或建设性的行为表达负面情感。④帮助个体对其引起的别人的反应承担责任。⑤在探访家庭成员之后, 鼓励讨论与家人关系中出现的问题。⑥帮助个体在角色扮演的情境中测试与人相处的新技巧。

13. 预计在调整社区生活中存在的困难,讨论个体对返回社区的担心,得出家人对个体出院的反应。

14. 提供健康指导以帮助个体处理日常应激(放松的方法;解决问题的技巧;怎样跟他人谈判;怎样建设性地表达感受)。

15. 告诉个体那些可以为社区生活调整提供帮助的社区机构。

16. 提供足够而又有意义的感觉输入。

①保持个体对时间和地点的定向力:每天早上提及日期和地点;提供其看得见的钟和日历;提供机会让其透过窗户或者带其到户外看到黑夜和白昼;用卡片或饰针来让其留意节假日(如:在情人节戴一颗"红心")。②鼓励家人从家中带来其熟悉的物件(照片、披肩)。③跟个体讨论时事、季节性事件(下雪、水上活动);分享相互的兴趣爱好(旅游、工艺品)。④评估其是否可以自己用手完成某项活动(例如:叠毯子、木制工艺品):提供阅读材料、录音磁带、字谜游戏(手工、电脑、填字);如果可能,鼓励个体记录自己的活动(如:摄入和排出);提供任务让其执行(写信封、职业疗法)。

17. 评估和控制环境中有害因素的策略,请参阅"有受伤的危险"章节。

(二)对儿童的护理措施

1. 对于思维紊乱的孩子,评估其分裂症的征象:

①虐待史(生理方面、性方面)。②失忆的时期。③在人格改变之间的转换。④情绪紊乱。⑤突然的行为异常。

2. 转交多学科评估。

记忆受损
Memory, Impaired

一、定义

个体处于短暂的或永久的不能想起或回忆部分信息或行为能力的一种状态。

> **注**:这一诊断在帮助个体提高记忆而可以改善其功能时是非常有用的。如果因为个体大脑退行性改变,记忆力不能提高时,这一诊断就不恰当。相反,护理人员应把这种记忆受损对机能的影响评估为"自理缺陷"或者"有受伤的危险",护理重点应放在提高自我照顾或自我保护上而不是改善记忆力。

二、诊断依据

主要依据(一定存在,一项或多项)

观察到或自诉有健忘;不能确定是否有过某项行为;不能学习或保存新技巧或新信息;不能做过去学习过的技巧;不能回忆真实的信息;不能回忆最近或过去发生的事件。

三、相关因素

(一)病理生理因素

1. 与中枢神经系统改变有关。见于:大脑退行性病变;头部外伤;损伤;脑血管意外。

2. 与处理信息的量和质减少有关。见于:视觉缺陷;学习习惯;听力缺陷;身体健康状况差;智力能力;受教育水平;疲劳。

3. 与营养不足有关(如:维生素 C、B_{12}、叶酸、烟酸、维生素 B_1)。

（二）治疗因素

与影响记忆储存的(特定)药物作用有关。

（三）情境因素(个体的,环境的)

1. 与自我实现的期望有关。

2. 与悲痛、抑郁或者焦虑引起的过度自我封闭和担忧有关。

3. 与饮酒有关。

4. 与缺乏动机有关。

5. 与缺乏刺激有关。

6. 与难以集中注意力有关。见于:应激;缺乏智力刺激;睡眠紊乱;分心;疼痛。

四、护理目标

认知定向;记忆。

（一）预期目标

个体自述对记忆满意度提高。

（二）指标

①确定改善记忆的三种方法;②影响记忆的相关因素。

五、护理措施

现实定向;记忆训练;环境管理。

（一）一般护理措施

1. 讨论个体对记忆缺陷的看法:

①纠正错误信息。②说明消极的期望可以导致记忆缺陷。③如果个体是老人,提供与年龄变化有关的正确资料。

2. 向个体解释,如果想要提高记忆力,就需要有意去记忆以及了解记忆技巧方面的知识(Miller,2004)。

3. 如果个体难以集中注意力,向其说明放松和想象的有益作用。

4. 教给个体 2~3 种提高记忆能力的方法 (Maier - Lorentz,2000;Miller,2004)。

①把事情记录下来(如用清单、日历、笔记本)。②联合应用声音提示(如计时器、闹钟)和文字提示。③把特定物件放在特定的地方,且保持这些物件在适当的位置(例如:一直把钥匙挂在靠门的挂钩上)。④把提醒物放在适当的地方(例如:把要修理的鞋放在门边)。⑤积极观察,注意个体周围所发生事物的细节,并且对周围环境保持警觉。⑥把名字和想象联系在一起(如:Carol 和 Christmas carol)。⑦通过大声重复或在纸上写的方法来练习要记忆的物件。⑧把信息分成"小块",以便记忆(例如:要记地址或邮政编码,把它分成组"760,55")。⑨当个体要记忆某样东西时,可以探究其字母(例如:个体要记住一个人的名字是"Martin",个体由 A 开头的名字开始,通过字母顺序继续说出其他的名字,直至个体的记忆与一个正确的相吻合)。

5. 向个体解释人是如何去学习或记住事物的:

①尽量减少分心。②不要仓促。③维持一些常规任务的组织形式。④携带笔记簿、日历或使用文字提示。

6. 当教个体学习时(Miller,2004;Stanley 和 Beare,2000):

①消除分心。②提供信息尽可能具体。③使用实例。④让学习者来确定学习的进度。⑤使用视听辅助手段。⑥事先准备:纲要、文字提示。⑦鼓励使用辅助工具。⑧确保玻璃干净,光线柔和明亮。⑨立即更正错误答案。⑩鼓励言语反应。

(二)对老年人的护理措施

1. 鼓励个体间交流对记忆问题的关注。

2. 解释短期记忆力会随衰老而下降。

3. 解释记忆帮助手段可以提高记忆。参阅一般措施。

81. 组织灌注不足(特定的)
Tissue Perfusion, Ineffective(Specify)

一、定义

个体处于或有危险处于毛细血管氧合水平下降的一种状态。

注:这一护理诊断严格限制用于只有周围组织灌注量减少的情况,护士决定采用明确的治疗可减少、消除或防止这一问题。

在其他心肺、脑部、肾脏或者胃肠组织灌注量减少的情况中,护理人员应该重点关注由于组织灌注量减少,个体功能可能受损的情况。同时也应该追踪监测组织灌注量减少的生理并发症,并将之归类于合作性问题。下面说明了一个脑组织灌注受损的个体具有功能性损害的健康问题(护理诊断)和潜在并发症(合作性问题)的例子:

"有受伤的危险:与近期头部损伤引起的眩晕有关"(护理诊断)

"潜在并发症:颅内压升高"(合作性问题)

合作性问题的额外资料请参阅 Carpenito, L. J. (2006):《护理诊断:临床实践应用》(第11版),第二章,Philadelphia, Lippincott Williams & Wilkins。更多有关护理诊断的合作性问题的例子已按医疗问题分类,请参阅本手册第二部分。

周围组织灌注不足
Ineffective Peripheral Tissue Perfusion

一、定义

个体处于或有危险处于由于毛细血管供血下降而引起周围组织细胞水平的营养和呼吸降低的一种状态。

二、诊断依据

(一)主要依据(一定存在,一项或多项)

①有下列一项典型表现:跛行(动脉性);静息痛(动脉性);疼痛(动脉性)。②动脉搏动减弱或消失。③皮肤颜色改变:苍白(动脉性);紫绀(静脉性);反应性充血(动脉性)。④皮肤温度改变:变冷(动脉性);变热(静脉性)。⑤血压下降(动脉性)。⑥毛细血管再充盈超过 3 s(动脉性)。

(二)次要依据(可能存在)

水肿(静脉性);感觉功能改变(动脉性);运动功能改变(动脉性);所营养的组织改变(动脉性):指甲变硬变厚;脱发;伤口不愈合。

三、相关因素

(一)病理生理因素

1. 与血流减少有关。见于:动脉硬化、高血压、静脉曲张、Buerger 病、镰状细胞危象、肝硬化、酒精中毒、雷诺病或雷诺综合征、动脉瘤、动脉血栓形成、深静脉血栓形成、胶原血管病、风湿性关节炎、Leriche 综合征等血管障碍;糖尿病;低血压;血液恶病质(血小板异常);肾功能衰竭;癌症或肿瘤。

(二)治疗因素

1. 与不能活动有关。

2. 与侵入性导管有关。

3. 与按压或勒紧有关(纱布绷带或长袜)。

4. 与血管创伤或受压有关。

(三)情境因素(个体的,环境的)

1. 与增大的子宫对外周循环的压迫有关。

2. 与增大的腹部对盆腔和外周循环的压迫有关。

3. 与静脉淤滞有关。

4. 与低温有关。

5. 与吸烟引起的血管收缩有关。

6. 与脱水引起的循环血量减少有关。

7. 与持重时肌肉群压迫有关。

四、护理目标

感觉功能:皮肤的;组织完整性;组织灌注:外周的。

(一)预期目标

个体自述疼痛减轻。

(二)指标

①用自己的话说明周围血管的问题;②确定能改善外周血循环的因素;③确定需要的生活方式改变;④确定能促进血管扩张的治疗、膳食、药物、日常活动等方式;⑤确定抑制外周血循环的因素;⑥告诉其何时需联系与医生或保健专业人员。

五、护理措施

外周感知管理;循环的护理:静脉供血不足;循环的护理:动脉供血不足;体位;锻炼促进。

(一)一般护理措施

1. 教会个体:

①保持肢体处于垂位。②保持肢体温暖。(不要使用暖垫或热

水袋,因为患外周血管病的个体可能感觉迟钝,从而不能判断温度是否高到会对组织造成伤害;同时外部的热源会增加组织的代谢而超越其能力)。

2. 减少创伤危险:

①至少每小时改变一次体位。②避免双腿交叉。③减少外来压力点(每天检查鞋子内衬是否粗糙)。④避免使用羊皮后跟护套(它们会增加对脚后跟及脚背的压迫)。⑤鼓励做关节运动锻炼。

3. 制订一个每天散步的计划。

①告知个体制订这一计划的理由。②指导个体避免疲劳。③告知个体在医生对其心脏问题进行检查评估前不要增加运动量。④告知散步并不损害血管或肌肉以免除个体担心;走得累了,休息之后再走,这样有助于侧支循环形成。

4. 告知个体促进静脉血流的因素。

①抬高肢体使其位置高于心脏水平(如果有严重的呼吸或心脏疾病,则禁忌这样做)。②避免长时间站或坐时用腿支持。③考虑使用弹性绷带或不及膝的弹力袜子以防止静脉血液淤滞。④减少或解除阻碍静脉血液流动的外在压迫:避免膝下垫枕头或使用抬高膝部的活动靠背床;避免双腿交叉;改变体位,每小时都挪动肢体或摆动手指头和脚指头;避免膝盖以上部位穿吊袜带和紧身弹力袜。

5. 如果个体有深部静脉血栓形成的危险或怀疑有,则要测量其小腿和大腿的基准周长。

6. 教个体:

①避免长时间坐车或乘飞机不动(至少每小时起来走动一下)。②经常润滑干燥的皮肤(皮肤干裂就失去了对感染的屏障作用)。③寒冷季节穿保暖衣物。④穿棉袜子或羊毛袜子。⑤在热天避免脱水。⑥特别注意保护脚和脚指头:每天洗脚并认真擦干;不要浸泡脚;避免在脚上使用刺激性的肥皂或化学物品(包括碘酒);

经常修剪并挫平指甲。⑦每天都检查脚和腿是否有伤或压痕;穿干净的袜子;穿舒适有支撑的鞋;每天都检查鞋子里衬是否粗糙。

7. 指导个体矫正危险因素:

①膳食:避免高胆固醇食物;调整钠的摄入量以控制高血压;咨询膳食专家。②减轻应激的放松技巧。③戒烟。④运动计划。

(二)对母亲的护理措施

1. 解释子宫压迫可以引起下肢静脉血液淤滞。

2. 指导她们发现有血栓形成的症状和体征时要立即报告:

①腿、腹股沟部位的疼痛;②单腿肿胀;③皮肤苍白。

3. 减轻水肿的特定方法请参阅一般护理措施。

82. 忽略单侧身体
Unilateral Neglect

一、定义

个体处于不能注意或忽略其偏瘫的身体和（或）患侧的物体、人或环境中的声音的状态。

二、诊断依据

(一)主要依据(一定存在,一项或多项)

忽略相关的半侧躯体。半侧躯体周围的空间（忽略单侧空间）。否认受损害的肢体或侧躯体的存在。

(二)次要依据(可能存在)

空间感知困难;偏瘫(通常是左侧)。

三、相关因素

病理生理因素

与知觉受损有关。见于:脑血管意外;脑损伤或外伤;脑瘤;脑动脉瘤。

四、护理目标

身体形象;更换体位:自主;自理:日常生活活动。

(一)预期目标

个体表现出有能力搜寻视野所及之物以弥补由患肢所带来的功能或感觉的缺失。

(二)指标

①确定环境中的安全危害;②描述缺损和治疗依据。

五、护理措施

忽略单侧肢体的管理;协助自我护理。

一般护理措施

1. 首先让个体适应环境:

①把呼叫指示灯、床头桌、电视、电话以及个人物品放在健侧。②摆放个体床位时让其身体健侧对着门。③从个体的健侧接近并与其说话。④如果你必须从患侧接近个体,在进入房间之后立即声明以免让其受惊。

2. 当护理者教个体弥补和学会认识其忽略的领域时,逐渐改变其环境,把家具和个人物品搬出到其视野所及的范围之外。

3. 对于坐轮椅的个体,在其大腿上放一块板(最好是树脂玻璃),把其残疾的那只手臂放在板上,手指尖放在中线,鼓励个体在板上寻找其手臂。

4. 对于能走动的个体,使用吊带防止手臂晃动,以免导致肩关节半脱位。

5. 不断提醒个体注意周围环境。

6. 鼓励个体佩带矫正眼镜或助听器。

7. 关于洗澡、穿衣和如厕:

①指导个体在日常活动中要先注意患侧肢体。②指导个体在日常生活行为当中要时刻留意患侧肢体,知道它们的位置。③鼓励个体在洗澡时把患肢看成整体的一部分;鼓励通过按摩和刮擦的方式来感觉患肢。

8. 关于吃饭:

①指导个体小口进食,将食物从健侧送入。②指导个体在每一口进食后把残留口中的食物用舌头从患侧清除出来。③每次进食或服药后检查口腔中是否有残留的食物或药物。④必要时,每日提供口腔护理 3 次。⑤开始时把食物置于视野范围内;逐渐把食物移

出到视野之外,并教个体搜寻整个视野所及之范围。

  9. 重复训练个体观察整个环境。

  10. 让个体用正常的那只手击打并观察患侧身体。

  11. 评估个体和家庭是否明白所有治疗的目的和依据。

83. 排尿异常
Impaired Urinary Elimination

.

(1)成熟性遗尿*(Maturational Enuresis)

(2)功能性尿失禁(Functional Incontinence)

(3)反射性尿失禁(Reflex Incontinence)

(4)压力性尿失禁(Stress Incontinence)

(5)完全性尿失禁(Total Incontinence)

(6)急迫性尿失禁(Urge Incontinence)

(7)有急迫性尿失禁的危险(Urge Incontinence,Risk for)

(8)尿潴留(Urinary Retention)

> **注:**所有这些诊断都是适合于排尿而非尿的形成。无尿、少尿或肾功能衰竭都应归类于合作性问题, 例如:"潜在并发症:无尿"。"排尿异常"代表着一个宽泛的诊断,也许太宽泛而临床无法应用。建议采用更具体的诊断,例如,采用"压力性尿失禁"去取代。当尿失禁的病因或形成因素还未确定时,诊断可以暂时写成"病因不明的尿失禁"。

---

* 此诊断目前未列入 NANDA 中，但因其明晰或有用而被包括在此手册内。

83. 排尿异常
Impaired Urinary Elimination

一、定义

个体处于或有危险处于排尿功能不全的一种状态。

二、诊断依据

主要依据(一定存在,一项或多项)

自诉或经历有排尿问题,例如:尿急;尿频;排尿困难;夜尿;遗尿;滴尿;膀胱膨胀;尿失禁;大量尿液残留。

三、相关因素

(一)病理生理因素

1. 与先天尿道异常引起的膀胱不能排尿有关。

2. 与膀胱容量下降或者对膀胱的刺激有关。见于:感染、创伤、尿道炎、糖尿病或癌症。

3. 与膀胱发出的信息减少或者对这种信息的识别能力受损有关。见于:脊髓损伤或脊髓瘤或脊髓感染;大脑损伤或脑肿瘤或感染;脑血管意外;脱髓鞘病变;多发性硬化;糖尿病性神经病变;酒精性神经病变;脊髓结核;帕金森病。

(二)治疗因素

1. 与前列腺切除术后或广泛盆腔手术引起的对膀胱括约肌的影响有关。

2. 与诊断器械有关。

3. 与膀胱肌肉张力下降有关。见于:全身或者脊髓麻醉;药物治疗(医源性):抗组胺药、肾上腺素、抗胆碱能药、安定药、免疫抑制剂治疗、利尿剂、镇静剂、肌松药;留置导尿后。

(三)情境因素(个体的,环境的)

1. 与盆底肌肉无力有关。见于:肥胖;近来实质性的体重减少;衰老;生育。

2. 与不能表达自己的需要有关。

3. 与粪便嵌塞或长期便秘引起的膀胱出口阻塞有关。

4. 与脱水导致的膀胱肌张力降低有关。

5. 与对膀胱所发信息的注意下降有关。见于:抑郁;有意抑制;意识模糊;谵妄。

6. 与去卫生间遇到的障碍有关。见于:距离厕所远;环境不熟悉;灯光暗淡;床太高或者有床栏杆。

7. 与不能及时如厕有关。见于:活动障碍;咖啡因或酒精滥用。

(四)成熟因素

儿童:

1. 与膀胱容量小有关。

2. 与缺乏动机有关。

四、护理目标

(一)预期目标

个体能控制排尿(在白天、黑夜、24 h中特定的时间)。

(二)指标

①能确定尿失禁的原因;②说出治疗的依据。

五、护理措施

一般护理措施

1. 确定是否有急性成因:感染(例如:尿路感染、性病、淋病);肾病;肾结石;药物作用;麻醉作用。

2. 如果急性成因确定,则转诊至泌尿科医生。

3. 如果出现尿失禁,确定其类型。需要评估:

①排尿控制的既往史。②尿失禁发作和持续时间(白天、黑夜、只在某时间)。③使尿失禁增加的因素 (Newmanl 等,1991):咳嗽;笑;站立;床上翻身;延迟去卫生间;当激动的时候;离开卫生间;跑步。④想排尿的知觉:有、缺乏、减少⑤感觉有急迫尿意后延迟排尿的能力。⑥排尿之后的轻松感:完全轻松;膀胱排空之后仍有排尿的欲望。

4. 运用评估资料,选择尿失禁的类型。

(1)成熟性遗尿*
Maturational Enuresis

一、定义

儿童处于睡眠中不自觉排尿的一种状态，它没有病理生理方面的原因。

> **注:**这一诊断代表的遗尿不是由诸如狭窄之类的病理生理或结构性障碍而引起的。

二、诊断依据

主要依据(一定存在)

自诉或表现出夜间有不自觉的排尿。

三、相关因素

(一)情境因素(个体的,环境的)

1. 与应激有关(学校的、兄弟姐妹间的)。

2. 与不注意膀胱的排尿信号有关。

3. 与不熟悉环境有关。

(二)成熟因素

儿童:

1. 与膀胱容量小有关。

2. 与缺乏动机有关。

3. 与寻求注意的行为有关。

---

*此诊断目前未列入 NANDA 中，但因其清晰或有用而被包括在此手册内。

四、护理目标

排尿控制;知识:遗尿;家庭功能。

(一)预期目标

儿童在睡眠周期中不尿湿。

(二)指标

儿童和家人能够列出减少遗尿的因素。

五、护理措施

尿失禁的护理:遗尿;排尿习惯的训练;预期性指导;家庭支持。

对儿童的护理措施

1. 解释遗尿的实质,说明遗尿发生次数的减少与父母和孩子有关。

2. 向父母解释反对(羞辱、惩罚)不但对制止遗尿无用,反而会使小孩羞愧、羞辱、害怕。

3. 安慰小孩,让其知道别的孩子在晚上也尿床,而不是孩子坏或有罪。

4. 教育:

①在儿童饮水之后,鼓励其延迟排尿以帮助扩张膀胱。②让儿童睡前排尿。③睡觉前限制饮水。④如果儿童睡后起来排尿(大约晚上 11 点),尝试让其完全清醒以给予正性强化。⑤教儿童在要排尿时知道排尿的感觉。⑥教儿童控制排尿的能力(让儿童在排尿过程中夹尿;让小孩在白天"憋"尿,哪怕很短的一段时间)。

5. 让儿童记录取得的进展,标出不尿床的白天或晚上(例如:在日历上用星星表示)。

6. 解释夜间遗尿警报是怎样起作用的。

7. 教儿童和家人控制遗尿的不良作用(例如:使用塑料床罩;外出过夜时儿童使用自己的睡袋[可机洗的])。

8. 寻找机会向公众传授有关遗尿和尿失禁的知识(例如:学校和养育机构、自助团体等)。

(2)功能性尿失禁
Functional Incontinence

一、定义

个体处于由于难以或不能及时到达卫生间而发生尿失禁的一种状态。

二、诊断依据

主要依据（一定存在）

在去厕所之前或去厕所途中发生尿失禁。

三、相关因素

(一)病理生理因素

与膀胱发出的信息减少或对这种信息的识别能力受损有关。见于：脑损伤或脑肿瘤或感染；脑血管意外；脱髓鞘病变；多发性硬化；酒精性神经病变；帕金森病；进行性痴呆。

(二)治疗因素

与膀胱张力下降有关。见于使用以下药物：抗组胺药；肾上腺素；抗胆碱能药；镇静剂；免疫抑制治疗；利尿剂；安定药；肌松药。

(三)情境因素（个体的，环境的）

1. 与移动障碍有关。

2. 与对膀胱所发信息的注意力下降有关。见于：抑郁；意识障碍；有意识地抑制（自我诱导的条件反射缺失）。

3. 与上厕所的环境障碍有关。见于：距离厕所远；不熟悉环境；灯光暗淡；床太高、有床栏杆。

(四)成熟因素

老年人:与运动和感觉的丧失有关。

四、护理目标

组织完整性;排尿控制;排尿。

(一)护理目标

个体自述没有发生或很少发生尿失禁。

(二)指标

①移除或尽量减少家中的环境障碍；②使用适当的设备来帮助排尿、移动和穿衣;③描述尿失禁的成因。

五、护理措施

会阴护理;尿失禁的护理;促进排尿;排尿习惯的训练;排尿的管理;教育:排尿过程或治疗。

(一)一般护理措施

1. 确定是否还有其他原因引起尿失禁(例如:压力性、急迫性或反射性尿失禁,尿潴留或者感染)。

2. 评估感觉或认知障碍。

3. 评估运动或移动障碍。

4. 减少环境障碍:

①妨碍物、光线和距离。②高度适当的马桶和用于抓握的栏杆。

5. 如果需要,在厕所和床之间的某个位置提供一个便器。

6. 对于有认知障碍的个体，每 2 小时、饭后和睡前提醒上厕所。

7. 对于手功能受限的个体:

①评估个体换衣服的能力:宽松的衣服更便于个体穿脱。②必要时提供穿衣帮助:为坐轮椅的个体提供 Velcro 式开合接缝,拉链锁扣;所有带拉链、搭扣的衣物都可采用 Velcro 闭合式样。

8. 转诊到访视护士(职业治疗部门)以评估家中卫生间设施。

(二)对老年人的护理措施

1. 强调尿失禁并非是年老时不可避免的事件。

2. 解释不要因为害怕尿失禁而限制液体的摄入。

3. 说明不要等到口渴才饮水。

4. 如需要,教其晚上到达厕所的容易的方法,必要时,考虑使用便器椅或尿壶。

(3)反射性尿失禁
Reflex Incontinence

一、定义

个体处于在没有急迫感排尿感或膀胱充盈的感觉下，可预见的、不自觉的排尿的一种状态。

二、诊断依据

主要依据(一定存在,一项或多项)

无法抑制的膀胱收缩;无意识反射导致自发排尿;部分或完全丧失膀胱充盈感或排尿急迫感。

三、相关因素

病理生理因素

与反射弧水平以上冲动的传递障碍有关

见于:脊髓损伤;脊髓肿瘤;脊髓感染。

四、护理目标

参阅"功能性尿失禁"

(一)预期目标

个体自述对个人干燥清洁状态满意。

(二)指标

①尿的残余量不超过 50 mL;②用触发机制诱发反射性排尿。

五、护理措施

同样参阅"功能性潴留的护理"

一般护理措施

1. 向个体解释治疗的依据。

2. 教个体使用皮肤触发机制：

①在耻骨上反复进行深而快速地叩击(最有效)。②指导个体：取半坐位；直接瞄准膀胱壁叩击；频率为每 5 s 叩击 7～8 次 (共 40 次)；单手叩击；在膀胱上移动叩击以寻找最有效的刺激点；连续刺激，直至一次正常的排尿开始；间隔大约 1 min 后重新叩击，直至膀胱排空；1～2 组叩击后没有反应，表明没有尿再要排出。

3. 如果以上方法无效，再按下列步骤做，每个步骤 2～3 min，每个步骤之间间隔 1 min：

①叩击阴茎头。②锤打腹股沟韧带部位以上的腹部 (轻轻地)。③叩击大腿内侧。

4. 鼓励个体至少每 3 h 就排尿或触发排尿 1 次。

5. 若个体能控制腹肌，则在触发排尿时应用 Valsalva 动作。

6. 在出入量记录单上说明运用了哪种机制诱导排尿。

7. 告诉个体：如果摄入液量增加，那么其必须增加触发排尿次数以免膀胱过度潴留。

8. 如果必要，安排间歇性导尿。

9. 指导个体了解反射失调的症状和体征：

①血压升高，脉率下降。②损伤平面以上的皮肤潮红和出汗。③损伤平面以下的皮肤湿冷。④感到头部类似重击般疼痛。⑤鼻塞。⑥焦虑，感到死亡即将来临。⑦鸡皮疙瘩。⑧视力模糊。

10. 指导个体采取措施消除或减少这些症状：

①抬高头部。②测量血压。③排除膀胱潴留；用导尿管排空膀胱(不用激发方式)；用利多卡因润滑剂润滑导尿管。

11. 在排空膀胱后如果问题仍然存在，检查肠道是否膨胀。如果直肠有粪便，先用狄布卡因(纽白卡因)栓剂减少敏感性，再取除粪便。

12. 如果问题仍存在或者无法确认原因，立即通知医生或寻求急诊帮助。

13. 对于那些无法指引他人的个体，要求其携带识别卡，卡上说明症状、体征和处理方法。

(4)压力性尿失禁
Stress Incontinence

一、定义

个体处于在腹内压增加时立即无意识地排尿的一种状态。

二、诊断依据

主要依据(一定存在,一项或多项)

个体自述当站立、打喷嚏、咳嗽、跑步或提重物而导致腹压增加时,有尿排出(通常少于 50mL)。

三、相关因素

(一)病理生理因素

1. 与膀胱出口功能不全有关。见于:先天性尿道异常。

2. 与盆肌和支持结构退行性变有关。见于:雌激素缺乏。

(二)情境因素(个体的,环境的)

1. 与腹内压高以及盆肌无力有关。见于:肥胖;妊娠;性交;个人不良卫生。

2. 与盆肌和括约肌功能不全有关。见于:短期内体重减轻;生育。

(三)成熟因素

老年:与肌张力丧失有关。

四、护理目标

参阅"功能性尿失禁"。

（一）预期目标

个体自述压力性尿失禁减少或消除。

（二）指标

能解释尿失禁的成因和治疗依据。

五、护理措施

参阅"功能性尿失禁"；盆肌锻炼；体重管理。

（一）一般护理措施

1. 评估排泄或尿失禁以及液体摄入型态。

2. 向个体解释盆底肌无力对控制排尿的影响。

3. 教个体识别盆底肌肉，并通过锻炼加强它们的力量（Kegel锻炼）：

①对于后盆底肌："想象你正试图中止排便，收紧你的肛门肌而不要收紧你的腿肌和腹肌。"②对于前盆底肌："想象你正试图中止排尿，收缩肌肉（后和前）4 s，然后放松，这样重复 10 次为 1 组，每天做 6～10 组。"（如果必要，可以增加到每小时 4 组）。③指导个体在排尿过程中反复进行几次停止，然后再开始排尿的练习。

4. 解释肥胖和压力性尿失禁的关系：

①指导 Kegel 锻炼。②个体如果想减肥，可转诊到社区部门。③指导每 2 h 排尿一次，避免长时间站立。

5. 解释雌激素产物减少和压力性尿失禁之间的关系。

6. 建议阴道用雌性激素乳膏。

7. 如果情况没有改善，请泌尿科医生评估逼尿肌不稳定或张力缺乏以及机械性梗阻或神经损伤的可能性。

（二）对母亲的护理措施

指导妇女在妊娠期减小腹压：

①避免长时间站立。②至少每 2 h 排尿一次。③进行 Kegel 锻炼。（参阅一般措施）。

(5)完全性尿失禁
Total Incontinence

一、定义

个体处于在膀胱没有充盈或没有意识到膀胱充盈的情况下出现的持续、不可预知的排尿状态。

> **注:**这一诊断只有在排除了其他型态的尿失禁后才使用。

二、诊断依据

(一)主要依据(一定存在)

膀胱没有充盈的情况下持续排尿;睡眠期间两次以上的遗尿;其他治疗难以控制尿失禁。

(二)次要依据(可能存在)

意识不到膀胱发出的要排尿的信息;意识不到尿失禁。

三、相关因素

病理生理因素

参阅"排尿型态异常"。

四、护理目标

参阅"功能性尿失禁"。

(一)预期目标

个体能控制排尿(在白天、夜晚、24 h 中特定的时间)。

(二)指标

①确定尿失禁的成因和治疗依据。②确定每天摄入液体的目标。

五、护理措施

参阅"功能性尿失禁";环境管理;导尿术;健康教育:过程治疗;管道护理:尿管;膀胱训练。

一般护理措施

1. 维持最佳水量:

①除非有禁忌证,增加摄入液体量,2~3L/d。②每隔2 h摄入液体一次。③晚上7点后减少摄入量,夜间只允许饮最少量的液体。④减少饮用咖啡、茶、可乐、酒和葡萄汁,因为它们都有利尿作用。⑤避免大量食用西红柿和橙汁,因为它们都可能使尿碱性增加。

2. 维持适当营养以保证至少每3 d排一次大便。

3. 促进排尿:

①确保排便时舒适而不受干扰。②如果可能,用马桶取代便盆。③如果可能,提供机会让男性站立排尿。④帮助在便盆上的个体弯曲膝盖和支撑其后背。⑤教个体排便姿势(坐在马桶上时身体向前弯曲)。

4. 促进个体的健全感,提供动机以增强其对排尿的控制。

5. 向个体传递这样的信息——尿失禁可以治愈或者至少可以控制以维持体面。

6. 期待个体能控制排尿,而非尿失禁(例如:鼓励穿体面的衣服,不鼓励用便盆、护垫)。

7. 促进皮肤完整性:

①确定个体是否有发生压疮的危险。②在尿失禁后,用清水冲洗并轻轻擦干局部。③避免使用刺激性的肥皂和酒精产品。④使用对会阴不刺激的清洁剂。⑤使用闭合性的保湿剂(羊毛脂、石油脂)。

8. 评估个体参加膀胱功能再训练计划的潜力(认知、参加的意愿、改变行为的愿望)。

9. 提供治疗计划的依据,并获得其知情同意。

10. 提供确切的成功或失败的理由,来鼓励个体坚持治疗。

11. 评估排尿型态:

①摄入液体的时间和数量。②液体的种类。③尿失禁的量。④排尿量,包括有意和无意排尿。⑤有无要排尿的感觉。⑥尿潴留量。⑦残余尿量。⑧激发排尿量。⑨确定排尿前的某些活动(例如:坐立不安、叫喊、运动)。

12. 安排摄入液体和排尿时间。

13. 如果需要,安排间歇性导尿。

14. 教个体和家属怎样间歇性导尿以便长期管理膀胱:

①解释导尿的理由。②解释液体摄入与导尿频率的关系。③解释无论在任何情况下,在指定的时间排空膀胱的重要性,因为膀胱过度充盈有害(例如:循环导致感染,尿液潴留导致细菌滋生)。

15. 指导防止尿路感染:

①鼓励定期、完全地排空膀胱。②确保足够的液体摄入。③保持尿液酸性;避免饮用柑橘类果汁、可乐和咖啡。④监测尿液的pH 值。

16. 指导个体监测尿路感染的症状和体征:

①尿中黏液和沉淀物增加。②尿中带血(血尿)。③颜色(正常为淡黄色的)或者气味改变。④体温上升、寒战、颤抖。⑤尿的性质改变。⑥下腹痛。⑦尿痛。⑧尿急。⑨频繁少量排尿或频繁少量尿失禁。⑩脊髓损伤的个体痉挛增加。⑪尿液 pH 值增加。⑫恶心或呕吐。⑬腰部或肋腰部疼痛。

17. 如果必要,在膀胱功能重建过程中寻求社区护士的帮助。

(6)急迫性尿失禁
Urge Incontinence

一、定义

指个体处于在突然的强烈排尿欲望下,无意识排尿的一种状态。

二、诊断依据

主要依据(一定存在)

急迫性尿意后伴随着尿失禁。

三、相关因素

(一)病理生理因素

与膀胱容量下降有关。见于:感染;创伤;尿道炎;神经源性障碍或损伤;帕金森病;脑血管意外;脱髓鞘病变;糖尿病性神经病变;酒精性神经病变;脑损伤或脑肿瘤或感染。

(二)治疗因素

与膀胱容量下降有关。见于:腹部手术;留置导尿管后。

(三)情境因素(个体的,环境的)

1. 与对膀胱牵张感受器的刺激有关。见于:酒精;咖啡因;摄入液体过量。

2. 与频繁排尿引起膀胱容量下降有关。

(四)成熟因素

1. 儿童:与膀胱容量小有关。

2. 老年:与膀胱容量下降有关。

四、护理目标

参阅"功能性尿失禁"。

（一）预期目标

个体自述尿失禁减少或消失(特定的)。

（二）指标

①解释尿失禁的原因;②说出膀胱刺激物。

五、护理措施

参阅"功能性尿失禁"。

一般护理措施

1. 解释原因或促发因素:

①膀胱受刺激:感染;炎症;饮酒、咖啡因或可乐;浓缩尿。②膀胱容量减小:自我诱导的无条件反射(频繁、少量的排尿);留置导尿管后。③膀胱过度充盈:尿生成增加(糖尿病、利尿剂);饮酒或摄入大量液体。④不可抑制的膀胱收缩:神经系统紊乱(脑血管意外、脑肿瘤或外伤或感染、帕金森病)

2. 解释液体摄入不足的危害及其与感染和浓缩尿的关系。

3. 解释尿失禁和饮酒、咖啡因和可乐的关系(刺激物)。

4. 确定个体急迫欲排尿和需要排尿之间的时间长度(记录个体能憋尿多长时间)。

5. 对于长时间等待有困难的个体,和工作人员沟通,需要加快反应速度,帮助上厕所(护理计划上写明)。

6. 教个体通过增加膀胱容量以增加等待时间:

①确定每次排尿量。②要求个体尽可能长时间地"憋尿"。③给予正性强化。④不鼓励个体习惯性地频繁排尿。⑤制定膀胱功能重建计划。

7. 对于不能抑制膀胱收缩的个体,提供机会让其在醒来时、饭后、体育锻炼、沐浴、饮茶或咖啡之后以及睡前排尿。

(7)有急迫性尿失禁的危险
Urge Incontinence，Risk for

一、定义

个体处于突然的强烈排尿欲望下，有无意识排尿的一种危险状态。

二、危险因素

参阅"急迫性尿失禁"的相关因素。

三、护理目标

参阅"功能性尿失禁"

(一)预期目标

个体自述能持续控制排尿。

(二)指标

①解释尿失禁的原因;②解释维持控制排尿的方法。

四、护理措施

参阅"功能性尿失禁"

一般护理措施

参阅"急迫性尿失禁"。

(8)尿潴留
Urinary Retention

一、定义

指个体在经历长期不能排尿之后发生无意识排尿的一种状态(溢出性尿失禁)。

> **注**:对于急性尿潴留的个体不推荐使用这一诊断(例如:粪便嵌塞、麻醉后、产后),这些病例通过导尿、针对原因的处理或者手术(前列腺肥大)可治愈。这些情境属合作性问题:"潜在并发症:急性尿潴留"。

二、诊断依据

(一)主要依据(一定存在,一项或多项)

膀胱膨胀(与急性的、可逆的病因无关);膀胱膨胀伴随着少量、频繁排尿或者漏尿(溢出性尿失禁);尿残余达 100 mL 以上。

(二)次要依据(可能存在)

个体表示排尿之后感觉膀胱似乎还没排空。

三、相关因素

(一)病理生理因素

1. 与括约肌阻断有关。见于:狭窄;前列腺肥大;会阴肿胀;输尿管疝;膀胱颈挛缩。

2. 与传入途径障碍或不当有关。见于:脊髓损伤或脊髓肿瘤或脊髓感染;脑损伤或脑肿瘤或感染;脑血管意外;脱髓鞘病变;多发性硬化;糖尿病性神经病变;酒精性神经病变;脊髓结核。

(二)治疗因素

与膀胱出口受阻或传入途径障碍有关。由于以下药物治疗(医源性)引起:抗组胺药;茶碱;肾上腺素;异丙肾上腺素;抗胆碱能药。

(三)情境因素(个体的,环境的)

1. 与由于粪便嵌塞引起的膀胱出口梗阻有关。

2. 与由应激或不适而引起的去适应排尿导致的逼尿肌功能不全有关。

四、护理目标

参阅"功能性尿失禁"。

(一)预期目标

个体将取得其个人满意的干燥清洁状况。

(二)指标

①用 Credé 和 (或) Valsalva 动作排空不足 50 mL 的尿残余;②自主排尿。

五、护理措施

参阅"功能性尿失禁";尿潴留的护理;膀胱训练。

一般护理措施

1. 制定膀胱再训练或者膀胱重建计划(见"完全性尿失禁"的一般措施)。

2. 如果必要,教个体收缩腹部或 Valsalva 动作。

①上身向大腿上前倾。②如可能,收缩腹肌,并且绷紧或像"分娩那样用力",用力的同时屏住呼吸(Valsalva 动作)。③继续绷紧腹部或屏住呼吸直至排尿停止。停顿 1 min,然后尽可能长地再绷紧腹部。④继续做,直至再没有尿排出。

3. 如果必要,教个体 Credé 动作:

①将手平放 (或握拳) 放在脐下位置。②一只手放在另一只手上。③朝着耻骨弓的方向用力向下、向里挤压。④重复 6～7 次直至

再没有尿排出。⑤等几分钟后再重复,确保完全排尽尿液。

4. 如果必要,教个体肛门牵张动作:

①坐在便器或马桶上。②躯体向大腿上前倾。③一只手戴着手套放在臀部。④把一或两根润滑过的手指插入肛门至肛门括约肌。⑤分开手指或者朝后拉。⑥轻轻地牵张肛门括约肌保持其扩张。⑦像分娩那样用力并且排尿。⑧牵张的过程中深吸一口气并且屏住呼吸(Valsalva 动作)。⑨放松,然后再重复这一过程,直至膀胱排空。

5. 指导个体尝试三种方法或者三种合用以确定哪种方法能最有效地排空膀胱。

6. 在出入液量记录单上提示使用哪种方法诱导排尿。

7. 在尝试排空膀胱后,测知膀胱内的残余尿;如果残余尿超过100mL,安排间歇性导尿。

84. 有暴力行为的危险
Violence, Risk for

一、定义

个体处于或有危险处于对他人或周围环境具有攻击性行为的一种状态。

> **注**：这一诊断可以更具体地分为"有暴力行为的危险：针对自我"或者"有暴力行为的危险：针对他人"。作者已在"有自杀的危险"中描述过有自我伤害危险的个人，因而在"有暴力行为的危险"这一诊断中不再论及针对自我暴力行为，而把重点放在针对他人的暴力行为。

二、危险因素

存在危险因素（参阅相关因素）。

三、相关因素

(一)病理生理因素

1. 与有攻击性行为史和认为环境具有威胁的看法有关。

2. 与有攻击性行为史和妄想思维有关。

3. 与有攻击性行为史和躁狂性情绪激动有关。

4. 与有攻击性行为史和不能表达感觉有关。

5. 与有攻击性行为史和精神负担过重有关。见于：颞叶癫痫；进行性的中枢神经系统衰竭（脑瘤）；头部损伤；激素失调；病毒性脑病；智力低下；轻度脑功能不全。

6. 与酒精或药物中毒反应有关。

7. 与器质性脑综合征有关。

(二)治疗因素

与药物的中毒反应有关。

(三)情境因素(个体的,环境的)

1. 与明显的攻击性行为史有关。

2. 与短期内应激增加有关。

3. 与急性焦虑不安有关。

4. 与怀疑有关。

5. 与受迫害妄想有关。

6. 与人身攻击的言语威胁有关。

7. 与对挫折的忍受力低有关。

8. 与控制冲动能力差有关。

9. 与莫名的恐惧有关。

10. 与对灾难性事件的反应有关。

11. 与对发育期家庭功能不全的反应有关。

12. 与功能障碍性的沟通模式有关。

13. 与药物或酒精滥用有关。

四、护理目标

虐待终止;虐待行为自我控制;攻击行为的控制;冲动控制。

(一)护理目标

个体的暴力反应减少。

(二)指标

①在他人的帮助下控制自己的行为;②描述引起暴力的原因和可能的预防措施;③能够解释干预的原理。

五、护理措施

虐待保护支持;协助控制愤怒;环境管理:暴力预防;冲动控制训练;危机干预;隔离;身体约束。

一般护理措施

1. 承认个体的感觉,能真诚和移情。

2. 告诉个体你能帮助其控制行为,不要让其做任何有破坏性的事情。

3. 当个体表现出对他人具有危险时,采取限制措施。更多的干预措施请参阅"焦虑"。

4. 给个体提供选择。有时,有必要对个体的要求做出妥协以避免暴力抗争。

5. 鼓励个体用言语取代"行动"来表达愤怒和敌视。

6. 保持冷静。如果你自己也正心烦意乱,如可能把其交给其他人来处理。

7. 使暴怒的个体所处的空间是能控制情绪个体所需要的 5 倍大。除非与个体之间相互信赖,否则,不要碰个体。避免用欺骗的手段控制个体或工作人员。

8. 不要单独接近狂暴的个体。通常需要 3～4 名工作人员才能确保不会让个体失去控制。

9. 当即将发生攻击性行为时,必须采取迅速的、协同的行动。

10. 冷静地接近个体,态度要自信,以避免流露出你的焦虑和害怕。

11. 提供减少其激动的环境:

①减少噪音。②给予简短、明确的解释。③控制同一时间出现的人数。④给个体提供单间或半私人性质的房间。

12. 确立个体可以控制自己行为的期望,并且持续强调这种期望。

13. 当个体表现出克制时,给予肯定的反馈。

14. 允许个体适当地用言语表达愤怒,且给予肯定的反馈。

15. 限制个体进行言语辱骂。不要将它当成是对个人的侮辱。对那些可能会成为辱骂对象的人(个体,工作人员)要给予支持。

16. 对于不可预测的暴力要有准备：

①评估个体采取暴力的潜在可能性和既往史。②在可能有暴力行为之前，确保能找到工作人员（在有必要采取控制措施时，不要单独去帮助个体）。③如果发生暴力行为，确定由谁负责指挥工作人员去控制局面。④确保对自身的防护措施（靠门以便退却，用枕头保护脸部）。

17. 依据规定，采取隔离禁闭措施。

18. 如果是环境导致个体的攻击性行为，将个体带离该环境，尽可能不采取必须的强制措施（例如：要求其他人离开，把个体带到安静的房间）。

19. 强调护理者在帮助个体控制自己的行为。

20. 采取强制措施之前，反复把将要采取的措施告诉个体。

21. 当要采取隔离措施时，按制度规定提供详细指导。下面是一些普遍的原则：

①至少每 15 min 观察个体一次。②隔离前搜查个体，以拿走有害物件。③检查隔离房间以确保能维持安全。④定时提供饮食（用非易碎容器）。⑤当接近要被隔离的个体时，要有足够的工作人员在场。⑥简明解释将要发生的事情（"你将会被单独安置在一个房间里，直至你能更好地控制自己的行为"），且给个体合作的机会。⑦在如厕和个人卫生方面帮助个体（评估脱离隔离的能力；也许有必要使用尿壶或便器）。⑧如果要解除隔离，必须保持总有人在个体周围。⑨隔离期间，保持言语交谈（用以提供必需的信息，评估其行为控制的程度）。⑩当个体被允许解除隔离，需要有一个工作人员不断关注该个体，以确定其是否可以应付额外的刺激。

22. 当危机过后，个体可以学习时，帮助其培养多种应对技巧。

23. 教会个体跟相关人员和权威人物谈判的技巧。

24. 鼓励多参加娱乐活动。

25. 用集体治疗来减少孤独感和增强沟通技巧。

26. 如果有必要向第三方警告来自个体的危险(如:警察、潜在的受害者),咨询个体的主管治疗师或你的主管。

85. 漫游
Wandering

一、定义

痴呆的个体处于因一种漫步、无目的地或重复地运动而可能受伤害的状态。

二、诊断依据

痴呆的个体（Algase,1999；Edgerly & Donovick,1998）：

无目的、不停地走动；以循环的方式重复运动；反复踱步；越过周围环境的界限，进入危险或不熟悉的场所；有空间定位障碍或定向缺陷；不能找到其要找的物品。

三、相关因素

（一）病理生理因素

1. 与大脑功能受损有关*。见于：脑血管意外；智力缺陷；Alzheimer 痴呆。

2. 与生理需求有关（例如饥饿、口渴、疼痛、排尿、便秘等）。

（二）情境因素（个人的，环境的）

1. 与挫折、焦虑、厌倦、抑郁或激动增加有关。

2. 与环境刺激过度或过少有关。

3. 与和熟悉的人和地方分开有关。

（三）成熟因素

老年人：与运动和感觉缺陷、药物治疗引起的判断力下降有关。

---

*可能展现这一相关因素，其他相关因素也能同时呈现。

四、护理目标

安全行为:个人的。

(一)护理目标

个体不会出走或走失。

(二)指标(个人,家庭)

①安全地走动;②确认促进漫游行为的因素;③预见漫游的行为。

五、护理措施

控制行走范围;环境管理:安全;支持团体;家庭动员。

一般护理措施

1. 评估促发因素:

①焦虑。②意识模糊。③挫折。④厌倦。⑤激动。⑥与熟悉的人和地方分离。⑦判断力下降。⑧生理需求(饥饿、口渴、疼痛、排尿、便秘)。

2. 如可能,减少或消除促进因素。

3. 生理需求:

①按一个时间表预计如厕的需求。②按时喝水和吃饭。③评价疼痛情况。

4. 焦虑或激动。参阅"焦虑"的护理措施。

5. 不熟悉的环境。

①在门上选挂一个熟悉的图画。②如果丢失就重新确认。③提供一条安全的步行路线。④鼓励那些增加锻炼的活动(例如:清扫,使用耙子)。⑤在走廊布置自然的景观(Cohen – Mansfield & Werner,1998)。⑥用醒目的符号标记门的出口。⑦在门出口上画水平线或用布标沿宽度方向交叉过门。

6. 促进一个安全的环境:

①在门和窗户上安锁。②在门及家庭领地边界安装电子蜂鸣装置。③使用压敏警报器(例如:门前擦鞋垫上、床上传感器、椅子

上传感器)。④提供定期的有人陪同或在安全区域的散步。⑤向以下人员通知个体的漫游行为:邻居;警察;住院的其他患者;工作人员;社区资源。⑥解释电子装置的使用。⑦指导人们如果发现有人漫游,请通知相关人员。⑧带有近照和当前的识别信息(例如:年龄、身高、体重、头发颜色、衣着、辨识特征等)。⑨可联系当地的阿尔茨海默病协会制定安全规划。

第二部分

临床各科常见疾病的
护理诊断与合作性问题

一、内科部分心血管／血液／周围血管异常

（一）心脏方面

1. 心绞痛

护理诊断*

1. 焦虑：与缺氧引起的胸痛有关。

2. 恐惧：与现状和未知预后有关。

3. 睡眠型态紊乱：与治疗和环境有关。

4. 有便秘的危险：与卧床、生活方式改变和药物治疗有关。

5. 活动无耐力：与害怕心绞痛复发而致活动减少有关。

6. 有自我概念紊乱的危险：与感知和（或）实际的角色改变有关。

7. 有持家能力受损的危险：与心绞痛或害怕心绞痛有关。

8. 有家庭运作中断的危险：与个人承担角色能力受损有关。

9. 有性生活型态低效或无效的危险：与害怕心绞痛发作和自我概念紊乱有关。

10. 悲痛：与心脏病引起的实际的或感知的失落有关。

11. 有处理治疗方案不当或无效的危险：与缺乏病情、家务活动、饮食和药物治疗等知识有关。

---

*列出了可能与医疗诊断有关的护理诊断。

2. 充血性心力衰竭合并肺水肿

一、合作性问题

†△ PC:深静脉血栓形成

▲ PC:严重缺氧

△ PC:心源性休克

PC:肝功能衰竭

二、护理诊断

▲ 活动无耐力:与日常活动时供氧不足有关。

△ 营养失调:低于机体需要量:与恶心、胃肠道静脉淤血和疲乏引起的厌食有关。

△ 有周围组织灌注不足的危险:与右心衰竭引起的静脉淤血有关。

▲ 焦虑:与呼吸异常有关。

＊ 恐惧:与病情进展有关。

＊ 有持家能力受损的危险:与气喘和疲乏引起的不能完成日常活动有关。

＊ (特定的)自理缺陷:与呼吸困难和疲乏有关。

△ 睡眠型态紊乱:与夜间呼吸困难和不能维持正常睡眠姿势有关。

▲ 有体液过多的危险:水肿:与右心衰竭引起的肾血流灌注不

▲据报道,这是频繁被监测或处理的诊断(75% ~ 100%)。

△据报道,这是频繁被监测或处理的诊断(50% ~ 74%)。

＊这项诊断还未包含在确定的研究中。

† PC(潜在并发症)是合作性问题,不是护理诊断。

后文所标识有"▲"、"△"、"＊"符号,均表示相同意义。

足有关。

△ 无能为力：与病情进展有关。

△ 有处理治疗方案不当或无效的危险：与缺乏如低盐饮食、药物疗法（利尿剂、洋地黄类药）、活动安排和并发症的症状及体征等知识有关。

3. 心内膜炎、心包炎(风湿性、感染性)

参阅"皮质激素疗法"，如果是儿童，则参阅"风湿热"。

一、合作性问题

PC：充血性心力衰竭

PC：瓣膜狭窄

PC：脑血管意外

PC：栓塞(肺、脑、肾、脾、心脏)

PC：心包填塞

二、护理诊断

1. 活动无耐力：与心输出量减少引起的供氧不足有关。

2. 有呼吸功能低效或无效的危险：与疼痛引起的呼吸幅度减低有关。

3. 疼痛：与摩擦和炎症过程有关。

4. 有处理治疗方案不当或无效的危险：与缺乏如病因、预防、抗生素预防和并发症的症状及体征等知识有关。

4. 心肌梗死(无并发症的)

一、合作性问题

▲ PC：心律失常

▲ PC：心源性休克

▲ PC：血栓性栓塞

PC：复发心肌梗死

二、护理诊断

▲ 焦虑：与心肌组织缺血引起的急性疼痛有关。

＊ 恐惧：与疼痛、现状和未知预后有关。

＊ 睡眠型态紊乱：与治疗和环境有关。

有便秘的危险：与药物作用、活动减少和膳食改变引起的肠蠕动减少有关。

▲ 活动无耐力：与心肌组织缺血引起的日常活动时供氧不足有关。

＊ 有自我概念紊乱的危险：与感知或实际的角色变化有关。

有持家能力受损的危险：与心绞痛或害怕心绞痛有关。

▲ 焦虑或恐惧（个体、家庭）：与陌生的环境、不可预测的病情、生活方式的负面影响和有性功能障碍的可能等有关。

＊ 有家庭运作中断的危险：与患病个体承担角色职责能力受损有关。

＊有性生活型态低效或无效的危险：与害怕心绞痛和自我概念改变有关。

△ 悲痛：与心脏病引起的实际的或感知的失落感有关。

△ 有处理治疗方案不当或无效的危险：与缺乏如对医院常规、治疗、病情、药物、饮食、活动安排、并发症的症状及体征、危险因素的减少、随访、社区资源等知识有关。

（二）血液方面

1. 贫血

一、合作性问题

PC：出血

PC:心力衰竭

PC:铁负荷过重(反复输血)

二、护理诊断

1. 活动无耐力:与红细胞数量减少引起的运氧能力受损有关。

2. 有感染的危险:与组织缺氧和(或)白细胞数异常(中性粒细胞、白细胞减少)引起的机体抵抗力下降有关。

3. 有受伤的危险:出血倾向:与血小板减少和脾肿大有关。

4. 有口腔黏膜受损的危险:与胃肠黏膜萎缩有关。

5. 有处理治疗方案不当或无效的危险:与缺乏如病情、营养需要和药物治疗等知识有关。

2. 再生障碍性贫血

一、合作性问题

PC:严重发育不全

PC:全血细胞减少

PC:出血

PC:缺氧

RC:脓毒症

二、护理诊断

1. 活动无耐力:与红细胞数量减少引起的供氧不足有关。

2. 有感染的危险:与白细胞数减少引起机体易感性增加有关。

3. 有口腔黏膜受损的危险:与组织缺氧和弱点有关。

4. 有处理治疗方案不当或无效的危险:与缺乏如病因、预防和并发症的症状及体征等知识有关。

3. 恶性贫血

参阅"贫血"。

护理诊断

1. 口腔黏膜异常：与（舌）乳头萎缩和炎症引起的疼痛性红舌有关。

2. 腹泻或便秘：与胃肠道黏膜萎缩有关。

3. 有营养失调的危险：低于机体需要量：与口腔疼痛引起的厌食有关。

4. 有处理治疗方案不当或无效的危险：与缺乏慢性病和维生素 B 治疗等知识有关。

4. 弥散性血管内凝血（DIC）

参阅"潜在的紊乱(如：产科的、感染性的、烧伤)，抗凝治疗"。

一、合作性问题

PC：出血

PC：肾功能衰竭

PC：微血栓(肾、心脏、肺、脑、胃肠)

二、护理诊断

1. 恐惧：与治疗、环境和不可预测的结果有关。

2. 家庭运作中断：与病情危重和不能明确预后有关。

3. 焦虑：与缺乏病因和治疗的知识有关。

5. 真性红细胞增多症

一、合作性问题

PC：血栓形成

PC：出血

PC：高血压

PC：充血性心力衰竭

PC：消化性溃疡

PC:痛风

二、护理诊断

1. 营养失调:低于机体需要量:与厌食、恶心和血管充血有关。

2. 活动无耐力:与肺淤血和组织缺氧引起的氧供不足有关。

3. 有感染的危险:与血管充血引起的缺氧有关。

4. 有处理治疗方案不当或无效的危险:与缺乏如液体需要、活动计划和并发症的症状及体征等知识有关。

(三)外周血管方面

1. 深静脉血栓形成

如果需要,参阅"抗凝治疗"。

一、合作性问题

▲ PC:肺栓塞

▲ PC:慢性下肢水肿

△ PC:慢性淤积性溃疡

二、护理诊断

有便秘的危险:与不活动引起肠蠕动减少有关。

△ 有呼吸功能受损的危险:与不活动有关。

△ 有皮肤完整性受损的危险:与慢性足踝部水肿有关。

▲ 急性疼痛:与步行时的循环障碍有关。

△ 有处理治疗方案不当或无效的危险:与缺乏深静脉血栓形成的复发的预防和并发症的症状及体征等知识有关。

2. 高血压

一、合作性问题

PC:视网膜出血

PC：脑血管意外

PC：脑出血

PC：肾功能衰竭

二、护理诊断

1. 有不合作的危险：与所给予治疗的负性副作用和认为症状不明显不需要治疗有关。

2. 有性生活型态改变的危险：与药物副作用引起的性欲降低或勃起功能障碍有关。

3. 有处理治疗方案不当或无效的危险：与缺乏病情、饮食限制、药物治疗、危险因素和随访等知识有关。

3. 静脉曲张

一、合作性问题

PC：血管破裂

PC：出血

二、护理诊断

1. 慢性疼痛：与静脉充血有关。

2. 有处理治疗方案不当或无效的危险：与缺乏病情、治疗选择和危险因素等知识有关。

4. 外周动脉疾病（动脉粥样硬化、动脉硬化）

一、合作性问题

PC：脑血管意外（卒中）

PC：缺血性溃疡

PC：跛行

PC：急性动脉血栓形成

PC:高血压

二、护理诊断

1. 有组织完整性受损的危险:与循环障碍有关。

2. 慢性疼痛:与活动时间延长引起的肌肉缺血有关。

3. 有受伤的危险:与慢性动脉粥样硬化引起的感觉减退有关。

4. 有感染的危险:与循环障碍有关。

5. 有受伤的危险:与直立性低血压有关。

6. 活动无耐力:与跛行有关。

7. 有处理治疗方案不当或无效的危险:与缺乏病情、跛行的处理、危险因素、脚部护理以及治疗计划等知识有关。

5. 雷诺病

一、合作性问题

PC:急性动脉闭塞

PC:缺血性溃疡

PC:坏疽

二、护理诊断

1. 急性疼痛:与急性血管痉挛引起的缺血有关。

2. 周围组织灌注低效或无效：与环境寒冷引起的血流障碍和血管痉挛有关。

3. 有组织完整性受损的危险:缺血性溃疡:与血管痉挛有关。

4. 恐惧:与恶劣的工作条件可能导致工作丧失有关。

5. 有处理治疗方案不当或无效的危险:与缺乏病情、危险因素和自我护理等知识有关。

6. 静脉淤积性溃疡(静脉炎后综合征)

一、合作性问题

▲ PC:蜂窝织炎

二、护理诊断

＊ 周围组织灌注不足:与下肢下垂体位有关。

＊ 有感染的危险:与循环障碍有关。

▲ 慢性疼痛:与溃疡和清创治疗有关。

△ 有自我形象紊乱的危险：与慢性开放性伤口和他人对此形象的反应有关。

△ 有处理治疗方案不当或无效的危险:与缺乏病情、并发症的预防、危险因素和治疗等知识有关。

(四)呼吸系统异常

1. 成人呼吸窘迫综合征

参阅"机械通气(参见下述的诊断和治疗过程)"。

一、合作性问题

PC:电解质平衡失调

PC:低氧血症

二、护理诊断

1. 焦虑:与病情不明和处在重症病房有关。

2. 无能为力:与病情和治疗有关(呼吸机、监护)。

2. 慢性阻塞性肺病(肺气肿、支气管炎)

一、合作性问题

▲ PC:低氧血症

△ PC:右心衰竭

二、护理诊断

▲ 清理呼吸道低效或无效:与分泌物过多及黏稠有关。

△ 有营养失调的危险:低于机体需要量:与呼吸困难、口臭和疲乏引起的厌食有关。

▲ 活动无耐力:与活动时供氧不足和疲乏有关。

　　语言沟通障碍:与呼吸困难有关。

▲ 焦虑:与气促和害怕窒息有关。

△ 无能为力:与失控感和生活方式受限有关。

△ 睡眠型态紊乱:与咳嗽、不能采取休息体位和环境刺激有关。

△ 有处理治疗方案不当或无效的危险:与缺乏病情、治疗、感染的预防、呼吸锻炼、危险因素以及并发症的症状和体征等知识有关。

3. 胸膜积液

参阅"下列疾病(充血性心脏病、肝硬化、恶性肿瘤)"。

一、合作性问题

PC:呼吸衰竭

PC:气胸(胸腔穿刺术后)

PC:低氧血症

PC:血胸

二、护理诊断

1. 活动无耐力：与日常活动时氧供不足有关。

2. 有营养失调的危险：低于机体需要量：与腹部结构受压引起的厌食有关。

3. 不适：与液体积聚于胸膜腔有关。

(特定的)自理能力缺陷：与疲乏和呼吸困难有关。

4. 肺炎

一、合作性问题

▲ PC：呼吸功能不全

　PC：脓毒症性休克

　PC：麻痹性肠梗阻

二、护理诊断

有体温过高的危险：与感染有关。

▲ 活动无耐力：与日常活动时氧供不足有关。

△ 有口腔黏膜改变的危险：与张口呼吸、频繁咳痰及不舒服引起的液体摄入减少有关。

＊ 有体液不足的危险：与发热和过度通气引起的不显性失水增加有关。

△ 有营养失调的危险：低于机体需要量：与厌食、呼吸困难及吞咽气体过多引起腹胀有关。

▲ 清理呼吸道低效或无效：与疼痛、气管－支气管分泌物增多及疲乏有关。

＊ 有感染传播的危险：与疾病的传染性有关。

＊ 不适：与高热及不舒服有关。

＊ 有皮肤完整性受损的危险：与医嘱卧床休息有关。

△ 有处理治疗方案不当或无效的危险：与缺乏关于病情、感染

传播、预防复发、饮食、症状及体征的复发和随访等知识有关。

5. 肺栓塞

参阅"抗凝治疗"。

一、合作性问题

PC:低氧血症

二、护理诊断

1. 有皮肤完整性受损的危险:与限制活动和医嘱卧床休息有关。

2. 有处理治疗方案不当或无效的危险: 与缺乏关于抗凝治疗和并发症的症状及体征等知识有关。

(五)代谢/内分泌异常

1. 艾迪生病

一、合作性问题

PC:艾迪生病危象(休克)

PC:电解质平衡失调(钠、钾)

PC:低血糖症

二、护理诊断

1. 有营养失调的危险:低于机体需要量:与厌食和恶心有关。

2. 有体液不足的危险:与多尿引起的水、钠丢失过多有关。

3. 腹泻:与钠、与水的排泄增加有关。

4. 有自我概念紊乱的危险:与皮肤色素沉着和腋部、阴部(女性)毛发减少引起形象改变有关。

5. 有受伤的危险:与水、电解质紊乱引起的体位性低血压有关。

6. 有处理治疗方案不当或无效的危险：与缺乏关于疾病、并发症的症状及体征、危象的危险因素（感染、腹泻、钠盐摄入过少、出汗过多），过度用力、饮食管理、身份识别（疾病卡、标志牌）、急救箱和药物处理等知识有关。

2. 原发性醛固酮增多症

一、合作性问题
PC：低钾血症

PC：碱中毒

PC：高血压

PC：高钠血症

二、护理诊断
1. 不适：与尿量增多和烦渴有关。

2. 有体液不足的危险：与尿量增多有关。

3. 有处理治疗方案不当或无效的危险：与缺乏关于病情、外科治疗以及皮质激素治疗的效果等知识有关。

3. 肝硬化（laënnec 病）

如必要时，参阅"物质滥用"。

一、合作性问题
▲ PC：出血

△ PC：低钾血症

△ PC：门脉循环性脑病

＊ PC：负氮平衡

▲ PC：药物中毒（鸦片、短效巴比妥类、强安定剂）

△ PC：肾功能衰竭

＊PC:贫血

＊PC:食管静脉曲张

二、护理诊断

1. 疼痛:与肝脏增大和腹水有关。

2. 腹泻:与肝功能不全引起的粪便中脂肪增多有关。

3. 有受伤的危险:与凝血酶原的生成和凝血因子的合成减少有关。

4. 营养失调:低于机体需要量:与厌食,蛋白质、脂肪、葡萄糖代谢障碍,维生素(A、C、K、D、E)的储存障碍有关。

5. 有呼吸功能低效或无效的危险:与腹水引起的对横膈的压迫有关。

6. 有自我概念紊乱的危险:与形象改变有关(黄疸、腹水)。

7. 有感染的危险:与脾大、脾功能亢进和低蛋白血症引起的白细胞减少有关。

8. 不适:与胆红素色素和胆盐在皮肤沉着引起的瘙痒有关。

9. 体液过多:与门脉高压、血浆胶体渗透压降低和钠潴留有关。

10. 有处理治疗方案不当或无效的危险:与缺乏关于药物禁忌证、营养需求、并发症的症状及体征和饮酒的危害等知识有关。

4. 库欣综合征

一、合作性问题

PC:高血压

PC:充血性心力衰竭

PC:精神病

PC:电解质失衡(钠、钾)

二、护理诊断

1. 自我概念紊乱:与疾病过程引起的身体改变(满月脸、毛发稀少、躯干肥胖、男性化)有关。

2. 有感染的危险：与蛋白分解代谢增加和高血糖引起的白细胞噬菌作用抑制有关。

3. 有受伤的危险：骨折：与骨质疏松症有关。

4. 有皮肤完整性受损的危险：与组织丢失、水肿和皮肤干燥有关。

5. 性生活型态低效或无效：与肾上腺皮质激素生成过多引起的性欲缺失和停经(女性)有关。

6. 有处理治疗方案不当或无效的危险：与缺乏关于疾病和饮食疗法(高蛋白、低胆固醇、低盐)等知识有关。

5. 糖尿病

一、合作性问题

(一)急性并发症：

▲ PC:酮症酸中毒(DKA)

△ PC:高糖高渗性非酮症性昏迷(HHNR)

▲ PC:低血糖症

▲ PC:感染

(二)慢性并发症：

1. 大血管的

▲ PC:冠状动脉疾病

▲ PC:周围血管病

2. 微血管的

△ PC:视网膜病

▲ PC:神经病

△ PC:肾病

二、护理诊断

△ 有受伤的危险：与触觉降低、视力下降和低血糖症有关。

　　△ 恐惧(个体、家庭)：与糖尿病的诊断、糖尿病的潜在并发症、胰岛素注射和对生活方式的负面影响有关。

　　△ 有应对无效的危险(个体、家庭)：与慢性疾病的过程、复杂的自理计划和不能确定预后有关。

　　▲ 营养失调：高于机体需要量：与摄入量超过支出，知识缺乏和应对无效有关。

　　有性生活型态低效或无效的危险(男性)：与周围神经病变或矛盾心理引起的勃起障碍有关。

　　有性生活型态改变的危险(女性)：与频发的泌尿生殖系统问题和糖尿病所致的躯体和心理应激有关。

　　△ 无能为力：与未来发生糖尿病并发症(失明、截肢、肾衰、神经疼)有关。

　　＊ 社交孤立：与视力受损或失明有关。

　　△ 有不合作的危险：与治疗计划的复杂性和长期性有关。

　　△ 有处理治疗方案不当或无效的危险：与缺乏关于病情、血糖自测、药物治疗、美国糖尿病协会制订的换算饮食、低血糖症的处理、体重控制、发病护理、锻炼计划、脚部护理、并发症的症状及体征和社区资源等知识有关。

6. 肝炎(病毒性)

一、合作性问题

　　＊ PC：肝功能衰竭

　　＊ PC：昏迷

　　＊ PC：亚急性肝坏死

　　＊ PC：暴发性肝炎

　　△ PC：门脉系统性脑病

　　△ PC：低钾血症

　　△ PC：出血

△ PC:药物毒性

△ PC:肾功能衰竭

△ PC:进行性肝变性

二、护理诊断

＊ 疲乏:与肝脏代谢功能减低有关。

▲ 有感染传播的危险:与 A 型和 B 型病毒的传染性有关。

▲ 营养失调:低于机体需要量:与厌食、上腹部不适和恶心有关。

＊ 有体液不足的危险:与不思饮水有关。

△ 不适:与胆红素和胆盐堆积有关。

＊ 有受伤的危险：与凝血酶原合成减少和维生素 K 吸收减少有关。

△ 疼痛:与肝脏炎性肿大有关。

＊ 娱乐活动缺乏:与限制性的生活单调和预防性隔离有关。

△ 有处理治疗方案不当或无效的危险：与对病情、休息的需求、预防疾病传播、营养需求和禁忌证等知识缺乏有关。

7. 甲状腺功能亢进(甲状腺毒症、Graves 病)

一、合作性问题

PC:甲亢危象

PC:心律失常

二、护理诊断

1. 营养失调:低于机体需要量:与代谢率增加导致代谢需求大于摄入有关。

2. 活动无耐力:与代谢率增高所致的疲乏和筋疲力尽有关。

3. 腹泻:与代谢率增高所致肠蠕动增加有关。

4. 不适:与不能耐受热和出汗过多有关。

5. 有组织完整性受损的危险:角膜:与突眼征引起的眼睑不能

闭合有关。

6. 有受伤的危险：与震颤有关。

7. 有体温过高的危险：与甲亢引起的代谢性代偿机制缺乏有关。

8. 有处理治疗方案不当或无效的危险：与缺乏关于病情、治疗方案、药物疗法、眼部护理、饮食管理以及并发症的症状及体征等知识有关。

8. 甲状腺功能低下(黏液性水肿)

一、合作性问题

PC：动脉粥样硬化性心脏病

PC：正常血色素、正常红细胞性贫血

PC：急性器质性精神病

PC：黏液水肿性昏迷

PC：代谢病

PC：血液病

二、护理诊断

1. 营养失调：高于机体需要量：与代谢率降低引起的摄入量多于代谢需要有关。

2. 活动无耐力：与代谢率降低引起的氧供不足有关。

3. 便秘：与代谢率降低及身体活动减少引起的肠蠕动减慢有关。

4. 皮肤完整性受损：与代谢率降低和体液渗出到间质组织引起的水肿和皮肤干燥有关。

5. 不适：与代谢率降低引起的不能耐受寒冷有关。

6. 有社交障碍的危险：与倦怠和抑郁有关。

有处理治疗方案不当或无效的危险：与缺乏关于病情、治疗方案、饮食管理、并发症的症状和体征、药物疗法和禁忌证等知识有关。

9. 肥胖

护理诊断

1. 健康维护能力无效:与热量摄取和能量消耗失衡有关。

2. 个人应对无效:与外部应激反应引起的食物摄取增加有关。

3. 慢性自尊低下:与感到自卑以及其他人对肥胖的反应有关。

10. 胰腺炎

一、合作性问题

△ PC:低血容量或低血容量性休克

＊ PC:出血性胰腺炎

＊ PC:呼吸衰竭

＊ PC:胸膜渗出

△ PC:低钙血症

▲ PC:高血糖症

△ PC:震颤性谵妄

二、护理诊断

▲ 急性疼痛:与胃肠减压、胰腺包膜扩张以及局限性腹膜炎有关。

有体液不足的危险:与恶心和呕吐引起的液体摄入减少有关。

▲ 营养失调:低于机体需要量:与呕吐、厌食以及胰酶减少引起的消化障碍有关。

△ 腹泻:与胰酶减少引起的粪便中脂肪排泄过多有关。

△ 无效性否认:与承认对酒精的滥用或依赖有关。

△ 有处理治疗方案不当或无效的危险:与知识缺乏有关,如对疾病过程、治疗、禁忌证、饮食管理以及随访等知识缺乏。

（六）胃肠道异常

1. 食管疾病（食管炎，裂孔疝）

一、合作性问题
PC：出血

PC：胃溃疡

二、护理诊断
1. 有营养失调的危险：低于机体需要量：与厌食、胃痛和吞咽困难有关。

2. 不适：胃痛：与反酸和嗳气有关。

3. 有处理治疗方案不当或无效的危险：与缺乏关于病情、饮食管理、酒精和烟草的危害、饭后的体位、药物治疗和减轻体重（如果需要）等知识有关。

2. 胃肠炎

一、合作性问题
PC：液体／电解质失衡

二、护理诊断
1. 有体液不足的危险：与呕吐和腹泻有关。

2. 急性疼痛：与腹部痉挛、腹泻和肠道血管扩张、肠蠕动增强引起的呕吐有关。

3. 有处理治疗方案不当或无效的危险：与对病情、饮食限制和并发症的症状及体征等知识缺乏有关。

3. 痔/肛裂(非手术性)

一、合作性问题

PC:出血

PC:肠绞窄

PC:血栓形成

二、护理诊断

1. 急性疼痛:与排便压力有关。

2. 有便秘的危险:与害怕排便时疼痛有关。

3. 有处理治疗方案不当或无效的危险:与缺乏关于病情、排便规律、饮食指导、锻炼计划和肛周护理等知识有关。

4. 炎性肠病
(憩室病、憩室炎、局部性肠炎、溃疡性结肠炎)

一、合作性问题

▲ PC:胃肠道出血

* PC:肛裂

* PC:肛周脓肿、肛裂、肛瘘

▲ PC:体液/电解质失衡

　 PC:中毒性巨结肠

▲ PC:贫血

▲ PC:肠梗阻

　 PC:尿石症

△ PC:肛瘘/肛裂/脓肿

二、护理诊断

▲ 慢性疼痛:与肠道炎症有关。

▲ 腹泻:与肠道炎症有关。

* 便秘:与饮食中纤维素摄取不足有关。

* 有皮肤完整性受损的危险(肛周):与腹泻和化学性刺激有关。

△ 有个人应对无效的危险:与慢性病程和缺乏确定的治疗有关。

▲ 营养失调:低于机体需要量:与饮食限制、恶心、腹泻和伴随进食出现的腹部痉挛或口腔黏膜溃疡性疼痛有关。

△ 有处理治疗方案不当或无效的危险:与缺乏关于病情、诊断性试验、预后、治疗和并发症的症状及体征等知识有关。

5. 消化性溃疡

一、合作性问题

▲ PC:出血

▲ PC:穿孔

△ PC:幽门梗阻

二、护理诊断

▲ 急性/慢性疼痛:与胃液增多引起的损害有关。

▲ 便秘/腹泻:与药物对肠功能的影响有关。

△ 有处理治疗方案不当或无效的危险:与缺乏关于疾病过程、禁忌证、并发症的症状及体征和治疗方案等知识有关。

(七)肾脏/泌尿道异常

1. 神经源性膀胱功能障碍

一、合作性问题

PC:肾结石

PC:自主反射异常

二、护理诊断

1. 有皮肤完整性受损的危险:与持续的尿液刺激有关。

2. 有感染的危险:与尿潴留或应用导尿管有关。

3. 有社交隔离的危险:与在人前尿湿自己的困窘和害怕有尿臊味有关。

4. 尿潴留:与膀胱膨胀感丧失引起的膀胱长期过度充盈有关。

5. 反射性尿失禁:与缺乏排尿感及缺乏抑制膀胱的收缩能力有关。

6. 急迫性尿失禁:与脑或脊髓的功能不全引起抑制性传出冲动破坏有关。

7. 有反射异常的危险:与自主控制缺失引起的交感神经系统兴奋有关。

8. 有处理治疗方案不当或无效的危险:与缺乏关于对尿失禁的原因、处理、膀胱功能训练计划、并发症的症状及体征和对社区资源的利用等知识有关。

2. 急性肾功能衰竭

二、合作性问题

▲ PC:体液过多

▲ PC:代谢性酸中毒

▲ PC:电解质失衡

二、护理诊断

△ 营养失调:低于机体需要量:与厌食、恶心、呕吐、味觉的缺失、嗅觉的缺失、口腔炎和不合口味的饮食有关。

▲ 有感染的危险:与侵入性操作有关。

＊ 焦虑:与现状和预后不明有关。

＊ 有处理治疗方案不当或无效的危险:与缺乏关于病情、饮食

限制、每日记录,药物治疗、并发症的症状及体征、随访和对社区资源的利用等知识有关。

3. 慢性肾功能衰竭(尿毒症)

如果需要,参阅"腹膜透析和血液透析"。

一、合作性问题

▲ PC:体液/电解质失衡

△ PC:胃肠道出血

　　PC:甲状旁腺功能亢进

　　PC:病理性骨折

＊ PC:营养不良

▲ PC:贫血

▲ PC:体液过多

△ PC:低白蛋白血症

△ PC:多神经病

△ PC:充血性心力衰竭

＊ PC:肺水肿

△ PC:代谢性酸中毒

△ PC:胸膜渗出

　　PC:心包炎、心包填塞

二、护理诊断

△ 营养失调:低于机体需要量:与厌食、恶心/呕吐、味觉/嗅觉缺失、口腔炎和不合口味的饮食有关。

性生活型态低效或无效:与性欲减退、阳痿、闭经、不育和疲乏有关。

＊ 自我概念紊乱:与达到正常发育标准的能力受限有关。

＊ 有照顾者角色紧张的危险:与无能力满足个体的长期照顾

需求以及治疗需要有关。

＊ 不舒服：与(例如)疲乏、头痛、体液潴留、贫血有关。

＊ 疲乏：与贫血引起的氧合不足有关。

△ 不适：与磷酸钙和尿酸盐在皮肤的沉积有关。

▲ 有感染的危险：与侵入性操作有关。

△ 无能为力：与疾病导致的能力逐渐丧失有关。

▲ 有处理治疗方案不当或无效的危险：与缺乏关于病情、饮食限制、日常记录、药物治疗、并发症的症状和体征、随访以及社区资源的利用等知识有关。

4. 尿路感染(膀胱炎、肾盂肾炎、肾小球肾炎)

参阅"急性肾功能衰竭"。

护理诊断

1. 慢性疼痛：与炎症及组织损伤有关。

2. 不适：与炎症及感染有关。

3. 有营养失调的危险：低于机体需要量：与身体不适引起的厌食有关。

4. 有个人应对无效的危险：与病情的慢性过程有关。

5. 有处理治疗方案不当或无效的危险：与缺乏对疾病复发的预防[足量的液体摄入、经常排尿、卫生措施(如便后)及性交后排尿]、复发的症状与体征及药物治疗的知识有关。

5. 尿石症(肾结石)

一、合作性问题

△ PC：肾盂肾炎

▲ PC：肾功能不全

二、护理诊断

▲ 急性疼痛：与结石刺激引起的炎症及平滑肌痉挛有关。

* 腹泻：与肾—肠反射有关。

△ 有处理治疗方案不当或无效的危险：与缺乏对病情复发的预防、饮食限制和液体需求等知识有关。

(八)神经性异常

1. 脑肿瘤

由于这种疾病能导致（个体）出现从微小的到复杂的各种各样的变化，所以下面所列的可能性护理诊断可反映个体不同的受累程度。

参阅"外科（普通外科、颅脑外科）、癌症"。

一、合作性问题

PC：颅内压增高

PC：瘫痪

PC：体温过高

PC：运动丧失

PC：感觉丧失

PC：认知丧失

二、护理诊断

1. 有受伤的危险：与由脑组织受压／移位引起的步态异常、眩晕或视觉障碍有关。

2. 焦虑：与担心病情及不能确定预后有关。

3. （特定的）自理能力缺陷：与感觉或运动障碍导致个体不能从事或很难从事日常活动有关。

4. 营养失调：低于机体需要量：与吞咽困难及疲乏有关。

5. 悲痛：与实际的或察觉的功能丧失及预后未明确有关。

6. 躯体移动障碍：与感觉或运动功能受损有关。

7. 急性疼痛：头痛：与脑组织的受压/移位以及颅内压增高有关。

8. 家庭运作中断：与病情的特征、角色紊乱以及不确定的预后有关。

9. 自我概念紊乱：与停止或不能达到正常发育指标有关（儿童期、青春期、青年期、中年期）。

10. 有体液不足的危险：与颅内压增高引起的呕吐有关。

11. 有受伤的危险：与感觉或运动功能的受损和失控有关。

2. 脑血管意外

由于这种疾病能导致（个体）出现从微小的到复杂的各种各样的变化，所以下列的可能性护理诊断可反映个体不同的受累程度。

一、合作性问题

▲ PC：颅内压增高

▲ PC：肺炎

▲ PC：肺不张

二、护理诊断

＊ 感知改变（特定的）：与缺氧及脑组织的受压或移位有关。

▲ 躯体移动障碍：与上位运动神经元损伤引起的（特定的）运动功能降低有关。

▲ 沟通障碍：与发音困难或失语有关。

▲ 有受伤的危险：与视野、运动及感知缺失有关。

＊ 活动无耐力：与疲乏及虚弱引起的去适应有关。

＊ 废用综合征。

△ 完全性尿失禁：与膀胱无张力、括约肌失去控制或不能感知膀胱充盈有关。

▲ 自理缺陷：与躯体移动障碍或意识障碍有关。

▲ 吞咽障碍：与上位运动神经元受损引起的肌肉麻痹或轻瘫有关。

△ 悲痛(家庭、个体)：与功能丧失和不能承担角色责任有关。

△ 有社交障碍的危险：与沟通困难及残疾引起的困窘有关。

△ 有体液不足的危险：与吞咽困难以及虚弱或运动缺陷引起的获取液体困难有关。

△ 有持家能力受损的危险：与感觉/运动/认知缺陷引起的不能独自居家，或照顾者缺乏对家庭护理、现实定位、大小便训练计划、皮肤护理、并发症的症状和体征以及社区资源的利用等知识有关。

▲ 功能性尿失禁：与移动能力或行为动机降低引起的如厕困难或不能如厕有关。

△ 忽略单侧身体：与大脑右半球损伤引起的(特定一 侧)有关

＊ 有照顾者角色紧张的危险：与特定的感觉或运动障碍引起的复杂的护理需要有关。

△ 有自我概念紊乱的危险：与长期虚弱状态而影响达到预期的发展任务和生活方式有关。

＊ 有处理治疗方案不当或无效的危险：与缺乏关于病情、药物治疗、日常生活的自理、家庭护理、语言训练、锻炼计划、社区资源利用、自助团体、并发症的症状及体征等知识有关。

＊ 漫游：与脑血管意外引起的脑功能障碍有关。

3. 神经系统异常

(退行性病变、脱髓鞘性病变、炎症、重症肌无力、多发性硬化、肌肉萎缩、帕金森病、吉兰—巴雷综合征、肌肉萎缩性侧索硬化)

由于这些疾病可引起机体从微小到复杂的不同反应，所以下列的可能性护理诊断可反映个体受累的不同程度。

一、合作性问题

PC：肾功能衰竭

PC：肺炎

PC：肺不张

二、护理诊断

1. 有自我概念紊乱的危险：与长期虚弱状态对生活方式和达到正常发展任务的影响有关。

2. 有受伤的危险：与视觉障碍、步态不稳、感觉丧失、虚弱或不能控制的运动有关。

3. 语言沟通障碍：与由言语肌肉的共济失调引起的构语障碍有关。

4. 营养失调：低于机体需要量：与由脑神经受损引起的吞咽或咀嚼困难有关。

5. 活动无耐力：与疲乏和很难从事日常活动有关。

6. 废用综合征。

7. 躯体移动障碍：与肌肉僵硬、震颤和日常生活活动迟缓的影响有关。

8. 吞咽障碍：与小脑损伤有关。

9. 疲乏：与极度虚弱、痉挛状态、害怕受伤以及应激有关。

10. 尿潴留：与感觉或运动功能障碍有关。

11. 慢性悲痛（个体、家庭）：与疾病性质和不能确定预后有关。

12. 性生活型态改变（女性）：与性欲缺失、疲乏和会阴感觉减退有关。

13. 家庭运作中断：与疾病性质、角色紊乱和不能确定预后有关。

14. 有娱乐活动缺乏的危险：与不能进行日常的工作或娱乐活动有关。

15. 有社交孤立的危险：与活动困难及与之相关的困窘有关。

16. 持家能力受损：与没有能力或难以得到或照顾者缺乏引起的无力照顾自己和家庭有关。

17. 父母亲角色冲突：与残疾引起的(家庭)分裂有关。

18. 照顾者角色紧张：与持续的、多方面的照顾需求有关。

19. (特定的)自理能力缺陷：与(例如)头痛、肌肉痉挛、关节疼痛、疲乏、轻瘫或瘫痪有关。

20. 无能为力：与对病情性质的不可预测有关(如：缓解或恶化)。

21. 尿失禁(特定的)：与括约肌控制能力弱及膀胱痉挛有关。

22. 清理呼吸道低效或无效：与咳嗽能力受损有关。

23. 有处理治疗方案不当或无效的危险：与缺乏关于病情、治疗、感染预防、应激处理、加重因素、并发症的症状和体征以及社区资源的利用等知识有关。

4. 早老性痴呆(阿尔茨海默病、亨廷顿病)

参阅"神经系统疾病"。

护理诊断

1. 有受伤的危险：与对环境危害缺乏认识有关。

2. 慢性意识障碍：与脑部神经元退化引起不能评估现实有关。

3. 躯体移动障碍：与步态不稳有关。

4. 有家庭运作中断的危险：与疾病对亲属关系、角色责任和经济状况的影响有关。

5. 持家能力受损：与不能照料家庭或自理困难，或照顾不当或照顾者缺乏有关。

6. 忽略单侧身体(特定一侧)：与神经病变引起的特定部位有关。

7. (特定的)自理缺陷：与特定因素有关。

8. 抉择冲突：与个体入住在保健机构中有关。

9. 照顾者角色紧张：与多方面的护理需要及资源不足有关。

10. 漫游:与阿尔茨海默病引起的脑功能障碍有关。

5. 癫痫急性发作

如果个体是儿童,参阅"生长发育问题或需要"。

护理诊断

＊ 有受伤的危险:与癫痫发作时不受控制的强直性痉挛有关。

▲ 有清理呼吸道低效或无效的危险:与肌肉神经支配障碍引起舌体松弛和堵塞有关。

有社交孤立的危险:与害怕在公众场合发病引起的困窘有关。

＊ 有生长发育延迟的危险:与停止或不能达到正常发育状态有关(青春期、青年期、中年期)。

＊ 有口腔黏膜受损的危险:与药物治疗对口腔组织的影响有关。

＊ 恐惧:与癫痫发作的不可预知和困窘有关。

△ 有处理治疗方案不当或无效的危险:与缺乏关于病情、药物治疗、活动、发作时护理、环境危害以及社区资源的利用等知识有关。

6. 脊髓神经损伤

一、合作性问题

△ PC:电解质失衡

＊ PC:脊髓休克

△ PC:出血

＊ PC:呼吸系统并发症

△ PC:麻痹性肠梗阻

＊ PC:脓毒症

＊PC:肾盂积水

△PC:胃肠道出血

▲PC:血栓性静脉炎

＊PC:体位性低血压

△PC:骨折脱位

△PC:心血管疾病

▲PC:低氧血症

▲PC:尿潴留

△PC:肾功能不全

二、护理诊断

▲自理能力缺陷:与脊髓神经损伤引起的感觉或运动障碍有关。

＊语言沟通障碍:与气管切开术引起的说话困难有关。

＊恐惧:与有被他人抛弃的可能、角色责任的改变、受伤对生活方式的影响、多种检查和诊治操作或者与支持系统的分离等有关。

△家庭运作中断:与调整的需要、角色紊乱及不能确定预后有关。

＊有误吸的危险:与损伤引起不能咳嗽有关。

△有持家能力受损的危险:与对改变了的皮肤、肠道、膀胱、呼吸、体温调节、性功能的影响及其处理、并发症的症状和体征、随访以及社区资源的利用等知识缺乏有关。

▲焦虑:与感知到损伤对生活方式的影响以及不确定预后有关。

▲慢性悲痛:与机体功能的丧失及其对生活方式的影响有关。

＊有社交孤立的危险(个体、家庭):与残障或需要照顾有关。

＊有照顾者角色紧张的危险:与连续的、多方面的护理需求、不充足的资源以及应对机制有关。

△有自我概念紊乱的危险:与无力达到正常发育标准及生活方式的影响有关。

＊ 有体液不足的危险：与获取液体困难有关。

＊ 有营养失调的危险：高于机体需要量：与摄取量 *vs* 活动消耗量失衡有关。

＊ 有营养失调的危险：低于机体需要量：与厌食和代谢需要增加有关。

＊ 有娱乐活动缺乏的危险：与参与娱乐活动的能力受限有关。

＊ 反射性尿失禁或尿潴留：与感觉或运动障碍引起的膀胱弛缓有关。

＊ 废用综合征。

＊ 有受伤的危险：与控制活动的能力障碍及感觉运动障碍有关。

＊ 有感染的危险：与尿潴留、反复尿道插管以及各种侵入性操作(骨骼钳、气管切开术、静脉导管、手术部位)有关。

△ 有性生活型态低效或无效的危险：与生理、感觉、心理的异常对性欲或性功能的影响有关。

△ 反射性排便失禁：与胸Ⅱ平面脊髓损伤引起的随意括约肌控制力丧失有关。

△ 非反射性排便失禁：与骶 2 – 4 平面的骶反射弧损伤引起的随意括约肌的反射丧失有关。

△ 有反射失调的危险：与自主控制功能缺失引起的交感神经系统的反射性刺激有关。

＊ 有处理治疗方案不当或无效的危险：与缺乏关于病情、治疗方案、康复以及辅助工具的使用等知识有关。

7. 个体意识丧失

如果需要，参阅"机械通气"。

一、合作性问题

＊ PC:呼吸功能不全

▲ PC:肺炎

▲ R2:肺不张

▲ PC:液体/电解质失衡

＊ PC:负氮平衡

＊ PC:膀胱膨胀

＊ PC:癫痫发作

＊ PC:应激性溃疡

＊ PC:颅内压增高

△ PC:脓毒症

▲ PC:血栓性静脉炎

＊ PC:肾结石

△ PC:尿路感染

二、护理诊断

＊ 有感染的危险:与不活动以及侵入性装置(气管切开术、Foley导管、静脉导管)有关。

＊ 有组织完整性受损的危险:角膜:与眼睛不能闭合及泪液分泌减少引起角膜干燥有关。

＊ 家庭焦虑/恐惧:与个体的现状及不能确定预后有关。

＊ 有口腔黏膜受损的危险：与没有能力护理自己的口腔以及唾液减少有关。

▲ 完全性尿失禁:与无意识状态有关。

△ 废用综合征。

△ 无能为力(家庭):与失控感及生活方式受限有关。

▲ 有清理呼吸道低效或无效的危险：与咳嗽无力以及活动减少引起的分泌物淤滞有关。

（九）感觉知觉异常

1. 眼部异常（白内障、视网膜剥离、青光眼、炎症）

参阅"白内障摘除术、巩膜扣带术或玻璃体切割术"。

一、合作性问题

PC：眼内压增高

二、护理诊断

1. 有受伤的危险：与视觉受限有关。

2. 急性疼痛：与炎症（眼睑、泪腺结构、结膜、葡萄膜、视网膜、角膜、巩膜）、感染、眼内压增高、眼肿瘤有关。

3. 有不合作的危险：与治疗的副作用以及与认为没有明显症状没有必要治疗有关。

4. 有社交孤立的危险：与害怕受伤或处于陌生环境的困窘有关。

5. 有持家能力受损的危险：与视力受损引起的进行日常活动的能力下降有关。

6. （特定的）自理缺陷：与视力受损有关。

7. 焦虑：与现存的或可能的视力丧失以及感知慢性疾病对生活方式的影响有关。

8. 有自我概念紊乱的危险：与视力受限的影响有关。

9. 有处理治疗方案不当或无效的危险：与缺乏关于病情、眼部护理、药物治疗、安全措施、活动限制以及随访护理等知识有关。

2. 耳部异常（感染、乳突炎、外伤）

护理诊断

1. 有受伤的危险：与平衡失调以及察觉环境危险的能力受损有关。

2. 语言沟通障碍：与听力受损引起的理解他人困难有关。

3. 有社交障碍的危险：与交流困难有关。

4. 社交孤立：与听觉丧失的困窘和害怕引起的与他人的联系缺乏有关。

5. 急性疼痛：与炎症、感染、耳鸣和眩晕有关。

6. 恐惧：与现存的或潜在的听力丧失有关。

7. 有处理治疗方案不当或无效的危险：与缺乏关于对病情、药物治疗、预防复发、危险（游泳、空中旅行、淋浴）、并发症的症状及体征以及助听器的使用等知识有关。

（十）皮肤异常

1. 皮肤病（皮炎、银屑病、湿疹）

一、护理诊断

1. 皮肤完整性受损：与病损及炎症反应有关。

2. 瘙痒：与皮肤出疹有关。

3. 有社交障碍的危险：与害怕自身的困窘及他人的消极反应有关。

4. 有自我概念紊乱的危险：与自身形象及他人的反应有关。

5. 有处理治疗方案不当或无效的危险：与缺乏关于病情、表面用药及禁忌证等知识有关。

2. 压疮

一、合作性问题

△ PC：脓毒症

二、护理诊断

▲ 有感染的危险：与溃疡面接触大便或尿液有关。

▲ 组织完整性受损：与压迫、剪切、摩擦引起的组织机械性破坏有关。

＊ 持家能力受损：与复杂的护理或缺乏照顾者有关。

▲ 营养失调：低于机体需要量：与特定因素引起的厌食有关。

▲ 躯体移动障碍：与特定的限制、去适应状态、运动失控或心理状态改变有关。

＊ 体液过多：与特定因素引起的水肿有关。

＊ 完全性尿失禁：与特定因素有关。

△ 有处理治疗方案不当或无效的危险：与对病因、预防、治疗以及家庭护理等知识缺乏有关。

3. 皮肤感染（脓疱病、带状疱疹、真菌感染）

带状疱疹

一、合作性问题

PC：带状疱疹后神经痛

PC：角膜炎

PC：葡萄膜炎

PC：角膜溃疡

PC：失明

二、护理诊断

1. 皮肤完整性受损：与皮损及瘙痒有关。

2. 不适：与发疹及瘙痒有关。

3. 有感染传播的危险：与病原体有传染性有关。

4. 有处理治疗方案不当或无效的危险：与缺乏关于病情（病因、病程）、预防、治疗以及皮肤护理等知识有关。

4. 热损伤(烧伤、严重低温)

急性期

一、合作性问题

▲ PC:低血容量性休克

△ PC:高血容量

＊ PC:体液过多

＊ PC:贫血

△ PC:负氮平衡

▲ PC:电解质失衡

△ PC:代谢性酸中毒

▲ PC:呼吸系统并发症

△ PC:血栓栓塞

▲ PC:脓毒症

＊ PC:栓子

▲ PC:移植排斥反应或感染

＊ PC:体温过低

＊ PC:低钾血症或高钾血症

△ PC:应激性溃疡

△ PC:麻痹性肠梗阻

＊ PC:惊厥

＊ PC:应激性糖尿病

　 PC:肾上腺皮质功能不全

＊ PC:肺炎

△ PC:肾功能不全

＊ PC:腔隙综合征

＊ PC:肾上腺功能不全

二、护理诊断

▲ 有感染的危险:与热损伤引起的皮肤保护层丧失有关。

▲ 营养失调:低于机体需要量:与热损伤造成对热量需求增加以及个体无力摄入充足的需要量以满足增加的需求有关。

* 躯体移动障碍:与热损伤引起的急性疼痛和治疗有关。

△ (特定的)自理缺陷:与疼痛引起的活动范围受限有关。

* 恐惧:与痛苦的操作程序和有死亡的可能有关。

* 有社交孤立的危险:与感染控制措施及与家庭和支持系统的分离有关。

△ 废用综合征。

* 睡眠型态紊乱:与限制性体位、疼痛及治疗干扰有关。

* 有感知改变的危险:与过量的环境刺激、应激、强制性制动、睡眠剥夺、保护性隔离有关。

▲ 悲痛(家庭、个体):与现存的或察觉到损伤对生活、外观、人际关系以及生活方式的影响有关。

▲ 焦虑:与突然的伤害、治疗、不确定结果及疼痛有关。

* 焦虑:与热损伤治疗及制动引起的疼痛有关。

▲ 急性疼痛:与热损治疗和制动有关。

亚急性期

如果个体是儿童,参阅:发育问题或需要。

三、合作性问题

PC:与急性期相同

四、护理诊断

△ 娱乐活动缺乏:与限制性的生活单调有关。

* 有社交孤立的危险:与自身的困窘及他人对损伤的反应有关。

* 无能为力:与不能控制情境有关。

△ 有自我概念紊乱的危险:与热损伤影响达到正常发育状态(儿童、青少年、成人)有关。

＊ 恐惧：与不能确定预后和损伤对生活方式、人际关系、职业的影响有关。

＊ 持家能力受损：与需要长期治疗有关。

△ 有处理治疗方案不当或无效的危险：与缺乏对锻炼计划、伤口护理、营养需求、疼痛处理、并发症的症状及体征，以及烧伤的预防和随访等知识有关。

(十一)肌肉骨骼/结缔组织异常

1. 下颌骨折

护理诊断

1. 有误吸的危险：与疼痛和固定装置引起的咳嗽无力有关。

2. 有口腔黏膜改变的危险：与固定装置导致难以进行口腔卫生有关。

3. 语言沟通障碍：与固定装置有关。

4. 急性疼痛：与组织损伤及固定装置有关。

5. 有营养失调的危险：低于机体需要量：与固定装置导致无法摄取固体食物有关。

6. 有处理治疗方案不当或无效的危险：与缺乏对口腔护理、营养需求、感染的症状和体征、金属丝紧急切断术(如呕吐时)等知识有关。

2. 骨折

参阅"石膏固定"。

一、合作性问题

▲ PC:神经血管损伤

▲ PC:脂肪栓塞

▲ PC：出血或血肿形成

* PC：骨髓炎

* PC：腔隙综合征

* PC：挛缩

▲ PC：血栓栓塞

二、护理诊断

* 急性疼痛：与组织损伤以及制动有关。

▲ 躯体移动障碍：与骨折引起的组织损伤有关。

* 废用综合征。

* 有感染的危险：与侵入性固定装置有关。

▲ 自理能力缺陷（特定的）：与骨折引起的活动受限有关。

* 娱乐活动缺乏：与固定装置引起的限制性烦扰有关。

* 有持家能力受损的危险：与（比如）固定装置、身体活动障碍、缺乏支持系统有关。

* 家庭运作中断：与活动受限引起的患者承担角色责任困难有关。

△ 有处理治疗方案不当或无效的危险：与缺乏对病情、并发症的症状及体征、活动限制等知识有关。

3. 腰背部疼痛

一、合作性问题

PC：椎间盘髓核炎

PC：椎间盘髓核脱出

二、护理诊断

1. 疼痛：与（比如）急性腰骶部劳损、腰肌无力、脊柱骨关节炎、腰骶部韧带松弛、脊骨狭窄、椎间盘问题等有关。

2. 躯体移动障碍：与肌肉痉挛引起的活动减少和灵活性降低

有关。

3. 有个人应对无效的危险：与慢性疼痛对生活方式的影响有关。

4. 有家庭运作中断的危险：与不能满足角色责任（经济、家庭、社交）有关。

5. 有处理治疗方案不当或无效的危险：与缺乏对病情、锻炼计划、无创缓解疼痛的方法（放松、想象）、适当的姿势和身体机能以及危险因素（抽烟、不活动、超重）等的知识有关。

4. 骨质疏松症

一、合作性问题

PC：骨折

PC：驼背

PC：麻痹性肠梗阻

二、护理诊断

1. 疼痛：与肌肉痉挛和骨折有关。

2. 不能有效维持健康：与日常体力活动不足有关。

3. 营养失调：低于机体需要量：与饮食中钙、蛋白质和维生素D 的摄入不足有关。

4. 躯体移动障碍：与骨骼改变引起活动范围受限有关。

5. 恐惧：与无法预知疾病性质有关。

6. 有处理治疗方案不当或无效的危险：与知识缺乏有关，如对病情、危险因素、营养疗法以及预防等知识缺乏。

5. 炎性关节病

一、合作性问题

PC：脓毒性关节炎

PC：Sjögren 综合征

PC：神经病变

PC：贫血、白细胞减少症

二、护理诊断

1. 慢性疼痛：与局部及全身的炎症病变有关。

2. 自理能力缺陷（特定的）：与不能活动、肌肉无力、疼痛、僵硬或疲乏有关。

3. 无能为力：与疾病引起的躯体和心理改变有关。

4. 个人应对无效：与不可预知的病情恶化程度引起的应激有关。

5. （特定的）自理能力缺陷：与疾病过程引起的限制有关。

6. 疲乏：与慢性炎症过程的影响有关。

7. 有口腔黏膜改变的危险：与药物的作用或 Sjögren 综合征有关。

8. 持家能力受损：与活动受限以及疼痛引起的履行家务责任能力降低有关。

9. 睡眠形态紊乱：与疼痛或纤维织炎有关。

10. 躯体移动障碍：与疼痛和关节活动受限有关。

11. 性生活型态改变：与疾病过程引起的疼痛、疲乏、难于采取合适体位以及女性生殖道不够润滑有关。

12. 有社交孤立的危险：与步行困难以及疲乏有关。

13. 家庭运作中断：与疲乏和活动受限引起的履行角色责任困难／不能履行角色责任有关。

14. 有处理治疗方案不当或无效的危险：与知识缺乏有关，如对病情、药物治疗、家庭护理、应激处理以及江湖医术等知识缺乏。

（十二）感染性／免疫缺陷性疾病

1. 系统性红斑狼疮

参阅"风湿性疾病、肾上腺皮质激素治疗"。

一、合作性问题

PC:多发性肌炎

PC:脉管炎

PC:血液问题

PC:雷诺病

PC:肾上腺皮质激素治疗引起的肾功能衰竭

PC:心包炎

PC:胸膜炎

二、护理诊断

1. 无能为力:与不能预知病程有关。

2. 个人应对无效:与不能预知病程以及外形改变有关。

3. 有社交孤立的危险:与困窘和他人对外形改变的反应有关。

4. 有自我概念紊乱的危险:与外形改变和残疾引起不能达到正常发育状态有关。

5. 有受伤的危险:与疾病过程引起的皮肤易损性增加有关。

6. 疲乏:与活动减少以及慢性炎症的影响有关。

7. 有处理治疗方案不当或无效的危险:与知识缺乏有关,如对病情、休息/活动需求、药物治疗、并发症的症状和体征、危险因素以及社区资源的利用等知识缺乏。

2. 脑膜炎/脑炎

一、合作性问题

PC:体液/电解质失衡

PC:脑水肿

PC:肾上腺损害

PC:循环障碍性虚脱

PC:出血

PC:癫痫发作

PC:脓毒症

PC:碱中毒

PC:颅内压增高

二、护理诊断

1. 有感染传播的危险:与病原体有接触传染性有关。

2. 急性疼痛:与脑膜刺激引起的头痛、发热、颈部疼痛有关。

3. 活动无耐力:与感染引起的疲乏和不舒服有关。

4. 有皮肤完整性受损的危险:与不活动、脱水以及出汗有关。

5. 有口腔黏膜受损的危险:与脱水以及进行口腔卫生的能力障碍有关。

6. 有营养失调的危险:低于机体需要量:与厌食、疲乏、恶心、呕吐有关。

7. 有呼吸功能低效或无效的危险:与不活动以及疼痛有关。

8. 有受伤的危险:与脑膜刺激引起的烦躁以及定向力障碍有关。

9. 家庭运作中断:与病情的严重性以及预后不确定有关。

10. 焦虑:与治疗、环境以及死亡的危险有关。

11. 有处理治疗方案不当或无效的危险:与知识缺乏有关,如对病情、治疗、药物疗法、休息/活动平衡、并发症的症状及体征、随访以及预防复发等知识缺乏。

3. 性传播疾病

一、护理诊断

1. 有感染传播的危险：与对疾病具有接触传染性的知识缺乏报告有高危行为有关。

2. 恐惧:与病情的性质及其对生活方式的影响有关。

3. 急性疼痛:与炎症过程有关。

4. 社交隔离：与害怕传染他人有关。

5. 有处理治疗方案不当或无效的危险：与对病情、传染方式、重复感染的后果以及预防复发等的知识缺乏有关。

4. 获得性免疫缺陷综合征(艾滋病)(成人)

参阅"癌症终末期"。

一、合作性问题

＊ PC:脑病

▲ PC:脓毒症

＊ PC:胃肠道出血

＊ PC:卡氏肺囊虫性肺炎

＊ PC:脑膜炎

＊ PC:食管炎

＊ PC:电解质失衡

▲ PC:机会性感染

△ PC:骨髓抑制

二、护理诊断

＊ 慢性疼痛:与脑组织炎症引起的头痛、发热有关。

▲ 疲乏:与疾病、应激、慢性感染以及营养缺乏的影响有关。

＊ 有皮肤完整性受损的危险：与腹泻以及慢性生殖器官的念珠菌或疱疹病损引起的会阴部和肛门的表皮剥脱有关。

＊ 营养失调:低于机体需要量:与慢性腹泻、胃肠道吸收不良、疲乏、厌食、或口腔/食管病变有关。

▲ 有感染传播的危险：与血液以及身体分泌物具有接触传染性有关。

△ 社交孤立:与害怕被排斥或实际被排斥有关。

＊ 绝望:与病情的性质及预后不良有关。

△ 无能为力：与病情的不可预知性有关。

▲ 家庭运作中断：与艾滋病的性质、角色障碍、预后不确定有关。

△ 焦虑：与察觉疾病对生活方式的影响以及未知预后有关。

△ 慢性悲痛：与机体功能的丧失及其对生活方式的影响有关。

▲ 有感染的危险：与免疫功能低下引起的易感性增加有关。

▲ 有口腔黏膜受损的危险：与免疫功能低下有关。

＊ 有照顾者角色紧张的危险：与患者多方面的需求以及疾病的长期性有关。

△ 有处理治疗方案不当或无效的危险：与知识缺乏有关，如对病情、药物治疗、家庭护理、感染控制以及社区资源的利用等知识缺乏。

(十三)肿瘤

1. 癌症(初始诊断)

参阅"特定类型"。

一、护理诊断

▲ 焦虑：与不熟悉医院环境、疾病结果不确定、无助和无望感以及关于癌症及其治疗的知识缺乏有关。

▲ 悲痛：与潜在的机体功能丧失以及察觉癌症对生活方式的损害有关。

＊ 无能为力：与预后以及治疗结果不确定有关。

▲ 家庭运作中断：与近期的癌症诊断造成的恐惧、治疗的中断、财力问题以及不确定预后有关。

△ 决策冲突：与治疗方式的选择有关。

△ 有自我概念紊乱的危险：与生活方式、角色责任以及外形的

变化有关。

△ 有社会隔离的危险：与害怕被排斥或由于恐惧实际被他人排斥有关。

△ 有精神困扰的危险：与对生命的意义、癌症、精神信仰以及死亡的观念冲突有关。

＊ 有处理治疗方案不当或无效的危险：与知识缺乏有关，如对癌症、治疗的选择、诊断性检查、治疗效果、治疗计划以及支持性服务的知识缺乏。

2. 一般癌症（适用于不同部位及分期的癌症）

护理诊断

1. 口腔黏膜受损：与疾病过程、治疗、放疗、化疗、不适当的口腔卫生以及营养改变或脱水状态有关。

2. 有性生活型态改变的危险：与如恐惧、悲痛、身体形象的改变解剖学改变、疼痛、疲乏（治疗、疾病）或角色责任的改变有关。

3. 急/慢性疼痛：与疾病过程以及治疗有关。

4. 腹泻：与疾病过程、化疗、放疗以及药物治疗有关。

5. 便秘：与疾病过程、化疗、放疗、不活动、饮食摄入以及药物治疗有关。

6. 自我概念紊乱：与解剖学改变、角色紊乱、不确定的预后、对生活方式的破坏等有关。

7. （特定的）自理能力缺陷：与疲乏、疼痛或抑郁有关。

8. 有感染的危险由于免疫系统的改变有关。

9. 营养失调：低于机体需要量：与疾病过程和治疗引起厌食、疲乏、恶心、呕吐有关。

10. 有受伤的危险：与定向障碍、感知觉的蜕变或骨骼/肌肉的蜕变有关。

11. 废用综合征。

12. 有体液不足的危险：与获取液体的能力／欲望改变、虚弱、呕吐、腹泻、抑郁以及疲乏有关。

13. 有持家能力受损的危险：与知识缺乏、资源缺乏（支持系统、设备、经济）、运动、感觉、认知、情感等方面的缺陷有关。

14. 有社交障碍的危险：与害怕受到排斥以及实际在诊断后已被他人排斥有关。

15. 无能为力：与不能控制局面有关。

16. 家庭工作中断：与诊断／治疗的应激，角色紊乱以及不确定的预后有关。

17. 悲痛（个人、家庭）：与诊断为癌症对家庭或个人造成实际上的、或感觉到的、或预期的失落感有关。

18. 有处理治疗方案不当或无效的危险：与知识缺乏有关，如对疾病、错误观点、治疗、家庭护理以及支持机构的利用等知识缺乏。

3. 癌症（终末期）

参阅"特定类型"。

一、合作性问题

PC：高钙血症

PC：颅内转移

PC：癌性渗出

PC：麻醉药品中毒

PC：病理性骨折

PC：脊髓压迫

PC：上腔静脉综合征

PC：负氮平衡

PC：脊髓抑制

二、护理诊断

1. 参阅"一般癌症"。

2. 营养失调：低于机体需要量：与摄入量减少、肿瘤代谢消耗增加以及脂质代谢改变有关。

3. 不适：与皮肤干燥以及胆汁淤滞引起的瘙痒有关。

4. 清理呼吸道低效或无效：与虚弱、痰液黏稠度增加以及疼痛造成不能咳出痰液有关。

5. 躯体移动障碍：与疼痛、镇静剂、虚弱、疲乏以及水肿有关。

6. (特定的)自理能力缺陷：与疲乏、虚弱、镇静剂、疼痛、或感知觉减退有关。

7. 活动无耐力：与缺氧、疲乏、营养不良以及活动减少有关。

8. 悲痛：与处于疾病终末期、濒临死亡、功能丧失以及个人或他人的放弃有关。

9. 绝望：与过多的功能丧失或濒临死亡有关。

10. 自我概念紊乱：与需依赖他人满足基本需求以及自身功能减退有关。

11. 无能为力：与从积极治疗转为姑息治疗有关。

12. 照顾者角色紧张：与复杂的照顾需求以及家庭护理的处理能力有关。

13. 有精神困扰的危险：与对死亡的恐惧、极度悲伤、信念冲突以及无法解决的冲突有关。

14. 对死亡的焦虑：与疾病过程以及不当的缓解疼痛措施有关。

15. 有持家能力受损的危险：与知识缺乏有关，如对家庭护理、疼痛处理、并发症的症状及体征以及对现有的社区资源的利用知识缺乏。

4. 结肠直肠癌

参阅"一般癌症"。

护理诊断

1. 有性生活型态改变的危险（男性）：与会阴部的外科手术引起的不能勃起或不能维持勃起有关。

2. 有处理治疗方案不当或无效的危险：与对造口术的护理、物品补给、饮食管理、并发症的症状及体征以及社区资源的利用等知识缺乏有关。

二、外科部分

1. 普通外科

术前

一、护理诊断

恐惧：与既往的手术经历、对此次手术失去控制的害怕以及不能预料手术结果等有关。

焦虑：与术前一系列准备（如手术的确定、诊断性检查、Foley导尿管、限制饮食、术前用药、皮肤准备、家属等候区等）和术后一系列处理有关（如放置在恢复室或 ICU 病房、药物镇痛、咳嗽/翻身/腿部锻炼、放置引流管、禁食/限制饮食、卧床休息等）。

术后

二、合作性问题

† PC：尿潴留

　PC：出血

　PC：低血容量/休克

　PC：肾衰

　PC：淤积性肺炎

　PC：腹膜炎

　PC：血栓性静脉炎

　PC：麻痹性肠梗阻

　PC：脏器切除术

PC:伤口裂开

三、护理诊断

1. 有感染的危险:与切口部位有细菌侵入有关。

2. 有呼吸功能异常的危险:与麻醉后状态、术后制动以及疼痛有关。

3. 急性疼痛:与手术切口、胃肠胀气以及不活动有关。

4. 有便秘的危险:与麻醉作用、术后不活动以及药物镇痛等引起肠蠕动减弱有关。

5. 有营养失调的危险:低于机体需要量:与伤口愈合需要较多的蛋白质和维生素以及术后由于疼痛、恶心、呕吐、限制饮食等因素导致摄入减少有关。

6. 有处理治疗方案不当或无效的危险:与知识缺乏有关,如对家庭护理、伤口护理、并发症的症状与体征、活动限制以及随访等知识缺乏。

2. 截肢(下肢)

术前

参阅"普通外科"。

一、护理诊断

▲ 焦虑:与知识缺乏有关,如对术后常规护理、术后感觉以及术后用拐杖行走的技能等知识缺乏。

术后

二、合作性问题

▲ PC:残肢水肿

▲ PC:出血

▲ PC:血肿

三、护理诊断

＊ 废用综合征。

▲ 悲痛：与失去下肢及其对今后生活方式的影响有关。

▲ 急性／慢性疼痛：与周围神经刺激或对中枢神经系统的异常冲动,产生幻肢感觉有关。

▲ 有受伤的危险：与行走方式改变及辅助工具的危害有关。

△ 有持家能力受损的危险：与建筑物障碍有关。

△有自我形象紊乱的危险：与察觉到截肢的负面影响以及别人对截肢后形体的反应有关。

▲有挛缩的危险：与疼痛所致的活动障碍有关。

△有处理治疗方案不当／无效的危险：与知识缺乏有关,如对日常生活采取的适应性活动、残肢护理、假肢护理、行走训练以及随访等知识缺乏。

3. 腹主动脉瘤切除术

参阅"普通外科"。

术前

一、合作性问题

▲PC：动脉瘤破裂

术后

二、合作性问题

▲ PC：末梢血管血栓形成或栓塞

▲ PC：肾衰

△ PC：肠系膜局部缺血／血栓形成

△ PC：脊髓缺血

三、护理诊断

▲有感染的危险:与手术切口部位有关。

有性生活型态改变的危险(男性):与手术引起不能射精或不能勃起有关。

△有治疗方案不当或无效的危险:与知识缺乏有关,如对家庭护理、限制活动并发症的症状与体征、随访等知识缺乏。

4. 肛门直肠手术

参阅"普通外科"。

术前

参阅"痔/肛裂"。

术后

一、合作性问题

PC:出血

PC:尿潴留

二、护理诊断

1. 有便秘的危险:与怕痛有关。

2. 有感染的危险:与手术切口及粪便污染有关。

3. 有处理治疗方案不当或无效的危险:与知识缺乏有关,如对伤口护理、复发预防、营养需求(饮食)、锻炼计划、并发症的症状和体征等知识缺乏。

5. 下肢动脉旁路移植术(主动脉、髂动脉、股动脉腘动脉)

参阅"普通外科"。

参阅"抗凝治疗"。

术后

一、合作性问题

▲ PC:移植血管血栓形成

△ PC:腔隙综合征

　 PC:淋巴囊肿

▲ PC:吻合口裂开

二、护理诊断

▲ 有感染的危险:与手术切口部位有关。

▲ 急性疼痛:与原缺血组织的组织灌注增加有关。

△ 有组织完整性受损的危险:与不活动及足跟部易受伤害有关。

△ 有处理治疗方案不当或无效的危险:与知识缺乏有关,如对伤口护理、并发症的症状和体征、限制活动及随访等知识缺乏。

6. 关节成形术(全髋关节、膝关节或踝关节置换术)

参阅"普通外科"。

术后

一、合作性问题

▲ PC:脂肪栓塞

＊ PC:出血∕血肿形成

＊ PC:感染

▲ PC:关节脱位

＊ PC:应力性骨折

▲ PC:神经血管性损伤

＊ PC:滑液疝

▲ PC:血栓栓塞

▲ PC:脓毒症

二、护理诊断

▲ 有皮肤完整性受损的危险:与术后不活动及手术切口有关。

＊ 活动无耐力：与疲乏、疼痛及行走障碍有关。

＊ 持家能力受损：与术后关节活动限制有关。

▲ 有便秘的危险：与活动受限有关。

▲ 有受伤的危险：与行走方式改变及使用辅助工具有关。

△ 有处理治疗方案不当或无效的危险：与知识缺乏有关，如对活动限制、辅助工具的使用、康复计划、随访、衣着限制、并发症的症状和体征、支持系统以及感染的预防等知识缺乏。

7. 关节镜检查、关节切开术、半月板切除术、踇囊炎切除术

参阅"普通外科"。

术后

一、合作性问题

PC：血肿形成

PC：神经血管性损伤

PC：出血

PC：渗出

二、护理诊断

有处理治疗方案不当或无效的危险：与知识缺乏有关，如对家庭护理、伤口护理、活动限制、并发症的症状与体征以及随访等知识缺乏。

8. 颈动脉内膜切除术

参阅"普通外科"。

术前

一、护理诊断

△ 焦虑：与期望手术但又对术前、术后常规及术后感觉不熟悉有关。

术后

二、合作性问题

▲ PC：血栓形成

▲ PC：低血压

▲ PC：高血压

▲ PC：出血

▲ PC：脑梗塞

　 PC：颅神经损伤

▲ PC：面神经

▲ PC：舌下神经

▲ PC：舌咽神经

△ PC：迷走神经

△ PC：局部神经损伤(切口周围皮肤麻木)

▲ PC：呼吸受阻

三、护理诊断

△ 有受伤的危险：与血管供血不足引起晕厥有关。

△ 有处理治疗方案不当/无效的危险：与知识缺乏有关。如对家庭护理、并发症的症状与体征、危险因素、活动限制和随访等知识缺乏。

9. 白内障摘除术

术后

一、合作性问题

▲ PC：出血

二、护理诊断

△ 急性疼痛：与手术有关。

▲ 有感染的危险：与手术破坏了眼球表面的完整性，增加了感染机会有关。

▲ 有受伤的危险：与视力受限、环境不熟、活动受限及术后戴眼罩等有关。

有社交隔离的危险：与视力障碍及怕跌倒有关。

△ 有持家能力受损的危险：与活动受限及视物受限，使患者不能完成日常的家务活动有关。

▲ 有处理治疗方案不当或无效的危险：与知识缺乏有关，如对许可及限制的活动、药物治疗、并发症以及随访等知识缺乏。

10. 剖宫产

参阅"普通外科"。

参阅"产后期"。

11. 胆囊切除术

参阅"普通外科"。

术后

一、合作性问题

PC：腹膜炎

二、护理诊断

1. 有呼吸功能障碍的危险：与上腹部切口及因疼痛而采用的固定法有关。

2. 有口腔黏膜异常的危险：与患者禁食状态及插鼻胃管患者用嘴呼吸有关。

12. 结肠造口术

参阅"普通外科"。

术后

一、合作性问题

▲ PC:造口周边溃疡/疝形成

▲ PC:造口处坏死、回缩、脱出、狭窄、梗阻

二、护理诊断

△ 悲痛:与诊断为癌症有关。

▲ 有自我概念紊乱的危险:与造口术对身体形象及生活方式的影响有关。

△ 有性生活型态改变的危险:与察觉到造口对性功能及性吸引力的负面影响有关。

有性功能障碍的危险:与男性交感神经损伤引起阳痿和女性阴道润滑度不够有关。

△ 有社交隔离的危险:与顾虑排物袋难闻的气味或怕有粪便漏出有关。

▲ 有处理治疗方案不当或无效的危险:与知识缺乏有关,如对造口袋的手术程序、结肠造口袋的冲洗、伤口周围皮肤的护理、会阴伤口的护理以及如何把造口处的护理融合到日常生活中去等的知识缺乏。

13. 角膜移植(穿透角膜移植术)

参阅"普通外科"。

术后

一、合作性问题

PC:内眼炎

▲ PC:眼内压增高

PC:眼角膜上皮缺损

PC:移植失败

二、护理诊断

△ 有感染的危险:与眼内组织的完整性受到破坏有关。

▲ 急性疼痛:与手术过程有关。

▲ 有处理治疗方案不当或无效的危险:与知识缺乏有关,如对眼睛的护理、活动的恢复、药物治疗/给药、并发症的症状与体征以及长期随访等知识缺乏。

14. 冠状动脉旁路移植术(CABG)

参阅"普通外科"。

术后

一、合作性问题

▲ PC:心血管功能不全

▲ PC:呼吸功能不全

▲ PC:肾功能不全

二、护理诊断

▲ 急性疼痛:与手术切口、胸部导管及过长时间的手术引起的不活动有关。

恐惧:与从 ICU 病房转出以及仍有潜在并发症有关。

△ 语言沟通障碍:与气管插管有关(临时)。

△ 家庭运作中断:与正常的家庭生活被打乱,害怕手术结果(如死亡、残疾)以及 ICU 病房的应激性环境等有关。

△ 有自我概念紊乱的危险:与心脏的象征性意义以及生活方

式改变有关。

△ 有处理治疗方案不当或无效的危险：与知识的缺乏有关，如对手术切口护理、疼痛处理（如心绞痛、切口痛）、并发症的症状与体征、患者病情、药物保健、危险因素、对患者的各种限制、应激处理技能及随访等知识缺乏。

15. 颅脑手术

参阅"普通外科"。

参阅"脑肿瘤的术前、术后护理"。

术后

一、合作性问题

▲ PC：颅内压增高

▲ PC：大脑／小脑功能不全

* PC：低氧血症

▲ PC：癫痫发作

▲ PC：脑出血、脑血肿

▲ PC：颅神经功能不全

* PC：心律失常

▲ PC：水电解质失调

△ PC：脑膜炎／脑炎

▲ PC：感觉－运动功能丧失

▲ PC：体温过低／体温过高

△ PC：抗利尿激素分泌失常

▲ PC：脑脊液漏出

▲ PC：水囊瘤

* PC：脑组织移位／脑疝

* PC：脑积水

* PC：胃肠道出血

二、护理诊断

▲ 急性疼痛：与脑组织受压或移位以及颅内压增高有关。

△ 有角膜组织完整性受损的危险：与组织水肿造成的润滑作用降低有关。

△ 有处理治疗方案不当或无效的危险：与知识缺乏有关，如对伤口护理、并发症的症状与体征、对患者的各种限制以及随访等知识缺乏。

16. 扩张与刮除术

参阅"普通外科，术前及术后"。

术后

一、合作性问题

PC：出血

二、护理诊断

有处理治疗方案不当或无效的危险：与知识缺乏有关，如对患者病情、家庭护理、并发症的症状和体征以及活动的限制等知识缺乏。

17. 眼球摘除术

术后

一、合作性问题

▲ PC：出血

　PC：脓肿

二、护理诊断

△ 有受伤的危险：与视力受限及环境不熟悉有关。

△ 悲痛：与失去眼球及对生活方式的影响有关。

△ 有自我概念紊乱的危险：与身体形象的改变对生活方式的影响有关。

△ 有社交隔离的危险：与身体形象改变和视力改变有关。

△ 有持家能力受损的危险：与视力改变导致患者不能从事日常活动有关。

△ 有处理治疗方案不当或无效的危险：与知识缺乏有关，如对允许从事的活动自理活动、药物治疗、并发症以及随访计划等知识缺乏。

18. 髋及股骨骨折

参阅"普通外科"。

术后

一、合作性问题

▲ PC：出血／休克

▲ PC：肺栓塞

▲ PC：脓毒症

▲ PC：脂肪栓

▲ PC：腔隙综合征

△ PC：腓神经麻痹

▲ PC：髋关节脱位

▲ PC：静脉淤滞／血栓形成

　　PC：股骨头缺血性坏死

二、护理诊断

▲ (特定的)自理能力缺陷：与医嘱限制活动有关。

▲ 废用综合征。

△ 恐惧：与预料手术后需依赖他人有关。

△ 有感知改变的危险：与年龄增长、疼痛及不活动有关。

△ 有处理治疗方案不当或无效的危险：与知识缺乏有关，如活动限制、辅助工具的使用、家庭护理、随访及支持系统等知识缺乏。

19. 子宫切除术(经阴道或腹部)

参阅"普通外科"。

术后

一、合作性问题

▲ PC：阴道出血

* PC：尿潴留(除去导尿管后)

* PC：瘘管形成

▲ PC：深静脉血栓形成

▲ PC：创伤：输尿管、膀胱、直肠

二、护理诊断

* 有感染的危险：与手术及插尿管有关。

▲ 有自我概念紊乱的危险：与失去子宫对今后的重要意义有关。

* 悲痛：与失去子宫及不能再生育有关。

△ 有处理治疗方案不当/无效的危险：与知识缺乏有关，如对会阴部/腹部伤口的护理、并发症的症状与体征、活动限制、月经丧失、激素治疗及随访等知识缺乏。

20. 回肠造口术

术后

一、合作性问题

▲ PC：造口周围溃疡/疝

▲ PC：造口处坏死、回缩、脱垂、狭窄、梗阻

▲ PC：水电解质失衡

PC:回肠隐窝炎

二、护理诊断

▲ 有自我概念紊乱的危险:与造口对身体形象的影响有关。

△ 有性生活型态改变的危险:与觉察到造口术对性功能及性吸引力的负面影响有关。

△ 有社交隔离的危险:与害怕用物中可能有难闻的气味或有粪便漏出等有关。

△ 有处理治疗方案不当或无效的危险:与知识缺乏有关,如对造口术的程序、造口周围皮肤护理、会阴伤口护理以及如何把造口部位的护理纳入日常生活中去等知识缺乏。

△ 有处理治疗方案不当或无效的危险:与知识缺乏有关,如对回肠袋的护理等知识缺乏。

有处理治疗方案不当或无效的危险:与知识的缺乏有关,如对Kock 自律性回肠造口袋进行间断性插管等知识缺乏。

21. 椎板切除术

参阅"普通外科"。

术后

一、合作性问题

▲ PC:感觉神经损伤

＊ PC:肠道／膀胱功能不全

▲ PC:麻痹性肠梗阻

＊ PC:脊髓水肿

＊ PC:椎骨排列错位

△ PC:脑脊髓瘘

＊ PC:血肿形成

▲ PC:尿潴留

二、护理诊断

* 有受伤的危险：与体位性低血压引起眩晕有关。

▲ 急性疼痛：与手术创伤引起的背部及大腿部肌肉痉挛有关。

* (特定的)自理能力缺陷：与活动受限有关。

▲ 有处理治疗方案不当或无效的危险：与知识缺乏有关，如对家庭护理、背甲支架的护理、活动限制以及锻炼计划等知识缺乏。

22. 乳房切除术

参阅"一般癌症"。

参阅"普通外科"。

术后

一、合作性问题

▲ PC：神经血管损害

二、护理诊断

▲ 有躯体移动障碍的危险(如肩、前臂)：与淋巴性水肿、神经或肌肉损伤及疼痛有关。

▲ 有受伤的危险：与患侧前臂的淋巴、运动及感觉功能受损有关。

▲ 悲痛：与失去乳房及身体外形改变有关。

▲ 有处理治疗方案不当或无效的危险：与知识的缺乏有关，如对伤口护理、锻炼计划、乳房假体、并发症的症状和体征、患侧手臂的预防措施、社区资源的利用以及随访等知识缺乏。

23. 眼科手术

参阅"普通外科"。

术后

一、合作性问题

△ PC:伤口裂开／去脏术

△ PC:眼内压升高

△ PC:视网膜脱离

　 PC:脉络膜出血

　 PC:内眼炎

　 PC:眼前房积血

　 PC:眼前房积脓

△ PC:失明

二、护理诊断

△ 有感染的危险:与手术创伤增加感染机会有关。

▲ 有受伤的危险:与视物受限、环境不熟以及术后戴眼罩有关。

▲ 进食、沐浴或卫生自理缺陷:与活动受限、视物障碍或戴眼罩有关。

▲ 有感知改变的危险：与视力障碍或单／双侧眼罩导致传入神经刺激不足有关。

△有处理治疗方案不当或无效的危险:与知识缺乏有关,如对允许及限制的活动、药物治疗、并发症及随访等知识缺乏。

24. 耳部手术(镫骨切除术、鼓室成形术、 鼓膜切开术、鼓室乳突切除术)

参阅"普通外科"。

术后

一、合作性问题

PC:出血

PC:面神经麻痹

PC:感染

PC:听力受损／耳聋

二、护理诊断

1. 沟通障碍:与听力减退有关。

2. 有社交隔离的危险：与在社交场合中听力障碍引起的窘态有关。

3. 有受伤的危险:与眩晕有关。

4. 有处理治疗方案不当或无效的危险:与知识缺乏有关,如对并发症的症状和体征(例如:面神经损伤、眩晕、耳鸣、步态不稳、耳分泌物增多等)、耳部护理、禁忌证及随访等知识缺乏。

25. 喉切除术(根治性颈部手术)

参阅"普通外科"。

参阅"一般癌症"。

参阅"气管切开术"。

术后

一、合作性问题

＊ PC:低氧血症

▲ PC:皮瓣排斥

▲ PC:出血

▲ PC:颈动脉破裂

＊ PC:颅神经损伤

＊ PC:感染

二、护理诊断

▲ 有躯体移动障碍的危险:与肌肉、神经的去除、皮瓣移植重建和手术创伤有关。

▲ 有自我概念紊乱的危险:与身体形象改变有关。

▲ 有处理治疗方案不当或无效的危险:与知识缺乏有关,如对

伤口护理、并发症的症状和体征、锻炼计划以及随访等知识缺乏。

26. 根治性外阴切除术

参阅"普通外科"。

参阅"抗凝治疗"。

术后

一、合作性问题

▲ PC:出血／休克

▲ PC:尿潴留

▲ PC:脓毒症

△ PC:肺栓塞

▲ PC:血栓性静脉炎

二、护理诊断

▲ 急性疼痛:与手术的影响及不活动有关。

▲ 悲痛:与身体功能丧失及其对生活方式的影响有关。

△ 有性生活型态改变的危险：与手术对性功能及性吸引力的负面影响有关。

△ 有处理治疗方案不当或无效的危险:与知识缺乏有关,如对家庭护理、伤口护理,尿管的自我护理以及随访等知识缺乏。

27. 肾脏手术(一般肾脏手术、经皮肾造口术／ 体外肾脏手术、肾切除术)

参阅"普通外科"。

一、合作性问题

▲ PC:出血

▲ PC:休克

▲ PC:麻痹性肠梗阻

* PC:气胸

* PC:瘘管

▲ PC:肾功能不全

△ PC:肾盂肾炎

△ PC:输尿管支架脱位

△ PC:手术胸腔通路引起的气胸

二、护理诊断

△躯体移动障碍:与肾包膜膨胀及手术切口有关。

▲有呼吸功能异常的危险:与切口部位引起呼吸及咳嗽时疼痛有关。

▲有处理治疗方案不当或无效的危险:与知识缺乏有关,如对水分的需要量、肾造瘘口的护理以及并发症的症状与体征等知识缺乏。

28. 肾移植术

参阅"皮质类固醇治疗"。

参阅"普通外科"。

一、合作性问题

▲ PC:血液动力学不稳定

▲ PC:高血容量/低血容量

▲ PC:高血压/低血压

▲ PC:肾功能不全(供者肾)

如:移植前缺血性损伤;血肿;吻合部位破裂;吻合部位出血;肾静脉血栓形成;肾动脉狭窄;输尿管梗阻(纽结、凝血块);输尿管、肾动脉纽结。

▲ PC:供肾组织排斥

▲ PC:免疫过度抑制

▲ PC:电解质失衡(钾、磷)

▲ PC:深静脉血栓形成

▲ PC:脓毒症

二、护理诊断

▲ 有感染的危险:与药物治疗引起的免疫系统改变有关。

▲ 有口腔黏膜异常的危险:与免疫抑制对感染的易感性增加有关。

△ 有自我概念紊乱的危险:与移植术的经历及可能会引起排斥有关。

△ 恐惧:与可能有排斥反应及可能会死亡有关。

▲ 有不合作的危险:与治疗方案复杂(如饮食、药物、记录单的保存、体重、血压、尿化验等)及精神欣快(移植术后)等有关。

▲ 有处理治疗方案不当或无效的危险:与知识缺乏有关,如对预防感染、活动计划、饮食管理、病程记录(如每日入量、出量、体重、尿化验、血压、体温等)、药物治疗、每日尿化验(查尿蛋白)、排斥反应、感染的症状和体征、避孕措施、随访及社区资源的利用等知识缺乏。

29. 胸腔手术

参阅"普通外科"。

参阅"机械通气"。

术后

一、合作性问题

＊ PC:肺不张

＊ PC:肺炎

▲ PC:呼吸功能不全

▲ PC:气胸、血胸

＊ PC:出血

▲ PC:肺栓塞

▲ PC:皮下气肿

△ PC:纵隔移位

▲ PC:急性肺水肿

△ PC:血栓性静脉炎

二、护理诊断

▲ 急性疼痛:与手术切口、胸部插管以及冗长手术患者不活动有关。

▲ 清理呼吸道低效或无效:与分泌物增多,因疼痛和疲乏所致咳嗽减弱有关。

活动无耐力:与肺泡通气量减少造成活动能力降低有关。

▲ 躯体移动障碍:与疼痛,胸部手术造成前臂及肩部活动受限以及强迫性体位等因素有关。

悲痛:与失去身体的某部分并察觉到对今后生活方式的影响有关。

＊ 有处理治疗方案不当或无效的危险:与知识缺乏有关,如对病情的了解、疼痛的处理、肩或手臂的锻炼、伤口护理、呼吸锻炼、夹板的使用、预防感染、营养需求、休息与活动、呼吸道的清理以及随访等知识缺乏。

30. 扁桃体摘除术

参阅"普通外科"。

一、合作性问题

PC:呼吸道梗阻

PC:误吸

PC：出血

二、护理诊断

1. 有体液不足的危险：与吞咽疼痛造成液体入量减少有关。

2. 有营养失调的危险：低于机体需要量，与吞咽疼痛造成进食减少有关。

3. 有处理治疗方案不当或无效的危险：与知识缺乏有关，如对必要的休息、营养需求、并发症的症状与体征、疼痛处理、合适的体位以及活动限制等知识缺乏。

31. 经尿道切除术(良性前列腺肥大、癌症、膀胱肿瘤)

参阅"普通外科"。

手术

一、合作性问题

PC：尿少/无尿

PC：出血

PC：膀胱穿孔(术中)

PC：低钠血症

PC：脓毒症

PC：引流管阻塞

PC：前列腺切除术

PC：凝血块形成

二、护理诊断

1. 急性疼痛：与膀胱痉挛、凝血块滞留或背部、腿部疼痛有关。

2. 有处理治疗方案不当或无效的危险：与知识缺乏有关，如对液体需要量、活动限制、导尿管护理、排尿控制、随访以及并发症的症状和体征等知识缺乏。

32. 输尿管造口术

参阅"普通外科"。

术后

一、合作性问题

△ PC:尿液内漏

▲ PC:泌尿道感染

▲ PC:造口周围溃疡/疝形成

▲ PC:造口处坏死、退缩、脱出、狭窄、梗阻

二、护理诊断

△ 有自我概念紊乱的危险：与输尿管造口对身体形象的影响有关。

有性生活型态改变的危险：与察觉到造口对性功能及性吸引力的负面影响有关。

有性生活型态改变的危险：与男性阴茎的勃起障碍,女性阴道不润滑有关。

△ 有社交隔离的危险：与害怕用物中可能有难闻气味或害怕有尿液漏出有关。

▲ 有处理治疗方案不当或无效的危险：与知识缺乏有关,如对造口手术过程、结肠造口冲洗、造口周围皮肤护理、会阴伤口护理以及把对造口部位的护理纳入到日常生活中等知识缺乏。

△ 有处理治疗方案不当或无效的危险：与知识缺乏有关,如对"Kock"自律性输尿管造口术进行间断性自我插管等知识缺乏。

三、妇产科部分

（一）产科方面

1. 妊娠期（正常的）

护理诊断

1. 恶心：与雌激素水平增高、血糖降低、胃蠕动减弱以及增大的子宫压迫胃贲门括约肌等有关。

2. 便秘：与胃蠕动减弱，子宫压迫降结肠有关。

3. 活动无耐力：与疲乏和增大的子宫压迫膈肌造成呼吸困难以及血容量增多有关。

4. 有口腔黏膜异常的危险：与雌、孕激素增多引起牙龈充血有关。

5. 有受伤的危险：与周围静脉淤血引起晕厥或低血压有关。

6. 有维护健康能力改变的危险：与知识缺乏有关，如妊娠对身体各系统（如：心血管、皮肤、胃肠道、泌尿道、肺、肌肉、骨骼等）的影响，妊娠胎儿生长发育情况、营养需求、妊娠期烟酒过度、滥用药物、摄入咖啡因过多、体重超重等的危害，对出现并发症的症状和体征（如阴道出血、痉挛性疼痛、妊娠糖尿病、重度水肿，先兆子痫）以及对分娩的准备（如课程、出版的参考资料）等知识缺乏。

2. 人工流产

术前

一、护理诊断

焦虑：与决定手术、手术步骤及术后护理等因素有关。

术后

二、合作性问题

PC：出血

PC：感染

三、护理诊断

1. 有个人应对能力无效的危险：与对社会、道德行为、宗教及家族对立面有尚未解决的情绪反应问题（如内疚）等有关。

2. 有家庭运作中断的危险：与手术对亲属关系的影响（不同意手术，既往有个人或婚姻矛盾或青春期自身认可的问题）有关。

3. 有处理治疗方案不当或无效的危险：与知识缺乏有关，如对某些自理知识（如个人卫生、乳房）、营养需求、预料的阴道出血、子宫痉挛性疼痛、并发症的症状与体征、性生活的恢复、避孕知识、性教育、缓解术后不适的方法、预料出现的情感问题、术后随诊以及对社区资源的利用等知识缺乏。

3. 自然流产

护理诊断

1. 恐惧：与以后可能再次流产有关。

2. 悲痛：与妊娠终止有关。

4. 宫外孕（异位妊娠）

一、合作性问题

PC：出血

PC:休克

PC:脓毒症

PC:急性疼痛

二、护理诊断

1. 悲痛:与失去胎儿有关。

2. 恐惧:与可能不会再妊娠有关。

5. 妊娠剧吐

一、合作性问题

PC:负氮平衡

二、护理诊断

有营养失调的危险:低于机体需要量,与呕吐引起营养和水分丢失有关。

6. 妊娠高血压

参阅"产前期"。

参阅"产后期"。

一、合作性问题

PC:恶性高血压

PC:子痫

PC:蛋白尿

PC:视力障碍

PC:昏迷

PC:肾衰

PC:脑水肿

PC:胎儿受损

二、护理诊断

1. 恐惧:与疾病对母体、妊娠及胎儿的影响有关。

2. 有受伤的危险:与眩晕、视力障碍或子痫发作有关。

3. 有处理治疗方案不当或无效的危险:与知识的缺乏有关,如对饮食的限制、并发症的症状与体征、体能保存、药物治疗、缓解头痛及背痛的方法等知识缺乏。

7. 青少年妊娠

参阅"正常产前、产时及产后期"。

术前

一、合作性问题

PC:妊娠高血压

二、护理诊断

1. 家庭运作中断:与青少年妊娠有关的应激及对家庭今后的影响有关。

2. 有营养失调的危险:低于机体需要量:与妊娠期生长发育需要营养,但青少年体内储备较少有关。

3. 自我概念紊乱:与妊娠期的身体变化及青少年和为人母角色之间的矛盾有关。

4. 有社交隔离的危险:与同伴对妊娠的负反应有关。

5. 有尿路感染的危险:与知识缺乏有关,如对预防感染的方法以及妊娠对肾及输尿管解剖的影响使易感性增加等知识缺乏。

术后

二、护理诊断

1. 有养育障碍的危险:与青少年的发育任务和养育职责之间

的矛盾有关。

2. 决策冲突：与对婴儿的照顾者和养育方式的选择以及对生活如何安排等决策的矛盾。

8. 妊娠期子宫出血(前置胎盘、胎盘早剥、子宫破裂、非恶性病变、葡萄胎等)

参阅"产后期"。

一、合作性问题

PC：出血

PC：休克

PC：弥散性血管内凝血

PC：肾衰

PC：胎儿死亡

PC：贫血

PC：脓毒症

二、护理诊断

1. 恐惧：与出血对妊娠及胎儿的影响有关。

2. 躯体移动障碍：与活动时出血增多有关。

3. 悲痛：与预料可能会终止妊娠并失去企盼的孩子有关。

4. 恐惧：与今后有可能出现妊娠并发症有关。

9. 分娩期(正常)

一、合作性问题

PC：出血(前置胎盘,胎盘早剥)

PC：胎儿窘迫

PC:高血压

PC:子宫破裂

PC:难产

二、护理诊断

1. 急性疼痛:与分娩时宫缩有关。

2. 恐惧:与不能预测子宫收缩及可能会生一个受损的新生儿有关。

3. 焦虑:与知识缺乏有关,如松弛/呼吸训练、合适的体位、分娩程序如肠道、皮肤准备、阶段性评估、麻醉(局部或吸入麻醉)等知识缺乏。

10. 产后期

正常产后期

一、合作性问题

PC:出血

PC:子宫乏力

PC:胎盘残留

PC:软产道裂伤

PC:血肿

PC:尿潴留

二、护理诊断

1. 有感染的危险:与分娩损伤、胎儿娩出及会阴切开时细菌侵入有关。

2. 有母乳喂养无效的危险:与无经验或乳房肿胀有关。

3. 不适:与分娩和胎儿娩出时会阴裂伤、出血、乳房肿胀及子宫复原有关。

4. 有便秘的危险:与产后肠蠕动减弱及活动减少有关。

5. 有养育障碍的危险:与无经验、不胜任、无能为力、不想要孩子或对孩子感到失望、缺乏角色模范等有关。

6. 压迫性尿失禁:与分娩时组织损伤有关。

7. 有情境性自尊低下的危险:与分娩后身体的某些变化长期存在有关,如皮肤、体重、生活方式等有关。

8. 有维护健康能力改变的危险:与知识缺乏有关,如对产后常规、个人卫生(如乳房,会阴)、产后锻炼、性咨询(避孕常识)、母亲及婴儿的营养要求、婴儿护理、父母亲子间的情感联系、产后的情绪反应、必需的睡眠及休息、家务安排、社区资源的利用、对乳房会阴部不适的处理以及并发症的症状和体征等知识的缺乏。

乳腺炎(哺乳的)

三、合作性问题

PC:脓肿

四、护理诊断

1. 急性疼痛:与乳腺组织的炎症有关。

2. 有母乳喂养无效的危险:与有乳腺炎症,停止哺乳有关。

3. 有维护健康能力改变的危险:与知识缺乏有关,如必要的乳房支托、乳房护理、哺乳禁忌以及脓肿形成的症状与体征等的知识缺乏。

胎儿/新生儿死亡

五、护理诊断

1. 家庭运作中断:与丧失家庭亲人引起情感创伤有关。

2. 悲痛:与丧失新生儿有关。

3. 恐惧:与今后有可能再出现死胎有关。

11. 妊娠合并症(产前、产后心脏病,产前、产后糖尿病)

心脏病

参阅"心脏异常"。

参阅"产前期"。

参阅"产后期"。

一、合作性问题

PC:充血性心力衰竭

PC:妊娠高血压

PC:瓣膜损伤

二、护理诊断

1. 恐惧:与心脏病对母体、对妊娠及婴儿的影响有关。

2. 活动无耐力:与妊娠期代谢需求增加而心功能受损有关。

3. 持家能力受损:与妊娠期或产后履行角色职责的能力受损有关。

4. 有家庭运作中断的危险:与活动受限及害怕影响生活方式有关。

5. 有处理治疗方案不当或无效的危险:与知识缺乏有关,如对必需的饮食、预防感染、体能保存、并发症的症状与体征以及对社区资源的利用等知识缺乏。

糖尿病(产前)

参阅"产前期"。

参阅"糖尿病"。

参阅"产后期"。

三、合作性问题

PC:低血糖/高血糖

PC:羊水过多

PC:酸中毒

PC:妊娠高血压

四、护理诊断

1. 有皮肤完整性受损的危险:与羊水过多,皮肤过度伸展有关。

2. 有阴道感染的危险:与易受念珠菌感染有关。

3. 急性疼痛:与脑水肿或应激性过高有关。

4. 有处理治疗方案不当或无效的危险:与知识缺乏有关,如对妊娠对糖尿病的影响、糖尿病对妊娠的影响、必需的营养、必需的胰岛素、并发症的症状与体征、需要多次血及尿检查等知识缺乏。

糖尿病(产后)

参阅"产后期"。

五、合作性问题

PC:低血糖

PC:高血糖

PC:出血(继发于羊水过多引起的宫缩乏力)

PC:妊娠高血压

六、护理诊断

1. 焦虑:与婴儿需要特殊护理须与母亲分离有关。

2. 有会阴部感染的危险：与抵抗力减退及高血糖引起白细胞吞噬力下降有关。

3. 有处理治疗方案不当或无效的危险:与知识缺乏有关,如今后再次妊娠的危险性、节育措施、禁忌的类别、婴儿的特殊护理等知识缺乏。

(二)妇科方面

1. 子宫内膜异位症

一、合作性问题

PC:月经过多

PC:月经频繁

二、护理诊断

1. 慢性疼痛:与异位的子宫内膜(如异位在腹部、腹膜)对卵巢激素周期性刺激的反应有关。

2. 性生活型态的改变:与性交痛或不孕有关。

3. 焦虑:与不能预测疾病的性质有关。

4. 有处理治疗方案不当或无效的危险:与知识缺乏有关,如对疾病的了解、迷信、药物治疗及受孕可能性等知识缺乏。

2. 盆腔炎症性疾病

一、合作性问题

PC:脓毒症

PC:脓肿形成

PC:肺炎

PC:肺栓塞

二、护理诊断

1. 急性疼痛:与不适及感染引起体温升高有关。

2. 有体液不足的危险:与摄入不足、疲乏、疼痛及体温升高引起的体液丢失有关。

3. 慢性疼痛:与炎症有关。

4. 有个人应对无效的危险:抑郁:与疾病的慢性过程及缺乏明确的诊断和治疗有关。

5. 有处理治疗方案不当或无效的危险:与知识缺乏有关,如对疾病的了解、营养的需求、并发症的症状和体征、对性传播疾病的预防及对必需的睡眠和休息等知识缺乏。

四、新生儿部分

1. 正常新生儿

一、合作性问题

PC:低体温

PC:低血糖

PC:高胆红素血症

PC:心动过缓

二、护理诊断

1. 有感染的危险:与新生儿易受伤害、体内缺乏正常菌群、环境危害以及有开放性伤口(如脐带结扎、包皮环切)等因素有关。

2. 有清理呼吸道低效的危险:与口咽部分泌物有关。

3. 有皮肤完整性受损的危险:与新生儿易发生院内感染及皮肤缺乏正常菌群等有关。

4. 体温调节无效:与新生儿由宫内环境转到宫外环境有关。

5. 有处理治疗方案不当或无效的危险:与特定的知识缺乏有关(参阅"产后期")。

2. 早产儿

参阅"高危新生儿家庭"。

一、合作性问题

PC:冷应激

PC:呼吸暂停

PC:心动过缓

PC:低血糖

PC:酸中毒

PC:低钙血症

PC:脓毒症

PC:抽搐

PC:肺炎

PC:高胆红素血症

二、护理诊断

1. 有便秘的危险:与肠蠕动减弱及不活动等有关。

2. 有误吸的危险:与不活动及分泌物增多有关。

3. 有感染的危险:与早产儿易受伤害、体内缺乏正常菌群、环境危害以及有开放性伤口(如脐带结扎、包皮环切)等因素有关。

4. 有皮肤完整性受损的危险:与易发生院内感染有关(因皮肤缺乏正常菌群)。

5. 体温调节无效:与早产儿由宫内环境转到宫外环境有关。

6. 婴儿喂养无效:与早产吸吮无力有关。

7. 有婴儿猝死综合征的危险:与早产增加了易感性有关。

3. 过期分娩儿(小于胎龄儿[SGA], 大于胎龄儿[LGA])

一、合作性问题

PC:分娩窒息

PC:胎粪误吸

PC:低血糖

PC:红细胞增多(SGA)

PC:水肿(全身,脑)

PC:中枢神经系统抑制

PC:肾小管坏死

PC:肠道吸收障碍

PC:产伤(LGA)

二、护理诊断

1. 有皮肤完整性受损的危险：与缺乏胎脂保护及长期接触羊水有关(LGA)。

2. 婴儿喂养无效:与婴儿吸吮无力有关。

4. 有特殊问题的新生儿
(先天感染、巨细胞病毒、风疹、
弓形体病、梅毒、疱疹等)

参阅"高危新生儿、高危新生儿家庭、儿科疾病的发育问题或需求等"。

一、合作性问题

PC:高胆红素血症

PC:肝脾肿大

PC:贫血

PC:脑积水

PC:小头畸形

PC:精神发育迟缓

PC:先天性心脏病(风疹引起)

PC:白内障(风疹引起)

PC:视网膜炎

PC:血小板减少性紫癜(风疹引起)

PC:感觉运动神经性耳聋(巨细胞病毒引起)

PC:骨膜炎(梅毒引起)

PC:抽搐

二、护理诊断

1. 有感染传播的危险:与机体自身传染有关。

2. 有受伤的危险:与无法控制的强直性痉挛有关。

5. 脑脊膜膨出新生儿

参阅"正常新生儿、高危新生儿家庭"。

一、合作性问题

PC:脑积水

PC:神经血管功能不全(损伤部位以下)

二、护理诊断

1. 有受伤的危险:与脑脊膜膨出容易受伤害有关。

2. 便秘/排便失禁:与脊髓病变影响肛门括约肌有关。

3. 尿潴留:与脊髓损伤对膀胱功能的影响有关。

4. 有皮肤完整性受损的危险:与下肢不能活动有关。

6. 先天性心脏病新生儿(术前)

参阅"正常新生儿、高危新生儿家庭"。

一、合作性问题

PC:充血性心力衰竭

PC:心律失常

PC:心输出量减少

二、护理诊断

有婴儿喂养无效的危险:与呼吸困难及疲乏有关。

7. 母亲患糖尿病的新生儿

参阅"正常新生儿、高危新生儿家庭"。

一、合作性问题

PC:低血糖

PC:低血钙

PC:红细胞增多症

PC:高胆红素血症

PC:脓毒症

PC:酸中毒

PC:产伤(巨大儿)

PC:肺透明膜病

PC:呼吸窘迫综合征

PC:静脉血栓形成

二、护理诊断

有体液不足的危险:与排尿增多及渗透性利尿增多有关。

8. 高危新生儿

参阅"高危新生儿家庭"。

一、合作性问题

PC:低氧血症

PC:休克

PC:呼吸窘迫

PC:抽搐

PC:低血压

PC:脓毒症

二、护理诊断

1. 有婴儿行为紊乱的危险：与中枢神经系统发育不成熟及刺激过多有关。

2. 有感染的危险：与婴儿易受伤害、缺乏正常菌群、环境的危害、有开放性伤口(如脐带结扎、包皮环切等)以及侵入性插管有关。

3. 婴儿喂养无效：与特定因素有关。

4. 有呼吸功能异常的危险：与口咽部分泌物增多有关。

5. 有皮肤完整性受损的危险：与皮肤缺乏正常菌群易受院内感染有关。

6. 体温调节无效：与新生儿由宫内移向子宫外环境有关。

9. 高危新生儿家庭

护理诊断

1. 慢性悲伤：与意识到目前或将来可能对家庭或儿童造成损失有关。

2. 家庭运作中断：与延长住院时间对家庭的影响有关(如对责任及财力等的影响)。

3. 焦虑：与不能预测患儿的预后有关。

4. 有养育障碍的危险：与母子隔离或无法接纳患病的新生儿造成母子情感联系不够有关。

10. 高胆红素血症(Rh 血型不合、ABO 血型不合)

参阅"高危新生儿家庭、正常新生儿"。

一、合作性问题

PC:贫血

PC:黄疸

PC:核黄疸

PC:肝脾肿大

PC:胎儿水肿(见于心力衰竭,低氧血症,全身性水肿,心包膜、胸膜、腹膜渗出)

PC:肾衰(见于光疗并发症、体温过高/体温过低、脱水、阴茎异常勃起、"青铜"婴儿综合征)

二、护理诊断

1. 有角膜组织完整性受损的危险：与眼睛接触光疗灯或长期戴眼罩有关。

2. 有皮肤完整性受损的危险：与腹泻、胆红素尿及接触光疗灯有关。

11. 母亲有麻醉药瘾的新生儿

参阅"高危新生儿家庭、正常新生儿、母亲药物滥用"。

一、合作性问题

PC:兴奋性增强/抽搐

PC:戒断症状

PC:低血钙

PC:低血糖

PC:脓毒症

PC:脱水

PC:电解质失衡

二、护理诊断

1. 有皮肤完整性受损的危险：与全身出汗和显著的肌肉强直有关。

2. 腹泻：与兴奋性增强引起肠蠕动增加有关。

3. 睡眠型态紊乱：与兴奋性增强有关。

4. 有受伤的危险：与狂乱吸吮手有关。

5. 有受伤的危险：与失控的震颤或强直性阵挛样活动有关。

6. 感知觉异常：与对周围环境刺激高度敏感有关。

7. 婴儿喂养无效：与吸吮无力有关。

8. 有婴儿猝死综合征的危险：与母亲药物滥用造成易感性增加有关。

12. 呼吸窘迫综合征

参阅"高危新生儿、机械通气"。

一、合作性问题

PC：低氧血症

PC：肺不张

PC：酸中毒

PC：脓毒症

PC：高热

二、护理诊断

1. 活动无耐力：与呼吸受损引起组织缺氧有关。

2. 有感染的危险：与婴儿易受伤害、缺乏正常菌群、环境危害（包括医院职工、其他新生儿、患儿父母等）、有开放性伤口（如脐带结扎、包皮环切）等有关。

3. 有皮肤完整性受损的危险：与患儿易发生院内感染及皮肤缺乏正常菌群有关。

13. 脓毒症（败血症）

参阅"正常新生儿、高危新生儿家庭、高危新生儿"。

一、合作性问题

PC：贫血

PC：呼吸窘迫

PC：体温过低／体温过高

PC：低血压

PC：水肿

PC：抽搐

PC：肝脾肿大

PC：出血

PC：黄疸

PC：脑膜炎

PC：关节积脓

二、护理诊断

1. 有皮肤完整性受损的危险：与水肿及不活动有关。

2. 腹泻：与肠道受致病菌刺激有关。

3. 有受伤的危险：与无法控制的强直性阵挛及造血不足有关。

五、儿童及青少年疾病*

1. 与慢性病有关的发育问题和发育需求
（如：终身残疾、多种缺陷、精神或
身体发育障碍、致病性疾病）

护理诊断

1. 慢性悲伤(父母的)：与由疾病引起的预知的损失有关。

2. 家庭运作中断：与根据病情需调整(例如)时间、精力(包括精神、体力方面)、财力和身体护理等有关。

3. 有持家能力受损的危险：与资源不足、住宅拥挤或照顾者体弱等有关。

4. 有父母亲角色冲突的危险：与经常住院治疗造成的与父母分离有关。

5. 有社交隔离的危险(患儿/家庭)：与能力丧失或需要照顾者有关。

6. 有养育障碍的危险：与资源或应对机制不足导致的虐待、排斥或过分保护儿童等有关。

7. 决策冲突：与所患疾病、保健措施及母子分离等有关。

8. 自理能力缺陷(特定的)：与疾病的限制或住院治疗有关。

9. 有生长发育迟缓的危险：与发育到正常水平的能力受损有关。

---

*对于另外的儿科医疗诊断，参阅：成人诊断和生长发育问题/需要，例如：糖尿病、肿瘤、神经性厌食、骨折、充血性心衰、脊髓损伤、肺炎、脑外伤。

10. 照顾者角色紧张：与疾病、能力丧失或需要治疗等各种限制造成患者需要进行多种照顾有关。

2. 焦虑/学校恐惧症

护理诊断

1. 焦虑：与自尊改变、环境变化、害怕分离及负面反应(同伴、家庭)有关。

2. 个人应对无效：与没有足够的解决问题及否定问题的能力有关。

3. 自尊紊乱：与同伴的负面反应或自身精神障碍以及对自己抱有不切实际的期望有关。

3. 获得性免疫缺陷综合征(儿童)

参阅"成人获得性免疫缺性综合征、与慢性病有关的发育问题或需求"。

护理诊断

1. 有感染传播的危险：与换尿布时接触粪便及其他分泌物或儿童便后未及时洗手有关。

2. 营养失调：低于机体需要量：与对乳糖不耐受、机体每日营养需要量是同龄人两倍的推荐许可量以及口腔黏膜损伤和不适造成的厌食有关。

3. 生长发育迟缓：与脑病引起的肌张力减退有关。

4. 躯体移动障碍：与大脑皮层萎缩造成肌张力过低或过高有关。

5. 家庭运作中断：与患儿的疾病对角色职责、兄妹及家庭经济的影响，以及亲戚、朋友及社区的负面反应等有关。

6. 有处理治疗方案不当或无效的危险：与知识的缺乏有关，如对疾病传播方式、活病毒疫苗的危险性、避免感染、入学及社区资源等知识缺乏。

4. 哮喘

参阅"生长发育问题/需要"。

一、合作性问题

PC:低氧血症

PC:皮质类固醇治疗

PC:呼吸性酸中毒

二、护理诊断

1. 清理呼吸道低效:与支气管痉挛及肺部分泌物增多有关。

2. 恐惧:与气促及疾病反复发作有关。

3. 有处理治疗方案不当或无效的危险:与知识缺乏有关,如对病情、环境的危害(如吸烟、过敏原、天气)、预防感染、呼吸/放松锻炼、并发症的症状与体征、药物治疗、液体需要量、行为矫正以及对每日病程哮喘发作情况记录问题等知识缺乏。

5. 注意缺陷障碍(Hoocman, 1993)

一、合作性问题

PC:中枢神经系统兴奋剂的不良影响

二、护理诊断

1. 活动无耐力:与躯体、情感、智力等方面发育迟缓及疲乏有关。

2. 个人应对无效:与疲乏及发育迟缓有关。

3. 生长发育迟滞:与遗传、躯体、智力等障碍引起的成熟迟缓有关。

4. 有受伤的危险:与运动缺陷及活动过度等有关。

5. 自尊紊乱：与在学校不出色及同伴之间的负面影响有关。

6. 社交障碍：与延迟社会发展及难以得到同伴们的接纳有关。

6. 腹部疾病

参阅"发育问题/需要"。

一、合作性问题

PC：重度营养不良或脱水

PC：贫血

PC：凝血障碍

PC：骨质疏松

PC：电解质平衡失调

PC：代谢性酸中毒

PC：休克

PC：生长迟缓

二、护理诊断

1. 有营养失调的危险：低于机体需要量：与吸收不良、饮食限制及厌食有关。

2. 腹泻：与未消化的麦角蛋白产生的毒素损伤了小肠绒毛造成小肠吸收功能下降有关。

3. 有体液不足的危险：与腹泻造成水分丢失有关。

4. 有处理治疗方案不当或无效的危险：与知识缺乏有关，如对饮食管理、饮食限制及饮食要求等知识缺乏。

7. 脑瘫*

参阅"发育问题/需要"。

一、合作性问题

PC:痉挛

PC:抽搐

PC:呼吸道感染

二、护理诊断

1. 有受伤危险:与不能控制活动有关。

2. 有营养失调的危险:低于机体需要量:与婴儿吸奶困难和吞咽困难有关。

3. 自理能力缺陷(特定的):与感觉—运动损害有关。

4. 语言沟通障碍:与面部肌肉受累不能说话有关。

5. 有体液不足的危险:与获取或吞咽液体困难有关。

6. 有娱乐活动缺乏的危险:与参加娱乐活动的能力受限有关。

7. 有处理治疗方案不当或无效的危险:与知识缺乏有关,如对病情、给药方案、活动项目、健康教育、社区服务以及矫形器具应用等知识缺乏。

8. 儿童虐待(儿童被打综合征、儿童忽视)

参阅"骨折、烧伤、成长障碍"。

---

*由于脑瘫痪引起的能力缺陷(残疾)可能是各种各样的(如偏身轻瘫、四肢瘫、双侧瘫、单瘫、三瘫、截瘫等),护士必须在诊断性陈述中清楚注明患儿能力受限的情况。

一、合作性问题

PC：成长障碍

PC：营养不良

二、护理诊断

1. 家庭应对无效：失能性：与存在造成虐待儿童的因素有关，（例如）缺乏或未能得到家庭的关心、经济问题（如通货膨胀、失业）、缺乏儿童角色的榜样、高危儿童（如家庭不想要的孩子、性别或外表不受喜欢、躯体及精神有缺陷、活动亢进或患终身残疾）、高危父母（父母为单亲、父母为青少年、有情绪障碍、酗酒、药物成瘾或患躯体疾病等）。

2. 个人应对无效（虐待儿童者）：（例如）与本人曾受父母虐待、或缺乏父母给予的温暖与关切、社交隔离（几乎无朋友或几乎无发泄紧张心态的机会）、明显缺乏自尊同时对批评的容忍性差、情绪不稳、有依赖性、不信任他人、不承认需要帮助、对儿童的期望过高（将儿童作为精神满足的来源）、不切实际地希望儿童能带来愉快等有关。

3. 个人应对无效（对非虐待的父母）：与对虐待行为持被动和应允态度有关。

4. 恐惧：与可能被送到庇护所或寄养家庭有关。

5. 恐惧（父母的）：与周围人的反应、可能会失去儿童或犯罪起诉等有关。

6. 有营养失调的危险：低于机体需要量：与知识缺乏或忽视造成摄入不足有关。

7. 有处理治疗方案不当或无效的危险：与知识缺乏有关，如养育技能（训育、期望）、建设性的应激处理、受虐待的症状与体征、高危群体、儿童保护法律及社区服务等知识缺乏。

9. 唇裂及腭裂

参阅"发育问题/需要、普通外科"。

术前

一、护理诊断

有营养失调的危险：低于机体需要量：与唇裂造成吸吮障碍有关。

术后

二、合作性问题

PC：呼吸窘迫

PC：成长障碍（器质性）

三、护理诊断

1. 躯体移动障碍：与束缚儿童造成儿童活动受限有关。

2. 有语言沟通障碍的危险：与肌肉发育障碍、腭功能不全、不完善的齿系或听力丧失有关。

3. 有误吸的危险：与吸吮能力受损有关。

4. 有处理治疗方案不当或无效的危险：与知识缺乏有关，如对病情、喂养及吸吮技巧、手术部位的护理、出现中耳炎的危险（由牙齿或口腔疾病引起）以及转诊到语言治疗师等知识缺乏。

10. 传染性疾病

参阅"发育问题/需要"。

护理诊断

1. 急性疼痛：与瘙痒、疲乏、不适、咽喉痛及体温升高等有关。

2. 有感染传播的危险：与接触传染源有关。

3. 有体液不足的危险：与体温升高造成水分丧失增加或因全

身不适而饮水不足有关。

4. 有营养失调的危险：低于机体需要量：与厌食、咽喉痛、咀嚼痛（腮腺炎）有关。

5. 有清理呼吸道低效的危险：与分泌物增多有关（如百日咳）。

6. 有处理治疗方案不当或无效的危险：与知识缺乏有关，如对病情、疾病的传染性、预防方法、免疫及皮肤护理等知识缺乏。

11. 先天性心脏病

参阅"与慢性病有关的发育问题/需要"。

一、合作性问题

PC：充血性心力衰竭

PC：肺炎

PC：低氧血症

PC：脑血栓形成

PC：地高辛中毒

二、护理诊断

1. 活动无耐力：与患者的心脏缺陷引起的氧供不足有关。

2. 有营养失调的危险：低于机体需要量：与吸吮不足、疲乏及呼吸困难有关。

3. 有处理治疗方案不当或无效的危险：与知识缺乏有关，如对病情、预防感染、并发症的症状与体征、地高辛治疗、营养需求以及社区服务的利用等知识缺乏。

12. 惊厥

参阅"发育问题/需要，必要时参阅：智力异常"。

一、合作性问题

PC：呼吸暂停

二、护理诊断

1. 有受伤的危险：与无法控制的抽搐有关。

2. 焦虑：与窘迫及害怕抽搐发作有关。

3. 有个人应对无效的危险：与对患者的多种限制或父母过分保护或放任不管有关。

4. 有处理治疗方案不当或无效的危险：与知识的缺乏有关，如对疾病或病因的了解、药物治疗、抽搐时的治疗、环境的危害（如水、驾驶、高处等）等知识缺乏。

13. 颅脑创伤

一、合作性问题

PC：颅内压增高

PC：出血

PC：脑疝

PC：颅神经功能紊乱

二、护理诊断

1. 急性疼痛：与脑组织受压或移位有关。

2. 有受伤的危险：与抽搐发作时肌肉发生失控的强直性痉挛或患者嗜睡等有关。

3. 有处理治疗方案不当或无效的危险：与知识缺乏有关，如对病情、并发症的症状和体征、创伤后综合征、活动限制以及随访等知识缺乏。

14. 囊性纤维化

参阅"发育问题/需要"。

一、合作性问题

PC：支气管肺炎、肺不张

PC：麻痹性肠梗阻

二、护理诊断

1. 清理呼吸道低效或无效：与分泌物黏稠有关。

2. 有营养失调的危险：低于机体需要量：与肠道吸收障碍以及脂肪和脂溶性维生素随粪便排出，导致机体对热量及蛋白质的需求量增加有关。

3. 便秘／腹泻：与胰酶替代过量或不足有关。

4. 活动无耐力：与分泌物黏稠导致的氧气交换障碍有关。

5. 有处理治疗方案不当或无效的危险：与知识缺乏有关，如对疾病的了解（属于遗传性）、感染的危险、药物治疗（药物的副作用、药物对耳及肾脏的毒性作用）、设备、营养疗法、食盐替代品的需要、呼吸锻炼、体位引流、锻炼计划以及对社区资源的利用（囊性纤维化基金会）等知识缺乏。

15. 唐氏综合征

参阅"发育问题／需要"，必要时参阅"智力异常"。

护理诊断

1. 有呼吸功能异常的危险：与呼吸肌张力降低、呼吸道黏液排出不畅、用嘴呼吸等造成的呼吸道扩张力降低有关。

2. 有皮肤完整性受损的危险：与皮肤表面粗糙、干燥及肢体肌肉弛缓有关。

3. 有便秘的危险：与胃肠蠕动减少有关。

4. 有营养失调的危险：高于机体需要量：与患者机体浮动受限和代谢率降低造成对热量的需求减少有关。

5. 自理能力缺陷（特定的）：与躯体活动受限有关。

6. 婴儿喂养无效：与神经障碍有关。

7. 有处理治疗方案不当或无效的危险：与知识缺乏有关，如对病情、家庭护理、健康教育以及社区服务的利用等知识缺乏。

16. 痛经

护理诊断

急性疼痛：与知识的缺乏有关，如对减轻疼痛的方法、月经的生理知识以及营养管理等知识缺乏。

17. 成长障碍（非器质性）

参阅"发育问题/需要"。

一、合作性问题

PC：代谢紊乱

PC：脱水

二、护理诊断

1. 营养失调：低于机体需要量：与对食物缺乏情绪或感官的刺激，或因照顾者知识缺乏，造成患儿进食不足有关。

2. 感知改变：与最初的照顾者未能给患儿足够的感觉输入有关。

3. 睡眠型态紊乱：与父母分离造成的焦虑、不安有关。

4. 养育障碍（例如）：与父母育儿技能不足、照顾者体弱、患儿体弱、缺乏支持系统、缺乏角色榜样、亲属关系问题、对患儿不切实际的期望、不能满足患儿的心理需求等有关。

5. 持家能力受损：与照顾者难以维持一个安全的家庭环境有关。

6. 有处理治疗方案不当或无效的危险：与知识缺乏有关，如对儿童生长发育的需求、喂养指导、儿童虐待的危险、养育技能以及对社区资源的利用等知识缺乏。

18. 肾小球疾病(急、慢性肾小球肾炎，肾病综合征:先天性、继发性、特发性)

参阅"发育问题/需要;参阅:皮质类固醇治疗"。

一、合作性问题

PC:全身水肿

PC:高血压

PC:氮质血症

PC:脓毒症

PC:营养不良

IC:腹水

PC:胸膜积液

PC:低白蛋白血症

二、护理诊断

1. 有感染的危险:与皮质类固醇治疗引起全身水肿和机体抵抗力下降,患者易感性增加有关。

2. 有皮肤完整性受损的危险:与不活动、抵抗力低下、水肿以及经常使用集尿袋有关。

3. 营养失调:低于机体需要量:与饮食限制、疲乏不适引起厌食以及水肿对腹腔脏器的压迫引起厌食有关。

4. 疲乏:与循环毒素及水电解质失调有关。

5. 娱乐活动缺乏:与患者住院治疗以及从事日常活动的能力受限有关。

6. 有处理治疗方案不当或无效的危险:与知识缺乏有关,如对病情、病因、病程、治疗、并发症的症状与体征、药物治疗、营养或水分的摄入需要、感染的预防、家庭护理、随访以及社区服务的利用等知识缺乏。

19. 血友病

参阅"发育问题/需要"。

一、合作性问题

PC:出血

二、护理诊断

1. 急性或慢性疼痛：与关节肿胀以及关节积血引起活动受限有关。

2. 有躯体移动障碍的危险：与关节肿胀以及关节积血引起活动受限有关。

3. 有口腔黏膜改变的危险：与食物粗糙和不注意牙齿卫生造成口腔黏膜损伤有关。

4. 有处理治疗方案不当或无效的危险：与知识缺乏有关,如对病情、各种禁忌（如阿司匹林）、遗传性、环境危害以及对控制出血的紧急处理等知识缺乏。

20. 脑积水

参阅"与慢性病有关的发育问题/需要"。

一、合作性问题

PC:颅内压增高

PC:脓毒症(分流术后)

二、护理诊断

1. 有皮肤完整性受损的危险：与头颅体积大,头活动能力障碍有关。

2. 有受伤的危险：与无力支撑巨大的头颅及颈部劳损有关。

3. 有营养失调的危险:低于机体需要量:与脑组织受压及受刺激引起呕吐有关。

4. 有处理治疗方案不当或无效的危险:与知识缺乏有关,如对病情、家庭护理、感染的症状和体征、颅内压增高、紧急分流治疗等知识的缺乏。

21. 青少年传染性单核细胞增多症

一、合作性问题
PC:脾肿大
PC:肝功能不全

二、护理诊断
1. 活动无耐力:与感染过程引起疲乏有关。

2. 急性疼痛:与咽喉痛、不适及头痛有关。

3. 有营养失调的危险:低于机体需要量:与咽喉痛及不适有关。

4. 有感染传播的危险:与疾病具有接触传染性有关。

5. 有处理治疗方案不当或无效的危险:与知识缺乏有关,如对病情、疾病的传染性、饮食治疗、喝酒的危险(肝功能不全患者)、并发症的症状与体征(肝、脾、神经系统、血液系统)及活动限制等知识缺乏。

22. 幼年变形性骨软骨炎

参阅"发育问题/需要"。

一、合作性问题
PC:永久性股骨头变形

二、护理诊断
1. 急性或慢性疼痛:与关节功能不全有关。

2. 有皮肤完整性受损的危险：与固定装置（如石膏模型、支架等）有关。

3. 自理能力缺陷(特定的)：与疼痛及固定装置有关。

4. 有处理治疗方案不当或无效的危险：与知识缺乏有关，如对疾病、承重限制、固定装置的使用及维护、疼痛的家庭处理等知识缺乏。

23. 白血病

参阅"化疗；放疗；癌症(一般的)；发育问题/需要"。

一、合作性问题

PC:肝脾肿大

PC:颅内水肿加重

PC:转移(脑、肺、肾、胃肠道、脾、肝)

PC:代谢亢进

PC:出血

PC:脱水

PC:骨髓抑制

PC:淋巴结肿大

PC:中枢神经系统受累

PC:电解质失衡

二、护理诊断

1. 有感染的危险：与白血病及化疗副作用使患者易于感染有关。

2. 有社交隔离的危险：与疾病及治疗对外貌的影响和感到困窘有关。

3. 有受伤的危险：与白血病及化疗副作用引起出血倾向有关。

4. 无能为力：与不能控制病情有关。

5. 有生长发育迟滞的危险：与白血病及治疗使患者发育到正

常水平的能力受损有关。

6. 有处理治疗方案不当或无效的危险:与知识缺乏有关,如对疾病过程、治疗、并发症的症状与体征、减少危险因素以及对社区资源的利用等知识缺乏。

24. 细菌性脑膜炎

参阅"发育问题/需要"。

一、合作性问题

PC:周围循环衰竭

PC:弥散性血管内凝血(DIC)

PC:颅内压增高/脑水肿

PC:视觉或听觉神经麻痹

PC:瘫痪(偏瘫、四肢瘫)

PC:硬脑膜下渗出

PC:呼吸窘迫

PC:抽搐

PC:水/电解质失衡

二、护理诊断

1. 有受伤的危险:与感染引起抽搐发作有关。

2. 急性疼痛:与颈项强直、肌肉疼痛、不活动以及因感染引起对外界刺激的敏感性增加有关。

3. 躯体移动障碍:与静脉输液、颈项强直及限制活动的装置有关。

4. 有皮肤完整性受损的危险:与不活动有关。

5. 有处理治疗方案不当或无效的危险:与知识缺乏有关,如对病情、抗生素治疗以及诊断程序等知识缺乏。

25. 脊髓脊膜膨出

参阅"发育问题/需要"。

一、合作性问题

PC:脑水肿/分流感染

PC:颅内压增高

PC:泌尿道感染

二、护理诊断

1. 反射性尿失禁:与感觉—运动功能不全有关。

2. 有感染的危险:与脊膜膨出液囊易受损伤有关。

3. 有皮肤完整性受损的危险：与感觉—运动功能障碍及使用矫形器有关。

4. 自理能力缺陷(特定的):与感觉—运动功能障碍有关。

5. 躯体移动障碍:与下肢损伤有关。

6. 双亲悲痛:与生出有缺陷的婴儿有关。

7. 有处理治疗方案不当或无效的危险:与知识缺乏有关,如对病情、家庭护理、矫形器的使用、自我插管的方法、活动计划以及对社区资源的利用等知识缺乏。

26. 智力障碍

参阅"发育问题/需要"。

护理诊断

1. (特定的)自理能力缺陷:与感觉—运动功能障碍有关。

2. 沟通障碍:与理解及表达能力缺陷有关。

3. 有社交隔离的危险 (家庭或患儿):与患儿的行为或外观引起的恐惧或困窘感有关。

4. 有处理治疗方案不当或无效的危险：与知识的缺乏有关，如对病情、患儿的潜力、家庭护理以及社区资源的利用等知识缺乏。

27. 肌营养不良症

参阅"发育问题/需要"。

一、合作性问题

PC：抽搐

PC：呼吸道感染

PC：代谢衰竭

二、护理诊断

1. 有受伤的危险：与不能控制活动有关。

2. 有营养失调的危险：低于机体需要量：与婴儿吸吮困难及咽下障碍有关。

3. 婴儿喂养无效：与肌无力及协调障碍有关。

4. 自理能力缺陷(特定的)：与感觉—运动功能障碍有关。

5. 语言沟通障碍：与面部肌肉受累造成说话能力障碍有关。

6. 有躯体移动障碍的危险：与肌无力有关。

7. 有营养失调的危险：高于机体需要量：与躯体活动受限、代谢需求减少，而热量的摄入增多有关。

8. 慢性悲伤(父母)：与患儿疾病的进展及疾病的最终结果有关。

9. 吞咽障碍：与感觉—运动神经功能缺陷有关。

10. 有绝望的危险：与疾病自然进程有关。

11. 有娱乐活动缺乏的危险：与参加娱乐活动的能力受限有关。

12. 有处理治疗方案不当或无效的危险：与知识缺乏有关，如对疾病、药物治疗方案、活动计划、健康教育、社区服务的利用等知识缺乏。

28. 肥胖

参阅"发育问题/需要"。

护理诊断

1. 个人应对无效：与对应激的应对采取增加食物摄入的方式有关。

2. 健康维护低效或无效：与需要锻炼计划、营养指导及行为矫正等有关。

3. 自我概念紊乱：与自我贬低以及其他人(如同伴、家庭成员、其他人)对肥胖的态度有关。

4. 家庭运作中断：与对减重治疗的反应和减重对亲子关系的影响有关。

5. 有社交障碍的危险：与肥胖的窘态及他人对肥胖的负面反应使患者无法介入或维持社交关系有关。

6. 有处理治疗方案不当或无效的危险：与知识缺乏有关，如对病情、病因、病程、危险因素、可获得的治疗、有害的或有益的饮食模式及自助团体等知识缺乏。

29. 骨髓炎

参阅"发育问题/需要"。

一、合作性问题

PC：感染性血栓

PC：抗生素治疗的副作用(包括血液、肾、肝等)

二、护理诊断

1. 急性疼痛：与肿胀、体温过高及骨髓感染等有关。

2. 娱乐活动缺乏：与活动障碍及长期住院治疗有关。

3. 有营养失调的危险:低于机体需要量:与感染引起厌食有关。

4. 有便秘的危险:与不活动有关。

5. 有皮肤完整性受损的危险：与石膏模型或夹板对皮肤的机械性刺激有关。

6. 有受伤的危险:与疾病引起的病理性骨折有关。

7. 有处理治疗方案不当或无效的危险:与知识缺乏有关,如对病情、伤口护理、活动限制、并发症的症状和体征、药物治疗及随访等知识缺乏。

30. 寄生虫疾病

参阅"发育问题/需要"。

护理诊断

1. 有营养失调的危险:低于机体需要量:与厌食、恶心、呕吐及寄生虫夺取宿主的营养有关。

2. 皮肤完整性受损:与瘙痒有关,由于寄生虫(蛲虫)爬到肛门周围刺激并产生溶解性坏死及组织消化等引起。

3. 腹泻:与寄生虫对肠道黏膜的刺激有关。

4. 急性疼痛:与寄生虫侵犯小肠有关。

5. 有感染传播的危险:与寄生虫的传染性有关。

6. 有处理治疗方案不当或无效的危险:与知识的缺乏有关,如对病情、传播方式及对再次感染的预防等知识缺乏。

31. 虱病 (Hootman, 1993)

护理诊断

1. 有感染的危险:与虱病引起的损伤有关。

2. 舒适改变:与虱病损伤引起的瘙痒有关。

3. 有感染传播的危险：与知识的缺乏有关，如对传播方式、治疗方法及预防措施等知识缺乏。

4. 有处理治疗方案不当或无效的危险：与资源不足、对该病不重视或再次感染等有关。

32. 中毒

参阅"透析(必要时)；个体意识丧失"。

一、合作性问题

PC：呼吸性碱中毒

PC：代谢性酸中毒

PC：出血

PC：水、电解质失调

PC：烧灼伤(酸／碱)

PC：误吸

PC：失明

二、护理诊断

1. 急性疼痛：与中毒引起发热有关(如水杨酸盐制剂)。

2. 恐惧：与侵入性治疗有关(如洗胃、透析等)。

3. 焦虑(父母)：与不明病情及有负疚感有关。

4. 有处理治疗方案不当或无效的危险：与知识缺乏有关，如对病情、治疗方法、意外中毒的家庭急救法、中毒的预防(如对药品的存放、健康教育、对有毒植物的识别及毒物加锁放置管理等)知识缺乏。

33. 下呼吸道感染

参阅"发育问题／需要；成人肺炎"。

一、合作性问题

PC：高热

PC：呼吸功能不全

PC：脓毒症性休克

PC：肠麻痹

二、护理诊断

1. 急性疼痛：与体温过高、不适及呼吸窘迫有关。

2. 有营养失调的危险：低于机体需要量：与呼吸困难、不适引起的厌食有关。

3. 焦虑：与气促及忧惧有关。

4. 有体液不足的危险：与呼吸困难、不适导致饮水不足有关。

5. 有处理治疗方案不当或无效的危险：与知识缺乏有关，如对病情、预防复发及治疗等知识缺乏。

34. 风湿热

参阅"发育问题/需要"。

一、合作性问题

PC：心内膜炎

二、护理诊断

1. 娱乐活动缺乏：与医嘱要求卧床休息有关。

2. 营养失调：低于机体需要量：与厌食及不适有关。

3. 急性疼痛：与关节痛有关。

4. 有受伤的危险：与舞蹈症样动作有关。

5. 有不合作的危险：与疾病好转时，难以继续进行预防性药物治疗有关。

6. 有处理治疗方案不当或无效的危险：与知识缺乏有关，如对病情、并发症的症状与体征、长期抗生素治疗、预防复发、危险因素

(如牙科手术)等知识缺乏。

35. 风湿性关节炎(青少年)

参阅"发育问题/需要;皮质类固醇治疗"。

一、合作性问题

PC:心包炎

PC:虹膜睫状体炎

二、护理诊断

1. 躯体移动障碍:与疼痛及关节活动受限有关。

2. 急性疼痛:与关节肿胀、发炎及活动限制有关。

3. 疲乏:与慢性炎症有关。

4. 有处理治疗方案不当或无效的危险:与知识缺乏有关,如对病情、药物治疗、锻炼计划、休息与活动、迷信及社区资源的利用等知识缺乏。

36. Reye 综合征

必要时参阅"意识丧失"。

一、合作性问题

PC:肾衰

PC:颅内压增高

PC:水、电解质失调

PC:肝功能衰竭

PC:休克

PC:抽搐

PC:昏迷

PC:呼吸窘迫

PC:尿崩症

二、护理诊断

1. 焦虑(父母):与疾病诊断及不明预后有关。

2. 有受伤的危险:与无法控制的强直－痉挛有关。

3. 有感染的危险:与侵入性监测操作有关。

4. 急性疼痛:与疾病引起高热及不适有关。

5. 恐惧:与家人分离、对患者的打击(重症护理和治疗)以及陌生的体验等有关。

6. 家庭运作中断:与疾病危重、需住院治疗、与家人分离等有关。

7. 悲痛:与实际上、预感到或可能的患儿死亡等有关。

8. 有皮肤完整性受损的危险:与不活动有关。

9. 有处理治疗方案不当或无效的危险:与知识缺乏有关,如对病情、治疗及并发症等知识缺乏。

37. 脊柱侧凸

参阅"发育问题/需要"。

护理诊断

1. 躯体移动障碍:与使用矫形支架造成活动受限有关。

2. 有皮肤完整性受损的危险:与矫形支架的机械性刺激有关。

3. 有不合作的危险:与治疗方案的长期性及复杂性有关。

4. 有跌倒的危险:与活动范围受限有关。

5. 有处理治疗方案不当或无效的危险:与知识缺乏有关,如对病情、治疗、锻炼、环境危害、所用器具的护理、随访以及对社区服务的利用等知识缺乏。

38. 镰状细胞性贫血

如果患者是儿童,参阅"发育问题/需要"。

一、合作性问题

PC:输血性镰状细胞性危象

PC:血栓形成及梗死

PC:胆石病

二、护理诊断

1. 周围组织灌注无效:与血液黏稠及微循环闭塞等有关。

2. 急性疼痛:与血液黏稠、组织缺氧有关。

3. 自理能力缺陷(特定的):与疼痛及病情恶化导致的不活动有关。

4. 有处理治疗方案不当或无效的危险:与知识缺乏有关,如对危险因素、并发症的症状与体征、液体需要量以及遗传因素等知识缺乏。

39. 扁桃体炎

必要时参阅"扁桃体切除术"。

一、合作性问题

PC:中耳炎

PC:风湿热(由 β 溶血性链球菌引起)

二、护理诊断

1. 有体液不足的危险:与扁桃体疼痛引起饮水量不足有关。

2. 有处理治疗方案不当或无效的危险:与知识缺乏有关,如对病情、治疗、营养及水分的需要、并发症的症状与体征等知识缺乏。

40. Wilms 瘤

参阅"发育问题/需求、肾切除术、癌症(一般的)"。

一、合作性问题

PC:癌转移到肝、肺、骨、脑

PC:脓毒症

PC:肿瘤破裂

二、护理诊断

1. 焦虑(例如):与此年龄阶段担心的问题(如:与亲人分离、面对陌生人或疼痛等)、其他人对脱发秃头的反应以及不明预后等有关。

2. 焦虑 (父母的) (例如):与不明预后、痛苦的过程、治疗 (化疗) 及感知不足等有关。

3. 悲痛:与实际上、预料到或可能的患儿死亡有关。

4. 精神困扰:与疾病性质及可能干扰信仰有关。

5. 有处理治疗方案不当或无效的危险:与知识缺乏有关,如对病情、预后、治疗 (副作用)、家庭护理、营养需求、随访以及社区服务的利用等知识缺乏。

六、精神健康异常

1. 情感障碍（抑郁症）

护理诊断

1. 穿衣或修饰自理缺陷：与对身体外表兴趣降低、无主见或觉得没价值等有关。

2. 无效性应对：与内心冲突（内疚、自尊低下）和被拒绝感有关。

3. 社交隔离：与由于精力不足造成不能参加社交活动以减少隔离有关。

4. 功能障碍性悲伤：与未解决的不幸、长期否认及压抑有关。

5. 慢性低自尊：与自身无价值感和感到失败有关，继发于某些特定的事物。

6. 家庭应对无效：与慢性精神忧郁造成婚姻不协调和角色冲突有关。

7. 无能为力：与对自身价值或能力抱有不切实际的消极信念有关。

8. 思维过程异常：与消极的认识态度有关（如超常规的、偏激的思维或断章取义、独断推理等）。

9. 性生活型态低效或无效：与性欲降低或对性失去兴趣和乐趣有关。

10. 娱乐活动缺乏：与对通常的活动失去兴趣和乐趣或精力不足有关。

11. 持家能力受损：与不能做出决定及不专心有关。

12. 有自伤的危险：与绝望及孤独有关。

13. 睡眠型态紊乱:与精神压力造成入睡困难或早醒有关。

14. 便秘:与久坐的生活方式、缺少锻炼或饮食不当有关。

15. 有营养失调的危险:高于机体需要量:与厌倦或受挫感导致的进食增加而运动消耗减少有关。

16. 有营养失调的危险:低于机体需要量:与情感应激所致厌食有关。

17. 有处理治疗方案不当或无效的危险:与知识缺乏有关,如对病情、行为矫正、治疗的选择(如药物治疗、电休克治疗)以及社区资源的利用等知识缺乏。

2. 神经性厌食

一、合作性问题

PC:贫血

PC:低血压

PC:心律失常

PC:闭经

二、护理诊断

1. 营养失调:低于机体需要量:与运动消耗量超过摄入的热量、拒绝进食、进食后自我诱发呕吐以及滥用泻药等有关。

2. 自我概念紊乱:与错误地认为自己肥胖有关。

3. 有体液不足的危险:与呕吐及体重丢失过多有关。

4. 睡眠型态紊乱:与害怕或担心体重增加有关。

5. 活动无耐力:与营养不良引起的疲乏有关。

6. 无效性应对:与自我诱发呕吐、否认饥饿、进食不足有关,由于对自己行为的失控感以及对自我身体形象错误的感知引起。

7. 家庭应对无效:与婚姻不协调及其对家庭成员的影响有关。

8. 便秘:与摄入的食物及水分不足有关。

9. 社交障碍：与不能和他人建立关系或害怕建立可靠的关系有关。

10. 恐惧：与对身体成熟的含意和不满意与他人的关系有关。

3. 焦虑与调节障碍（恐惧症、焦虑状态、创伤应激障碍、调节反应）

需要时参阅"物质滥用症"。

护理诊断

1. 社交障碍：与个体的行为、举止影响了与他人建立和维持关系有关。

2. 焦虑：与不合理的想法或内疚感有关。

3. 无效性应对：与对创伤性事件无充分适应性心理准备有关。

4. 睡眠型态紊乱：与反复出现噩梦有关。

5. 无效性应对：与（例如）躯体疾病、婚姻不协调、事业危机、自然灾害或发育危机引起对应激事件不能积极处理等有关。

6. 有处理治疗方案不当或无效的危险：与知识缺乏有关，如对病情、药物治疗以及法律界认定的暴力行为等知识缺乏。

4. 双相型精神异常（躁狂症）

护理诊断

1. 防御性应对：与自我感觉不足或自卑感而对自我重要性和能力过于夸大有关。

2. 社交障碍：与过分的敌对行为、过分自信或想操纵他人等有关。

3. 对他人有暴力行为的危险：与对现实的识别障碍、错误判断或不能控制自己的行为有关。

4. 睡眠型态紊乱:与活动过度有关。

5. 思维过程异常:与思维奔逸、错觉或幻想有关。

6. 语言沟通障碍:与说话的压力、极度活跃有关。

7. 有体液不足的危险：与用锂制剂治疗引起钠离子排泄异常有关。

8. 不合作:与觉得不再需要药物治疗有关。

9. 有处理治疗方案不当或无效的危险:与知识缺乏有关,如对病情、药物治疗及随访等知识缺乏。

5. 儿童行为异常(注意力缺陷异常,学习障碍)

护理诊断

1. 社交障碍:与注意力不集中、易冲动或活动过度有关。

2. 慢性悲伤(父母的):与疾病引起预期的损失有关。

3. 家庭运作中断:与病情需要对境况进行调整有关:(例如)时间、精力、钱财、身体护理以及预后等有关。

4. 有暴力行为的危险:与既往有侵犯行为或特定因素有关。

5. 有持家能力受损的危险:与资源不足、住宅拥挤或照顾者体弱有关。

6. 有社交隔离的危险 (患儿或家庭):与能力丧失或需照顾者有关。

7. 有养育障碍的危险:与资源不足或应对技能不足有关。

8. 自我概念紊乱:与限制了个体身体发育达到正常水平有关。

6. 强迫观念—行为异常

护理诊断

1. 自理能力缺陷(特定的):与强迫行为影响个体从事日常活

动有关。

2. 不合作：与强迫性思维方式引起注意力不集中、控制冲动能力差有关。

3. 社交隔离：与害怕需要禁闭和害怕强迫行为引起的窘态有关。

4. 焦虑：与对现实或预期的情况感到威胁有关。

7. 偏执障碍

护理诊断

1. 社交障碍：与对他人不信任并持怀疑态度有关。

2. 无效性否认：与长期自尊低下，导致不能接受自我感觉并不能对其行为负责有关。

3. 有营养失调的危险：低于机体需要量：与怕中毒不愿进食有关。

4. 思维过程障碍：与个体的不信任感导致的不能正确评价现实有关。

5. 社交隔离：与恐惧和怀疑情况及他人有关。

8. 人格障碍

例如：

分裂型人格	戏剧型
抗社交型	被动－攻击型
边界型	偏执
顾影自怜型	精神分裂症型
回避反应型	依赖型
强迫型	

护理诊断

1. 个人应对无效：与把自己的需要从属于别人的决定有关。

2. 个人应对无效。

3. 不恰当的强烈愤怒。

4. 控制冲动能力差。

5. 明显的情绪变化。

6. 习惯性漠视社会规范：与某些特定因素导致个体履行职责（角色、社会）的能力障碍有关。

7. 社交障碍：与某些特定因素导致个体不能与社会保持长久的依附关系有关。

8. 个人应对无效：与对履行职责（角色、社会）持对抗态度（如拖延、顽固或故意表现无能力等）有关。

9. 精神分裂症

护理诊断

1. 有暴力行为的危险：对自己或他人，与妄想及幻觉有关。

2. 语言沟通障碍：与讲话语无伦次或语言不合逻辑以及药物副作用有关。

3. 社交障碍：与自私的偏见、不合理的想法以及极端多疑有关。

4. 持家能力受损：与判断障碍、不能自行从事家务和长期患病导致持家技能丧失等有关。

10. 躯体型障碍[躯体化、臆想病（忧郁症）、变换反应]

必要时参阅"情感障碍"。

护理诊断

1. 社交障碍：与身体多处疾病和疾病对人际关系的影响作用

有关。

2. 个人应对无效：与不切实际地惧怕患有某种疾病有关，尽管一再确保没有患病。

3. 个人应对无效：抑郁：与认为没得到适当的护理和疾病未引起他人足够重视有关。

4. 家庭应对无效：与长期患病有关。

5. 不合作：与判断障碍及思维紊乱有关。

6. 穿衣或修饰自理缺陷：与缺乏技能及对身体外貌缺乏兴趣有关。

7. 娱乐活动缺乏：与对活动冷淡、不能进行有目的的活动和技能丧失有关。

8. 自我概念紊乱：与无价值感及缺乏自我界定等有关。

9. 有处理治疗方案不当或无效的危险：与知识缺乏有关，如对病情、药物治疗、迟缓性运动障碍、职业技能以及随访等知识缺乏。

11. 物质滥用障碍

一、合作性问题

PC：震颤性谵妄

PC：自主性活动过多

PC：抽搐

PC：酒精中毒性幻觉症

PC：高血压（酒精、鸦片制剂、海洛因等）

PC：脓毒症（静脉内给药引起）

二、护理诊断

1. 营养失调：低于机体需要量：与厌食有关。

2. 有体液不足的危险：与呕吐、腹泻引起体内水分异常丢失有关。

3. 有受伤的危险：与定向力障碍、震颤和判断障碍有关。

4. 有自伤的危险：与定向力障碍、震颤和判断障碍有关。

5. 有暴力行为的危险：与（例如）冲动行为、定向力障碍、震颤和判断障碍有关。

6. 睡眠型态紊乱：与过度兴奋、震颤及噩梦有关。

7. 焦虑：与失去控制、失去记忆和惧怕戒断有关。

8. 个人应对无效：愤怒、依赖或否认：与没有药品或酒精就不能积极处理应激有关。

9. 自我概念紊乱：与内疚、不信任感或矛盾心理有关。

10. 社交障碍：与（例如）情感不成熟、易激惹、高度焦虑、冲动行为及攻击性反应有关。

11. 社交隔离：与失业或退出朋友圈子有关。

12. 性生活型态改变：与自我概念紊乱、物质滥用导致阳痿及失去性欲有关。

13. 家庭应对无效：与婚姻破裂及易变的行为准则有关。

14. 有处理治疗方案不当或无效的危险：与知识缺乏有关，如对病情、可获得的治疗措施、高度危险的状况及对社区资源的利用等知识缺乏。

七、诊断及治疗程序

1. 血管成形术（经皮、腔内、冠状动脉、周围血管）

术前

一、护理诊断

▲ 焦虑或恐惧（个人或家庭）：与健康状况、血管成形术过程、手术常规、手术结果及可能需心脏手术有关。

术后

二、合作性问题

▲ PC：心律失常

▲ PC：急性冠状动脉闭塞（血凝块、血管痉挛、血管塌陷）

▲ PC：心肌梗死

▲ PC：动脉切开或破裂

▲ PC：血管成形部位出血或血肿

＊ PC：远端感觉异常

＊ PC：动脉血栓形成

＊ PC：周围血管栓塞

三、护理诊断

▲ 躯体移动障碍：与医嘱要求卧床休息或受累肢体活动受限有关。

▲ 有处理治疗方案不当或无效的危险：与知识缺乏有关，如对插管部位的护理、出院后活动、饮食、药物治疗、并发症的症状与体征、锻炼以及随访等知识缺乏。

2. 抗凝治疗

一、合作性问题

▲ PC：出血

二、护理诊断

△ 有处理治疗方案不当或无效的危险：与知识缺乏有关，如给药时间、识别卡或带、禁忌证以及出血的症状与体征等知识缺乏。

3. 动脉造影

术前

一、护理诊断

△ 恐惧：与动脉造影可能发现不良病灶或对操作常规及预期感觉等认识不足等有关。

术后

二、合作性问题

▲ PC：血肿

▲ PC：出血

＊ PC：卒中

▲ PC：血栓形成（动脉部位）

△ PC：尿潴留

△ PC：肾衰

▲ PC：感觉异常

▲ PC：栓塞

▲ PC：变态反应

三、护理诊断

▲ 有处理治疗方案不当或无效的危险：与知识缺乏有关，如对

活动限制、并发症的症状与体征等知识缺乏。

4. 心脏导管插入术

术前

一、合作性问题

▲ PC:全身(变态反应)

▲ PC:心脏(心律失常、心肌梗死、肺水肿)

＊ PC:CVA

▲ PC:循环系统(血肿形成、插入部位出血、低血容量、血栓栓塞现象)

二、护理诊断

＊ 急性疼痛:与组织创伤及术后医嘱要求限制活动有关。

△有处理治疗方案不当或无效的危险:与知识缺乏有关,如对插入部位的护理、并发症的症状与体征以及随访等知识缺乏。

5. 石膏模型

一、合作性问题

＊ PC:压迫(水肿、机械性)

▲ PC:腔隙综合征

＊ PC:溃疡形成

▲ PC:感染

二、护理诊断

＊ 有受伤的危险:与上模型后患者需用拐杖行走导致的危险及活动障碍有关。

▲ 有皮肤完整性受损的危险:与模型对皮肤表面的压迫有关。

△ 有持家能力受损的危险:与石膏模型限制了患者从事日常

活动及履行角色职责有关。

▲ 自理能力缺陷(特定的)：与模型限制了患者活动有关。

＊ 有呼吸功能异常的危险：与使用模型而强制不动和限制了患者呼吸活动有关。

＊ 娱乐活动缺乏：与缺乏兴趣或不能从事一般的娱乐活动有关。

▲ 有处理治疗方案不当或无效的危险：与知识缺乏有关，如对模型的护理、并发症的症状和体征、辅助工具的应用和危害因素等知识缺乏。

6. 铯植入

术后

一、合作性问题

▲ PC：出血

▲ PC：感染

△ PC：肺部并发症

PC：阴道狭窄

▲ PC：放射性膀胱炎

▲ PC：放射源移位

△ PC：血栓性静脉炎

▲ PC：肠道功能异常

二、护理诊断

▲ 焦虑：与惧怕放射线及放射线对身体的影响、不确定结果、有被隔离的感觉以及疼痛或不适等有关。

▲ 沐浴或卫生、如厕自理缺陷：与活动受限及被隔离有关。

▲ 有皮肤完整性受损的危险：与医嘱规定限制活动有关。

▲ 社交隔离：与体内放置铯后的安全防护而必须限制其活动

有关。

△ 有处理治疗方案不当或无效的危险：与知识缺乏有关,如对家庭护理、应报告的症状与体征、活动限制及随访等知识缺乏。

7. 化疗

参阅"癌症(普通的)"。

一、合作性问题

＊ PC:静脉输液部位坏死或静脉炎

＊ PC:血小板减少症

＊ PC:贫血

＊ PC:白血病

△ PC:周围神经中毒

▲ PC:变态反应

△ PC:中枢神经系统毒性

△ PC:充血性心衰

▲ PC:电解质失衡

▲ PC:发泡剂外溢

△ PC:出血性膀胱炎

▲ PC:骨髓抑制

▲ PC:肾功能不全

二、护理诊断

＊ 有体液不足的危险：与呕吐造成胃肠道液体丢失有关。

＊ 有感染的危险：与细胞毒性药物或疾病的影响导致免疫系统改变有关。

＊ 有家庭运作中断的危险：与化疗和生活方式的日程安排造成的影响有关。

＊ 有性生活型态改变的危险：与化疗对睾丸或卵巢的影响造

609

成患者闭经或不孕(暂时或永久性)有关。

＊ 有受伤的危险:与出血倾向有关。

▲ 焦虑:与化疗、对化疗知识及化疗的自我护理方法知识缺乏有关。

▲ 疲乏:与贫血、营养不良、持续呕吐及睡眠型态紊乱有关。

△ 有便秘的危险:与使用长春花碱引起自主神经功能紊乱及活动减少有关。

▲ 腹泻:与肠道黏膜细胞受损、炎症及肠蠕动增加有关。

▲ 急性疼痛:与肠黏膜细胞受损、呕吐中枢受刺激、恐惧及焦虑等有关。

▲ 有皮肤完整性受损的危险:与持续腹泻、营养不良、长时间镇静作用及疲乏等有关。

▲ 营养失调:低于机体需要量:与厌食、味觉改变、持续恶心或呕吐以及代谢率增高等有关。

▲ 口腔黏膜(受损)改变:与化疗引起口腔干燥、上皮细胞受损有关。

△ 自我概念紊乱:与生活方式及角色的转变、脱发、体重减轻或增加等有关。

8. 皮质类固醇治疗

一、合作性问题

△ PC:消化性溃疡

＊ PC:脑假瘤

▲ PC:类固醇诱发的糖尿病

△ PC:骨质疏松

△ PC:高血压

△ PC:低血钾

二、护理诊断

▲ 有体液过多的危险:与水钠潴留有关。

▲ 有感染的危险:与免疫抑制有关。

△ 有营养失调的危险:高于机体需要量:与食欲增加有关。

△ 有情境性自尊低下的危险:与身体外貌的改变有关(如脂肪异常分布、雄激素增多引起的身体变化)。

△ 有处理治疗方案不当或无效的危险:与知识缺乏有关,如服药时间、药物不良反应、并发症的症状与体征、肾上腺功能不全的危险以及引起肾上腺功能不全的潜在因素等知识缺乏。

9. 电痉挛治疗(ECT)

治疗后

一、合作性问题

PC:高血压

PC:心律失常

二、护理诊断

1. 有受伤的危险:与失控性强直性痉挛、定向力异常及治疗后的神志错乱等有关。

2. 急性疼痛:与抽搐及组织损伤引起的头痛、肌肉痛、恶心有关。

3. 有误吸的危险:与 ECT 治疗后的嗜睡状态有关。

4. 焦虑:与 ECT 对大脑功能的影响引起记忆丧失及定向力异常有关。

10. 胎儿电子监护(宫内)

参阅"分娩期(正常)"。

置入后

一、合作性问题

PC:胎儿头皮裂伤

PC:子宫穿孔

二、护理诊断

躯体移动障碍:与监护仪索带限制患者活动有关。

11. 经肠道补充营养

一、合作性问题

▲ PC:低血糖或高血糖

▲ PC:血容量过多

△ PC:高渗性脱水

▲ PC:电解质及微量元素失衡

△ PC:黏膜溃疡

二、护理诊断

▲ 有感染的危险:与胃造口术切口及胃液中酶对皮肤的作用有关。

▲ 急性疼痛:与营养液配方的种类、补充营养液的速度、营养液的温度及给予途径等引起的腹部痉挛、膨胀、恶心、呕吐等有关。

▲ 腹泻:与对营养液配方、补充营养液的速度或营养液的温度的不良反应有关。

▲ 有误吸的危险:与导管的位置及患者体位等有关。

△ 有处理治疗方案不当或无效的危险:与知识缺乏有关,如对营养补充(适应证或需求)、家庭护理、并发症的症状及体征等知识缺乏。

12. 体外动静脉分流术

一、合作性问题

▲ PC:血栓形成

▲ PC:出血

二、护理诊断

▲ 有处理治疗方案不当或无效的危险:与知识缺乏有关,如对导管的护理、注意事项、紧急处理、预防感染及限制活动等知识缺乏。

13. 血液透析

参阅"慢性肾衰"。

一、合作性问题

▲ PC:体液平衡失调

▲ PC:电解质紊乱(钾,钠)

▲ PC:恶心/呕吐

△ PC:输液反应

＊ PC:动脉瘤

▲ PC:出血

＊ PC:血管穿刺部位裂开

△ PC:透析液漏出

▲ PC:血液凝固

＊ PC:感染

＊ PC:乙型肝炎

＊ PC:发热/寒战

＊ PC:溶血

△ PC:抽搐

▲ PC:高血压/低血压

△ PC:透析失调综合征

▲ PC:空气栓塞

▲ PC:脓毒症

△ PC:高热

二、护理诊断

＊ 有血管入口受伤的危险:与该处脆弱有关。

＊ 有感染的危险:与血管入口处直接接触血流有关。

△ 无能为力:与尽管透析影响生活方式,但为了生存必须进行透析有关。

△ 家庭运作中断:与治疗安排阻碍了患者履行角色职责有关。

▲ 有感染传播的危险:与频繁接触血液制品并对乙肝高危有关。

＊ 有处理治疗方案不当或无效的危险:与知识缺乏有关,如治疗的原理、血管入口的护理、注意事项、紧急处理(脱开、出血、血凝固等问题)、治疗前指导及每日评估(如杂音、血压及体重等) 等知识缺乏。

14. 血液动力学监测

参阅"特定医学诊断的疾病"。

一、合作性问题

＊ PC:脓毒症

▲ PC:出血

＊ PC:血液返流

＊ PC:血管痉挛

＊ PC:组织缺血或缺氧

▲ PC:血栓形成或血栓性静脉炎

▲ PC:肺栓塞、空气栓塞

△ PC:动脉痉挛

二、护理诊断

▲ 有感染的危险:与侵入性管道有关。

△ 躯体移动障碍:与血液动力学监测时患者体位限制有关。

△ 焦虑:与即将来临的手术操作、患者对现状的失控感以及无法判断后果等有关。

＊ 有处理治疗方案不当或无效的危险:与知识缺乏有关,如对监测目的、监测过程以及相应的护理等知识缺乏。

15. Hickman 导管

一、合作性问题

PC:空气栓塞

PC:出血

PC:血栓形成

二、护理诊断

1. 有感染的危险:与直接进入血流有关。

2. 有持家能力受损的危险:与缺乏导管护理的知识有关。

16. 长期静脉导管

一、合作性问题

△ PC:气胸

▲ PC:出血

△ PC:栓塞／血栓形成

▲ PC:脓毒症

二、护理诊断

▲ 焦虑:与即将插管、对插管步骤缺乏认识有关。

▲ 有感染的危险:与导管直接进入血流有关。

△ 有处理治疗方案不当或无效的危险:与知识缺乏有关,如对家庭护理、并发症的症状与体征及对社区资源的利用等知识缺乏。

17. 主动脉内气囊泵

术中/术后

一、合作性问题

PC:动脉血供不足/血栓形成

PC:脓毒症/感染

PC:周围神经病变/跛行

PC:血小板减少症

PC:出血

PC:栓塞

PC:胃肠道出血

PC:弥散性血管内凝血(DIC)

PC:心律失常

二、护理诊断

1. 躯体移动障碍:与医嘱限制活动及受累肢体活动受限有关。

2. 有感染的危险:与直接进入血流有关。

3. 有便秘的危险:与不活动及受累肢体活动受限有关。

4. 恐惧:与治疗、医院环境及有死亡的危险有关。

5. 家庭运作中断:与病情危急和不确定预后有关。

18. 机械通气

参阅"气管切开术"。

一、合作性问题

＊ PC:酸中毒/碱中毒

＊ PC:气道梗阻/肺不张

＊ PC:气管坏疽

＊ PC:感染

△ PC:胃肠道出血

＊ PC:张力性气胸

△ PC:氧中毒

▲ PC:呼吸功能不全

▲ PC:肺不张

△ PC:心排出量降低

二、护理诊断

▲ 语言沟通障碍:与气管插管影响患者说话有关。

△ 废用综合征。

▲ 有感染的危险:与气管切开部位皮肤切开有关。

＊ 家庭运作中断:与患者病情危险及预后不明有关。

△ 恐惧:与疾病性质、对依赖或停止用呼吸机的预后不明等有关。

＊ 有感知改变的危险:与治疗以及监护病房造成的外界干扰过多,而有益的刺激不足等有关。

▲ 有清理呼吸道低效或无效的危险:与气管切开术、内套管堵塞或插管移位等导致分泌物增加有关。

△ 无能为力:与依赖呼吸机、不能说话及不能活动有关。

△ 有撤离呼吸机后功能障碍性反应的危险：与试图拔管后结

果不理想、机械通气后呼吸肌疲乏、呼吸做功增加、仰卧位、蛋白质—热量缺乏性营养不良、不活动或疲乏等因素有关。

＊有自我概念紊乱的危险：与用呼吸机、需依赖呼吸机达到正常发育水平、生活方式改变有关。

19. 心脏起搏器的植入

植入术后

一、合作性问题

▲ PC：心脏问题

▲ PC：起搏器故障

△ PC：个体排斥

△ PC：脉冲发生器附近坏死

＊PC：植入起搏器部位出血

二、护理诊断

＊急性疼痛：与插入位置和术后医嘱要求不活动有关。

△ 自我概念紊乱：与感知失去健康和要依赖起搏器有关。

△ 躯体移动障碍：与切口部位疼痛、活动受限以及害怕电极移位等有关。

＊有感染的危险：与手术部位有关。

△ 有处理治疗方案不当或无效的危险：与知识缺乏有关，如活动限制、注意事项、并发症的症状与体征、电磁干扰（微波炉、电弧焊接设备、汽车发动机、电动摩托车、防盗设备、电源变换器）、起博器功能（每日测量脉搏、电池即将失效的征象）、及随访等知识缺乏。

20. 腹膜透析

一、合作性问题

＊ PC:体液平衡失调

▲ PC:电解质平衡失调

△ PC:出血

＊ PC:负氮平衡

△ PC:肠道或膀胱穿孔

△ PC:高血糖

＊ PC:腹膜炎

▲ PC:低血容量或高血容量

▲ PC:尿毒症

二、护理诊断

▲ 有感染的危险:与操作进入腹腔、导管出入部位、应用高浓度右旋葡萄糖透析液有关。

＊ 有插管部位损伤的危险:与插管部位脆弱易受损有关。

△ 有低效性呼吸型态的危险:与不活动、压迫以及疼痛有关。

△ 急性疼痛:与插入导管、注入透析液、抽吸透析液以及对腹膜的化学性刺激有关。

△ 营养失调:低于机体需要量:与厌食有关。

＊ 有体液过多的危险:与导管故障(扭结、堵塞)或体位等因素引起液体潴留有关。

△ 有家庭运作中断的危险:与治疗过程阻碍了患者履行角色职责有关。

△ 无能为力:与慢性病程需继续治疗有关。

＊ 持家能力受损:与对治疗程序缺乏认识有关。

△ 有处理治疗方案不当或无效的危险:与知识缺乏有关,如对

治疗的原理、药物治疗、家庭透析过程、并发症的症状与体征、社区资源的利用及随访等知识缺乏。

21. 放疗(体外照射)

放疗后

一、合作性问题

＊ PC：颅内压增高

▲ PC：骨髓抑制

△ PC：水、电解质失衡

△ PC：炎症

二、护理诊断

▲ 焦虑：与医嘱需用放疗以及对治疗和自理方法知识缺乏有关。

△ 急性疼痛：与放疗刺激呕吐中枢、损害胃肠道黏膜细胞有关。

▲ 疲乏：与放疗对全身的影响有关。

急性疼痛：与放疗损伤皮脂腺及汗腺有关。

△ 有口腔黏膜受损的危险：与口腔干燥或不注意口腔卫生有关。

▲ 皮肤完整性受损：与放疗损害了皮肤上皮细胞及基底细胞以及腹泻对会阴皮肤的刺激有关。

▲ 营养失调：低于机体需要量：与进食少、唾液减少、口腔不适、言语障碍、恶心／呕吐及代谢率增加有关。

△ 自我概念紊乱：与脱发、皮肤改变、体重减轻、不孕以及角色、亲属关系及生活方式均发生改变有关。

△ 悲痛：与生活方式、角色、经济状况、身体各器官功能状况、身体形象等均发生改变及健康损失有关。

△ 家庭运作中断：与家庭角色、亲属关系及角色职责等发生改变有关。

* 腹泻:与腹部或腰部受放疗刺激使肠蠕动增加有关。

* 有感染的危险:与皮肤潮湿反应有关。

* 活动无耐力:与治疗、转运等引起疲乏有关。

* 有处理治疗方案不当或无效的危险:与对皮肤护理以及并发症的症状等知识缺乏有关。

22. 完全胃肠外营养(静脉高营养治疗)

一、合作性问题

▲ PC:脓毒症

▲ PC:高血糖

△ PC:空气栓塞

* PC:渗透性利尿

* PC:穿孔

△ PC:气胸、胸腔积液、血胸

二、护理诊断

▲ 有感染的危险:与输液管针头直接接触血流有关。

* 有皮肤完整性受损的危险:与输液导管及胶布对皮肤持续刺激有关。

* 有口腔黏膜受损的危险:与不能摄入食物或液体有关。

△ 有处理治疗方案不当或无效的危险:与知识缺乏有关,如对家庭护理、并发症的症状与体征、导管护理以及随访(如实验检查)等知识缺乏。

23. 气管切开术

术后

一、合作性问题

▲ PC:低氧血症

▲ PC:出血

▲ PC:气管水肿

二、护理诊断

▲ 有清理呼吸道低效或无效的危险:与气管切开、内套管堵塞或套管移位造成分泌物增加等有关。

▲ 有感染的危险:与呼吸道分泌物潴留过多、呼吸绕过上呼吸道防御机制有关。

▲ 语言沟通障碍:与气管切开患者不能说话有关。

＊ 有性生活型态改变的危险:与外貌改变、害怕被拒绝有关。

▲有处理治疗方案不当或无效的危险:与知识缺乏有关,如对气管切开护理、注意事项、并发症的症状与体征、急救护理及随访等知识缺乏。

24. 牵引术

参阅"骨折部分"。

一、合作性问题

PC:血栓性静脉炎

PC:肾结石

PC:尿路感染

PC:神经血管受损

二、护理诊断

1. 有皮肤完整性受损的危险:与不活动有关。

2. 有感染的危险：与骨牵引钉增加了机体对病原菌的易感性有关。

3. 有便秘的危险:与不活动和使用镇痛药引起肠蠕动减少有关。

4. 有呼吸功能异常的危险:与不活动及呼吸道分泌物潴留有关。

参 考 文 献

[1] Acute Pain Management Guideline Panel. (1992). *Acute pain management in infants, children, and adolescents: Operative and medical procedures.* Quick Reference Guide for Clinicians. AHCPR Pub No. 92 – 0020. Rockville, MD: Agency for Health Care Policy and Research, Public Health Service, US. Department of Health and Human Services.

[2] Algase, D. L. (1999). Wandering: A dementia-compromised behavior. *Journal of Gerontological Nursing*, 25(9), 10 – 16.

[3] American Academy of Pediatrics. (2000). Task force on infant sleep position and Sudden Infant Death Syndrome: Changing concepts of Sudden Infant Death Syndrome; Implications for infants sleeping environment and sleep position. *Pediatrics*, 105(3), 650 – 56.

[4] American Psychiatric Association. (2000). *DSM IV- TR: Diagnostic and statistical manual of mental disorders* (4th ed., text revision). Washington, D. C. : Author.

[5] American Psychiatric Association. (2000). *Diagnostic and statistical manual of mental disorders* (4th ed: text revision). Washington, DC: Author.

[6] Anetzberger, G. J. (1987). *The etiology of elder abuse by adult offsprings. Springfield*, IL: Charles C. Thomas.

[7] Bandura, A. (1982). Self-efficacy mechanism in human agency. *American Psychology*, 37(3), 122 – 147.

[8] Barry, K. L. (1999). Brief Interventions and Brief Therapies for Substance Abuse. Center for Substance Abuse Treatment Protocol (TIP) Series 34. Rockville, MD: Dept. of Health & Human Services.

[9] Bennett, C. (2003). Urgent Urological Management of the Paraplegic /

Quadriplegic Patient. *Urologic Nursing*, 23(6), 436 – 7.

[10] Blackburn, S. (1993). Assessment and management of neurologic dysfunction. In C. Kenner, A. Brueggemeyer, & L. Gunderson (Eds.), *Comprehensive neonatal nursing*. Philadelphia: W. B. Saunders.

[11] Blackburn, S., & Vandenberg, K. (1993). Assessment and management of neonatal neurobehavioral development. In C. Kenner, A. Brueggemeyer, & L. Gunderson (Eds.), *Comprehensive neonatal nursing*. Philadelphia: W. B. Saunders.

[12] Boyd, M. A. (2005). *Psychiatric nursing: Contemporary practice*. Philadelphia: Lippincott Williams & Wilkins.

[13] Bozzette, M. (1993). Observations of pain behavior in the NICU: An exploratory study. *Journal of Perinatal and Neonatal Nursing*, 7(1), 76 – 87.

[14] Brandt, P., Groth, G., Harman, E., Phillips, C, & Dunbar Jacob, J. (1997). Noncompliance. In M. Rantz & P. Le- Mone (Eds.), *Classification of nursing diagnosis*. Proceedings of the Twelfth Conference of North American Nursing Diagnosis Association. Glendale, CA: CINALI.

[15] Breslin, E. (1992). Dyspnealimited response in chronic obstructive pulmonary disease: Reduced unsupported arm activities. *Rehabilitation Nursing*, 17(1), 13 – 20.

[16] Burkle, N. (1988). Inadvertent hypothermia. *Journal of Gerontologic Nursing*, 14(6), 26 – 29.

[17] Burnside, I., & Haight, B. (1994). Reminiscence and life review: Therapeutic interventions for older people. *Nurse Practitioner*, 19(4), 55 – 60.

[18] Carpenito, L. J. (2004). *Nursing diagnosis: Application to clinical practice* (10th ed.). Philadelphia: Lippincott Williams & Wilkins.

[19] Carscadden, J. S. (1993). On the cutting edge: A guide for working with people with people who self injure (pp. 29 – 34). London, Ontario: London Psychiatric Hospital.

[20] Carson, V. B. (1989). *Spiritual dimensions of nursing practice*.

Philadelphia: W. B. Saunders.

[21] CDC. (2004). www. cdc. gov/ health/tobacco. htm.

[22] Centers for Disease Control and Prevention: HIV/AIDS Surveillance. (2001) report US. HIV and AIDS case reported through December 2001, 13(2). Atlanta, Georgia: Department of Health and Human Services.

[23] Centers for Disease Control and Prevention: Youth Risk Behavior Surveillance. (2000). MMWR, 49(ss − 5): 1 – 94.

[24] CDC. (2003) . Male Batterers. www. cdc. gov/ncipc/factsheet/ male-bat. htm.

[25] Cohen-Mansfield, J., & Werner, P. (1998), Determinants of the effectiveness of one to one social interactions for treating verbally disruptive behaviors. *Journal of Mental Health and Aging*, 4(3), 323 – 324.

[26] Collins, S. K., & Kuck, K. (1991). Music therapy in the neonatal intensive care unit. *Neonatal Network*, 9(6), 23 – 26.

[27] Comffort, M., Sockloff, A., Loverro, J., Kaltenbach, K. (2003). Multiple predictors of substance abuse, women's treatments and outcomes: A Prospective Longitudinal study. *Addiction Behavior*, 28(2), 199 – 224.

[28] Cooley, M. E., Yeomans, A. C, & Cobb, S. C. (1986) . Sexual and reproductive issues for women with Hodgkin's dis- ease. II. Application of PLIS- SIT model. *Cancer Nursing*, 9, 248 – 255.

[29] Cutcliffe, J. R. (2004) . The Inspi- ration of Hope in Bereavement Counseling. *Issues in Mental Health Nursing*, 25(2). 165 – 190.

[30] DeFabio, D. C. (2000). Fluid and nutrient maintenance before, during, and after exercise. *Journal of Sports Chiropractic and Rehabilitation*, 14(2), 21 – 24, 42 – 43.

[31] Denison, B. (2004). Touch the Pain Away. *Holistic Nursing Practice*, I8 (3), 142 – 151.

[32] Dennis, K. (2004). Weight Management in Women. *Nursing Clinics in North America*, 39 (14), 231 – 41.

[33] Durham, R. (1983) . Long-stay psychiatric patients in hospital. In S.

Spence, & G. Shep-hard (Eds.), *Development in social skills training.* New York: Academic Press.

[34] Eakes, G. (1995). Chronic sorrow: The lived experience of parents of chronically mentally ill individuals. *Archives of Psychiatric Nursing,* 9 (2), 77 – 84.

[35] Eckert, R. M. (2001) Understanding anticipatory nausea. *Continuing Education,* 28(10) 1553 – 1560.

[36] Edgerly, E. S., & Donovick, P. J. (1998). Neuropsychological correlates of wandering in persons with Alzheimer's disease. *American Journal of Alzheimer's Disease,* 13(6), 317 – 329.

[37] Elsen, J., & Blegen, M. (1991). Social isolation. In M. Maas, K. Buckwalter, & N. Hardy (Eds.), *Nursing diagnoses and interventions for the elderly.* Redwood City, CA: Addison-Wesley Nursing.

[38] Evans, L. K., Strumpf, N. E., & Williams, C. C. (1992). Limiting use of physical restraints: A prerequisite for independent functioning. In E. Calkins, A. Ford, & P. Katz (Eds.), *The practice of geriatrics* (2nd ed.). Philadelphia: W. B. Saunders.

[39] Flandermyer, A. A. (1993). The drug exposed neonate. In C. Kenner, A. Brueggemeyer, & L. Gunderson (Eds.), *Comprehensive neonatal nursing.* Philadelphia: W. B. Saunders.

[40] Yarbro, C. H., M. H. Frogge, M. Goodman, & S. L. Groenwald, *Cancer nursing: Principles and practice* (5th ed.). Boston: Jones and Bartlett.

[41] Fleitas, J. (2000). When Jack fell down . . . Jill came tumbling after . . . Siblings in the web of illness and disability. MCN. Am J. Maternal. Child Nursing, 25(5) 267 – 73.

[42] Fuhrman, M. P. (1999), Diarrhea and tube feeding. *Nutritional Clinical Practice,* 14(2), 83 – 84.

[43] Larson, C. E. (2000). Evidence-based practice. Safety and efficary of oral rehydration therapy for treatment of diarrhea and gastroenteritis in pediatrics. *Pediatric Nursing,* 26(2), 177 – 179.

[44] Gardner, D. L., & Campbell, B. (1991). Assessing postpartum fatigue. *Maternal Child Nursing Journal*, 16(5), 264 – 266.

[45] Geisman, L. K. (1989). Advances in weaning from mechanical ventilation. Critical Care Nursing Clinics of North America, 1(4), 697 – 705.

[46] Giger, J., & Davidhizar, R. (1999). *Transcultural nursing*. St. Louis: Mosby-Year Book.

[47] Hall, G. R. (1991). Altered thought processes: Dementia. In M. Maas, K. Buckwalter, & M. Hardy (Eds.), *Nursing diagnoses and interventions for the elderly*. Menlo Park, CA: Addison-Wesley Nursing.

[48] Hall, G. R., & Buckwalter, K. C. (1987). Progressively lowered stress threshold: A conceptual model for care of adults with Alzheimer's disease. *Archives of Psychiatric Nursing*, 1(6), 399 – 406.

[49] Hall, G. R. (1994). Caring for people with Alzheimer's disease using the conceptual model of progressively lowered stress threshold in the clinical setting. *Nursing Clinics of North America*, 29; 129 – 141.

[50] Harrison, I., et al (1996). Effects of gentle human touch on preterm infants: Pilot study results. *Neonatal Network*, 15(2), 35 – 41.

[51] Harkulich, J., & Brugler, C. (1988). Nursing Diagnosis translocation syndrome: Expert validation study. Partial funding granted by the Peg Schiltz Fund, Delta Xi Chapter, Sigma Theta Tau International; Barnhouse, A. (1987). *Development of the nursing diagnosis of translocation syndrome with critical care patients*. Unpublished master's thesis. Kent, OH: Kent State University.

[52] Hatton, C. L., & McBride, S. (1984). *Suicide: Assessment and Intervention*. Norwalk, CT: Appleton-Century-Crofts.

[53] Herman-Staab, B. (1994). Screening, management and appropriate referral for pediatric behavior problems. *Nurse Practitioner*, 19(7), 40 – 49.

[54] Hilliker, N. A. (1998). Sleep disorders. In M. A. Boyd & M. A. Nihart (Eds.), *Psychiatric nursing: Contemporary practice*. Philadelphia: Lippincott-Raven.

[55] Hiltunen, E. (1987). Diagnostic content validity of the nursing diagnosis: Decisional conflict. In A. M. McLane (Ed.). *Classification of nursing diagnoses: Proceedings of the seventh conference.* St. Louis: C. V. Mosby.

[56] Hinds, P. (1988) . Adolescent hopefulness in illness and health. *Advances in Nursing Science,* 10(3), 79 – 88.

[57] Hollander, D. (2000) . Nix to Nonoxymol – 9 to prevent HIV. *Family Planning Perspective,* 32(6), 266.

[58] Holmstrom, L., & Burgess, A. W. (1975) . Development of diagnostic categories: Sexual traumas. *American Journal of Nursing,* 75, 1288 – 1291.

[59] Hootman, J. (1993). *Procedural manual of quality nursing intervention in school.* Portland, OR: Multnomah Education Service District.

[60] Jackson, D. B., & Saunders, R. B. (1993) . *Child health nursing.* Philadelphia: J. B. Lippincott.

[61] Janssen, J., & Giberson, D. (1988). Remotivation therapy. *Journal of Gerontological Nursing,* 14(6), 31 – 34.

[62] Jenny, J. (1987) . Knowledge deficit: Not a nursing diagnosis. *Image: Journal of Nursing Scholarship,* 19(4), 184 – 185.

[63] Jenny, J., & Logan, J. (1991) . Interventions for the nursing diagnosis Dysfunctional Ventilatory Weaning Response: A qualitative study. In R. M. Carroll-Johnson (Ed.), *Classification of nursing diagnoses.* Philadelphia: J. B. Lippincott.

[64] Johnson, M., Maas, M., et al. (Eds.) . (2000) . *Nursing Outcomes Classification* (2nd ed.). St. Louis: Mosby.

[65] Johnson-Crowley, N. (1993). Systematic assessment and home follow-up. In C. Kenner, A. Brueggemeyer, & L. Gunderson (Eds.), *Comprehensive neonatal nursing.* Philadelphia: W. B. Saunders.

[66] Kavchak-Keyes, M. A. (2000). Autonomic hyperrefiexia. *Rehabilitation Nursing,* 25(1), 31 – 35.

[67] Kovalesky, A. (2004). Women with Substance Abuse Concerns. *Nursing Clinics of North America,* 39(1), 205 – 17.

[68] Krieger, D. (1979). *The therapeutic touch: How to use your hands to help or to heal.* Englewood Cliffs, NJ: Prentice-Hall.

[69] Ladd, L. A. (1999). Symptom management: Nausea in palliative care. *Journal of Hospice and Palliative Nursing*, 1(2): 67 – 70.

[70] Landis, C. & Moc, K. (2004). Sleep and Menopause. *Nursing Clinics of North America*, 39(1), 97 – 115.

[71] Levin, R. F., Krainovitch, B. C., Bahrenburg, E., & Mitchell, C. A. (1989). Diagnostic content validity of nursing diagnoses. *Image: Journal of Nursing Scholarship*, 2 ∕ (1), 40 – 44.

[72] Lindeman, M., Hokanson, J., & Batek, J. (1994). The alcoholic family. *Nursing Diagnosis*, 5(2), 65 – 73.

[73] Little, D., Riddle, B., & Soule, C. (1994). The power in our hands: Integrating developmental care into neonatal transport. *Neonatal Network*, 13(7), 19 – 22.

[74] Logan, J., & Jenny, J. (1991). Interventions for the nursing diagnosis dysfunctional ventilatory weaning response: A qualitative study. In R. M. Carroll-Johnson (Ed.), *Classification of nursing diagnoses: Proceedings of the ninth conference* (pp. 141 – 147). Philadelphia: J. B. Lippincott.

[75] Lynch, C. S., & Phillips, M. W. (1989). Nursing diagnosis: Ineffective denial. In R. M. Carroll-Johnson (Ed.), *Classification of nursing diagnoses: Proceedings of the eighth conference*. Philadelphia: J. B. Lippincott.

[76] Lyon, B. A. (2002). Cognitive Self-Care Skills: A Model for Managing Stressful Lifestyles. *Nursing Clinics of North America*, 37(2), 285 – 94.

[77] Maas, M., & Specht, J. (1990). Bowel incontinence. In M. Maas, K. Buckwalter, & M. Hardy (Eds.), *Nursing diagnoses and interventions for the elderly*. Redwood City, CA: Addison-Wesley Nursing.

[78] Macauley, M., Pettersen, L., Fader, M., Brooks, R., & Cottenden. (2004). A multicenter evaluation of absorbent products for children with incontinence and disabilities. *Journal of WOCN*, 31(4), 235 – 44.

[79] Magnan, M. A. (1987). *Activity intolerance: Toward a nursing theory of*

activity. Paper presented at the Fifth Annual Symposium of the Michigan Nursing Diagnosis Association, Detroit.

[80] Maresca, T. (1986). Assessment and management of acute diarrheal illness in adults. *Nurse Practitioner*, 11(11), 15 – 16.

[81] May, J. (1996). Fathers: The Forgotten Parent. *Pediatric Nursing*, 22 (3), 243 – 71.

[82] May, K. A., & Mahlmeister, L. R. (1998). *Maternal and neonatal nursing family- centered care* (2nd ed.). Philadelphia: Lippincott-Raven.

[83] May, R. (1987). *The meaning of anxiety*. New York: W. W. Norton.

[84] Maynard, C. K. (2004). Assess and Manage Somatization. *Holistic Nursing Practice*, 18(2), 54 – 60.

[85] McClain, W., Sheilds, C., & Sixsmith, D. (1999). Autonomic dysrefiexia presenting as a severe headache. *American Journal of Emergency Medicine*, 17(3). 238 – 240.

[86] McCloskey, J., & Bulechek, G. (Eds.). (2000). Nursing interventions classification (NIC): Iowa intervention project (3rd ed.). St. Louis: Mosby.

[87] McFarland, G., & Wasli, E. (2000). Manipulation in nursing diagnosis and process. In B. S. Johnson (Ed.), *Psychiatricmental health nursing* (5th ed.) (p. 147). Philadelphia: J. B. Lippincott.

[88] McLane, A., & McShane, R. (1986). Empirical validation of defining characteristics of constipation: A study of bowel elimination practices of healthy adults. In M. E. Hurley (Ed.), *Classification of nursing diagnoses: Proceedings of the sixth conference* (pp. 448 – 455). St. Louis: C. V. Mosby.

[90] Meehan, T. G. (1991). Therapeutic touch. In G. Bulechek & J. McCloskey (Eds.), *Nursing interventions: Essential nursing treatments.* Philadelphia: W. B. Saunders.

[91] Miller, C. (2004). *Nursing care of the older adult* (4th ed.). Philadelphia: Lippincott Williams & Wilkins.

[92] Mina, C. (1985). A program for helping grieving parents. Maternal-Child

Nursing Journal, 10, 118 – 121.

[93] Moon, J. L., & Humenick, S. S. (1989) . Breast engorgement: Contributing variables and variables amenable to nursing interventions. *Journal of Obstetric, Gynecologic, and Neonatal Nursing*, 18(4), 309 – 315.

[94] Murray, J. S. (2000) . A concept analysis of social support as experienced by siblings of children with cancer. *Journal of Pediatric Nursing*, 15(5), 313 – 322.

[95] National Safety Council. (2000) . Injury Facts. Ilaska: IL: National Safety Council.

[96] Newman, D. K., Lynch, K., Smith, D. A., & Cell, P. (1991). Restoring urinary continence. *American Journal of Nursing*, 91(1), 28 – 36.

[97] Norris, J., & Kunes-Connell, M. (1987) . Self-esteem disturbance: A clinical validation study. In A. McLane (Ed.), *Classification of nursing diagnoses: Proceedings of the seventh NANDA national conference*. St. Louis: C. V. Mosby.

[98] North American Nursing Diagnosis Association. (2001) . *NANDA guidelines: Taxonomy I revised*. St. Louis: Author.

[99] North American Nursing Diagnosis Association. (1992) . *NANDA nursing diagnosis: Definitions and classifications*. Philadelphia: Author.

[100] Overfield, T. (1995) . Biologic variations in health and illness: race, age, and sex differences (2nd ed.). New York: CRC Press.

[101] Ortiz, J., McGilligan, K. & Kelly, P. Duration of breast milk expression among working mothers enrolled in an employer-sponsored lactation program. *Pediatric Nursing*, 30(2), 111 – 19.

[102] Petter, M. & Whitchill, D. L. (1998). Management of female assault. *American Family Physician*, 58(4), 920 – 29.

[103] Puterbough, C. (1991). Hypo- thermia related to exposure and surgical interventions. *Today's OR Nurse*, 13(7), 32 – 33.

[104] Pillitteri, A. (2003) . *Maternal and child health nursing* (4th ed.). Philadelphia: Lippincott Williams & Wilkins.

[105] Polomeno, V. (1999). Sex and babies: Couples' postnatal sexual con-

cerns. *Journal of Perinatal Education*, 8(4), 9 – 18.

[106] Quinn, C. (1994). The four A's of restraint reduction: Attention, assessment, anticipation, avoidance. *Orthopaedic Nursing*, 13(2), 11 – 19.

[107] Rakel, B. A. (1992). Interventions related to teaching. In J. Bulechek & J. McCloskey (Eds.), Nursing intervention. *Nursing Clinics of North America*, 27(2), 397 – 423.

[108] Rantz, M. (1991) . Diversional activity deficit. In M. Maas, K. Buckwalter, & M. Hardy (Eds.), *Nursing diagnoses and interventions for the elderly*. Redwood City, CA: Addison- Wesley Nursing.

[109] Rateau, M. R. (2000). Confusion and aggression in restrained elderly persons undergoing hip repair surgery. *Applied Nursing Research*, 13 (1), 50 – 54.

[110] Reeder, S., Martin, L., & Koniak-Griffin, D. (1997). *Maternity nursing* (18th ed.). Philadelphia: LippincottRaven.

[111] Rhoten, D. (1982). Fatigue and the postsurgical patient. In C. Norris (Ed.), *Concept clarification in nursing*. Rockville, MD: Aspen Systems.

[112] Rolland, J. S. (1994). *Families, illness & disability*. New York: Basic Books.

[113] Sarna, L. & Bialous, S. A., (2004). Why Tobacco is a Women's Health Issue. Nursing Clinics of North America, 39(1), 165 – 80.

[114] Shields, C. (1992). Family interaction and caregivers of Alzheimer's disease patients: Correlates of depression. *Family Process*, 31(3), 19 – 32.

[115] Shrago, L., & Bocar, D. (1990). The infant's contribution to breastfeeding. *Journal of Obstetric, Gynecologic, and Neonatal Nursing*, 19 (3), 209 – 211.

[116] Smith, B. (1990). *Role of orientation therapy and reminiscence therapy, Alzheimer's disease* (pp. 180 – 187). St. Louis: C. V. Mosby.

[117] Smith, L. S. (1987). Sexual assault: The nurse's role. *AD Nurse*,

2(2), 24 – 28.

[118] Smith, S. (1990). The unique power of music therapy benefits Alzheimer's patients. Activities, Adaptation and Aging, 14, 49 – 63.

[119] Stanley, M., & Beare, P. G. (2000). *Gerontological nursing*. Philadelphia: W. B. Saunders.

[120] Stanley, M., & Beare, P. G. (2000). *Gerontological nursing*. Philadelphia: F. A. Davis.

[121] Stone, R., Cafferata, G., & Sang, L. J. (1987). Caregivers of the frail elderly: A national profile. *Gerontologist*, 27(5), 616 – 626.

[122] Taylor, E. J. (2000). Spiritual and ethical end-of-life concerns. In C. H. Yarbro, M. H. Frogge, M. Goodman & S. L. Groenwald. *Cancer Nursing: Principles and Practice* (5th ed.) Boston: Jones and Bartlett.

[123] Taylor, S. E., Klein, L. C., Lewis, B Petal, (2000). Biobehavioral Responses to stress in females: Tend and befriend, not flight or flight, *Psychology Review*, 107(3), 411 – 29.

[124] Teel, C. S. (1991). Chronic sorrow: Analysis of the concept. *Journal of Advanced Nursing*, 16(11), 311 – 319.

[125] Thomas, K. A. (1989). How the NICU environment sounds to a preterm infant. MCN: *American Journal of Maternal Child Nursing*, 14(4), 249 – 251.

[126] Thomas, S. P. (1998). Assessing and intervening with anger disorders. *Nursing Clinics of North America*, 33(1), 121 – 134.

[127] Townsend, M. C. (1994). *Nursing diagnosis in psychiatric nursing* (3rd ed.). Philadelphia: F. A. Davis.

[128] Tusaie, K. & Dyer, J. (2004). Resilience: A Historical Review of Construct. *Holistic Nursing Practice*, 18(1), 3 – 8.

[129] Vandenberg, K. (1990). The management of oral nippiing in the sick neonate, the disorganized feeder. *Neonatal Network*, 9(1), 9 – 16.

[130] Vincent, K. G. (1985). The validation of a nursing diagnosis. *Nursing Clinics of North America*, 20(4), 631 – 639.

[131] Voith, A. M., Frank, A. M., & Pigg, J. S. (1987). Validations of fa-

tigue as a nursing diagnosis. In A. McLane (Ed.), *Classification of nursing diagnoses: Proceedings of the seventh national conference* (p. 280). St. Louis: C. V. Mosby.

[132] Willis, D. & Porche, D. (2004). Male Battering of Intimate Partners: Theoretical Underpinnings, Interventions, Approaches and Interventions. *Nursing Clinics of North America*, 39(1), 271 – 282.

[133] Wong, D. L. (1998). *Whaley & Wong's essentials of pediatric nursing* (4th ed.). St. Louis: C. V. Mosby.

[134] Zerwich, J. (1992). Laying the groundwork for family self-help: Locating families, building trust and building strength. *Public Health Nursing*, 9(1), 15 – 21.

附录:A

健康促进与健康诊断

　　北美护理诊断协会（NANDA）2002—2003 年国际诊断回顾过程以十二条新诊断的出现落下帷幕。其中 3 条诊断:"恶心"、"有婴儿猝死综合征的危险"以及"有增强家庭应对的愿望"可以在本书的主体中看到。另外 9 条诊断属"健康促进和健康诊断",已列入本书附录。

　　这种类型的诊断是否具有临床使用价值,目前尚存在许多争论。本书作者认为该类诊断中一些对于健康状态的情况仍可改进,而具有临床使用价值,例如:"有增强父母亲角色功能的愿望"。其他的诊断则可对其临床使用价值提出质疑,例如:"有增强体液平衡的愿望"、"有增强排尿的愿望"以及一些类似的诊断。如果某个体的问题属于在体液量及体液化学组分平衡的诊断类型,用来表示体液量及体液化学组分都足以满足生理需求,那么,该诊断类型的问题采取什么措施去改进? 难道该诊断状态不能够作为评估性结论? 考虑到个体的多重需求,难道这不是对于护理资源的合理应用? 与此相比,"有增强父母亲角色的愿望"描述家庭功能可有效支持家庭成员健康。该诊断类型可以被改进。

　　就临床意义而言,那些代表改进的资料是护士需要掌握的重点。这些优势可帮助护士选择用于减少或预防另一种健康类型的问题。如果护士想指明一种优势,删除"有……的意愿"而使用"增强的(插入类型名称)",如果某个体想寻求帮助以达到更高的功能水平,"有增强……的愿望(具体)"可能会有用。有兴趣的临床人员可使用这些健康促进和健康诊断,并使 NANDA 及本书作者分享他们工作的欢乐。

1. 有增强家庭过程的愿望(2002，LOE 2.1)

一、定义

个体家庭功能运行处于有效支持家庭成员健康并可进一步改进的一种型态。

二、诊断依据

1. 个体表述有增强家庭活力的意愿。

2. 家庭功能运行适应家庭成员生理、社会和心理需求。

3. 家庭活动支持家庭成员的安全和成长。

4. 家庭成员间充分的交流。

5. 家庭成员间的关系总体上是积极的；与社区是相互依存的；可满意地完成家庭事务。

6. 在不同的发展阶段，家庭成员的角色灵活而合适。

7. 家庭成员之间明显互相尊重。

8. 家庭可适应变化。

9. 家庭成员之间相处有分寸感。

10. 家庭能力水平适应日常生活。

11. 家庭氛围愉快而充满活力。

12. 家庭成员之间存在自主性和亲和力。

参考文献

[1] Bryan, A. A. (2000). Enhancing parent – child interaction with a prenatal couple intervention. *The American Journal of Maternal / Child Nursing*, 25 (3), 139 – 145.

[2] Carruth, A. K., & Tate, U. S. (1997). Reciprocity, emotional well-being, and family functioning as determinants of family satisfaction in caregivers of elderly parents. *Nursing Research*, 46(2), 93 – 100.

[3] Edelman, C. L., & Mandle, C. L. (2002). Health promotion of the family. In *Health promotion throughout the lifespan* (5th ed., pp. 169 – 198). St. Louis: Mosby.

2. 有增强体液平衡的愿望(2002, LOE 2.1)

一、定义

个体处于体液量和体液组分均衡的一种状态,该状态有效支持生理需求并可进一步改进。

二、诊断依据

1. 个体表述有增强体液平衡的意愿。

2. 体重稳定。

3. 黏膜组织湿润。

4. 食物及液体摄入足以支持日常需求。

5. 淡黄色尿液,尿比重在正常范围内。

6. 组织充盈良好。

7. 无过度口渴感。

8. 排尿量与液体摄入量相符。

9. 无水肿或脱水迹象。

参考文献

[1] Dabinett, J. A., Reid, K., & James, N. (2001). Educational strategies used in increasing fluid intake and enhancing hydration status in field hockey players preparing for competition in a hot and humid environment: A case study. *International Journal of Sport Nutrition and Exercise Metabolism*, 11(3), 334 – 348.

[2] Holben, D. H., Hassell, J. T., Williams, J. L., & Helle, B. (1999). Fluid intake compared with established standards and symptoms of dehydration among elderly residents of a long-term-care facility. *Journal of the American Dietetic Association*, 99(11), 1447 – 1450.

[3] Kleiner, S. M. (1999). Water: An essential but overlooked nutrient. *Journal of the American Dietetic Association*, 99(2), 200 – 206.

3. 有增强知识的愿望(特定的)(2002,LOE 2.1)

一、定义

个体的现状或要求处于一种对于某个具体目标相关的信息的获取足以适应与健康相关的目标的状态,该状态可进一步改进。

二、诊断依据

1. 个体表述对于学习的兴趣。

2. 个体解释有关该具体目标的知识。

3. 个体行为与其表述的知识一致。

4. 个体描述以前的与该具体目标有关的经历。

参考文献

[1] Crosby, R. A., & Yarber, W. L. (2001). Perceived versus actual knowledge about correct condom use among U. S. adolescents: Results from a national study. *Journal of Adolescent Health*, 28(5), 415 – 420.

[2] Meischke, H., Kuniyuki, A., Yasui, Y., Bowen, D. J., Anderson, R., & Urban, N. (2002). Information women receive about heart attacks and how it affects their knowledge, beliefs and intentions to act in a cardiac emergency. *Health Care for Women International*, 23, 149 – 162.

[3] Taylor, K. L., Turner, R. 0., Davis, J. L., Johnson, L., Schwartz, M. D., Kerner, J., & Leak, C. (2001). Improving knowledge of the prostate cancer screening dilemma among African American men: An academic – community partnership in Washington, DC. *Public Health Reports*, 116 (6), 590 – 598.

4. 有增强营养的愿望(2002，LOE 2.1)

一、定义

个体营养摄入处于一种足以适应新陈代谢的需求并可进一步改进的状态。

二、诊断依据

1. 个体表述有增强营养的意愿。

2. 正常进食。

3. 消耗足够的食物和液体。

4. 个体表述有关健康食物和液体选择的知识。

5. 个体遵循合理的摄入标准(如:食物金字塔或美国糖尿病协会指南)。

6. 安全制备和存储食物和液体。

7. 个体对于饮食的态度与健康目标一致。

参考文献

[1] Long, V. A., Martin, T., & Janson – Sand, C. (2002). The great beginnings program: Impact of a nutrition curriculum on nutrition knowledge, diet quality, and birth outcomes in pregnant and parenting teens. *Journal of the American Dietetic Association*, 102(3 Suppl. 1), S86 – 89.

[2] Murphy, P. W., Davis, T. C., Mayeaux, E. J., Sentell, T., Arnold, C., & Rebouche, C. (1996). Teaching nutrition education in adult learning centers: Linking literacy, health care, and the community. *Journal of Community Health Nursing*, 13(3), 149 – 158.

[3] Satia, J. A., Kristal, A. R., Curry, S., & Trudeau, E. (2001). Motivations for healthful dietary change. *Public Health Nutrition*, 4(5), 953 – 959.

5. 有增强养育的愿望(2002，LOE 2.1)

一、定义

为儿童和其他养育依赖者提供的养育环境足以滋养其生长和发育并可进一步改进的一种状态。

二、诊断依据

1. 个体表述有增强养育的愿望。

2. 儿童和其他养育依赖者表达对于家庭环境的满足感。

3. 明显的对儿童和其他养育依赖者的激起感情的，心照不宣的支持；明显的亲情纽带和相互依恋感。

4. 儿童和其他养育依赖者的生理的和情感的需求得到满足。

5. 可以观察到的对于儿童和其他养育依赖者的现实的预期。

参考文献

[1] Bell, R. P., & McGrath, J. M. (1996). Implementing a research – based kangaroo care program in the NICU. *Nursing Clinics of North America*, 31 (2), 387 – 403.

[2] Gielen, A. C., McDonald, E. M., & Wilson, M. E. (2002). Effects of improved access to safety counseling, products, and home visits on parents' safety practices: Results of a randomized trial. *Archives of Pediatric Adolescent Medicine*, 156(1), 33 – 45.

[3] Long, A., McCarney, S., & Smyth, G. (2001). The effectiveness of parenting programmes facilitated by health visitors. *Journal of Advanced Nursing*, 34(5), 611 – 620.

6. 有增强自我概念的愿望(2002，LOE 2.1)

一、定义

有关自我认知和理念的一种足以适应健康需求并可进一步改进的状态。

二、诊断依据

1. 个体表述有增强自我概念的愿望。

2. 个体表述对于自我、价值感、角色履行、身体形象及个体认同的满足感。

3. 个体行为与其表述的感觉和想法一致。

4. 个体表述对能力的自信。

5. 个体接受其优点和局限。

参考文献

[1] Carnevale, F. A. (1999). Toward a cultural conception of the self. *Journal of Psychosocial Nursing Mental Health Service*, 37(8), 26 – 31.

[2] Cole, D. A., Maxwell, S. E., Martin, J. M., Peeke, L. G., Seroczynski, A. D., Tran, J. M., Hoffman, K. B., Ruiz, M. D., Jacquez, F., & Maschman, T. (2001). The development of multiple domains of child and adolescent self-concept: A cohort sequential longitudinal design. *Child Development*, 72(6), 1723 – 1746.

[3] Walter, R., Davis, K., & Glass, N. (1999). Discovery of self: exploring, interconnecting and integrating self (concept) and nursing. *Collegian*, 6 (2), 12 – 15.

7. 有增强睡眠的愿望(2002, LOE 2.1)

一、定义

个体意识的自然的、周期性中断的一种状态,该状态可提供足够的休息,维持一种满意的生活方式并可进一步改进。

二、诊断依据

1. 个体表述对于增强睡眠的愿望。

2. 睡眠量和快速眼动(REM)睡眠与发育需求一致。

3. 个体表述睡眠后得到了休息。

4. 遵循促进睡眠相关的常规方法。

5. 偶尔或不常使用药物以诱导睡眠。

参考文献

[1] Floyd, J. A., Falahee, M. L., & Fhobir, R. H. (2000). Creation and analysis of a computerized database of interventions to facilitate adult sleep. *Nursing Research*, 49(4), 236 – 241.

[2] Mead – Bennett, E. (1990). Sleep promotion: An important dimension of maternity nursing. *Journal of National Black Nurses Association*, 4(2), 9 – 17.

[3] Stockert, P. A. (2001). Sleep, health promotion. In P. A. Potter & A. G. Perry (Eds.), *Fundamentals of nursing* (sth ed., pp. 1268 – 1273); St. Louis: Mosby.

8. 有增强治疗方案管理的愿望(2002，LOE 2.1)

一、定义

在日常生活中调节并整合入疾病治疗方案及其结果的一种状态,该状态足以适应与健康相关的目标并可进一步改进。

二、诊断依据

1. 个体表述有管理疾病治疗及预防其不良后果的愿望。

2. 日常生活中的选择合适,能达到治疗或预防的目标。

3. 个体表述在调节/整合1个和1个以上的治疗疾病或预防并发症方案时几乎没有或没有困难。

4. 个体描述可减少与治疗及治疗结果的进度相关的危险因素。

5. 疾病没有出现未预料的恶化。

参考文献

[1] Bakken, S., Holzemer, W. L., Brown, M., Powell – Cope, G. M., Turner, J. G., Inouye, J., Nokes, K. M., & Corless, I. B. (2000). Relationship between perception of engagement with health care provider and demographic characteristics, health status, and adherence to therapeutic regimen in persons with HIV/AIDS. *AIDS Patient Care and STDs*, 14(4), 189 – 197.

[2] Dodge, J. A., Janz, N. K., & Clark, N. M. (1994). Self management of the health care regimen: A comparison of nurses' and cardiac patients' perceptions. *Patient Education and Counseling*, 23(2), 73 – 82.

[3] Schumann, A., Nigg, C. R., Rossi, J. S., Jordan, P. J., Norman, G. J., Garber, C. E., Riebe, D., & Benisovich, S. V. (2002). Construct validity of the stages of change of exercise adoption for different intensities of physical activity in four samples of differing age groups. *American Journal of Health Promotion*, 16(5), 280 – 287.

9. 有增强排尿的愿望(2002，LOE 2.1)

一、定义

泌尿功能处于一种足以适应排泄需求并可进一步改进的状态。

二、诊断依据

1. 个体表述对于增强排尿的愿望。

2. 尿液呈淡黄色，无异味。

3. 尿比重在正常范围内。

4. 就年龄和其他因素而言，排泄量在正常范围内。

5. 调节体位以排空膀胱。

6. 液体摄入足够以适应日常生活。

参考文献

[1] Kilpatrick, J. A. (2001). Urinary elimination, health promotion. In P. A. Potter and A. G. Perry (Eds.), *Fundamentals of nursing* (5th ed., pp. 1408 – 1411). St. Louis: Mosby.

[2] Palmer, M. H., Czarapata, B. J. R., Wells, T. J., & Newman, D. K. (1997). Urinary outcomes in older adults: Research and clinical perspective. *Urologic Nursing*, 17(1), 2 – 9.

[3] Pfister, S. M. (1999). Bladder diaries and voiding patterns in older adults. *Journal of Gerontological Nursing*, 25(3), 36 – 41.